たんろんたん

短《たん》編小説で綴る 論《ろん》文探《たん》訪

形成外科

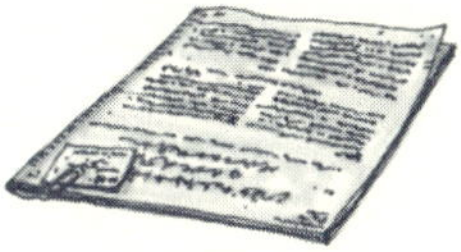

がん・感染症センター都立駒込病院
寺尾保信

埼玉医科大学国際医療センター
去川俊二

短編小説で綴る論文探訪【形成外科】

たんろんたん

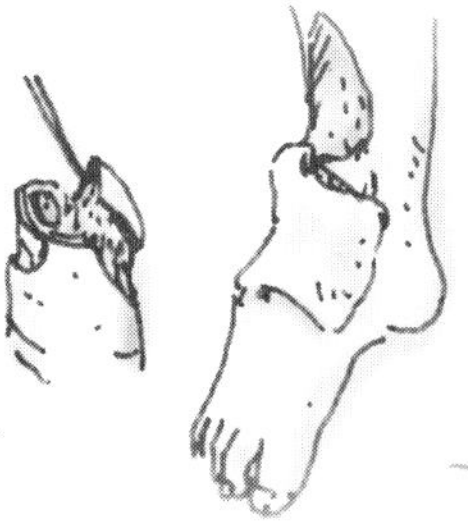

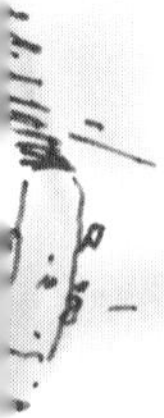

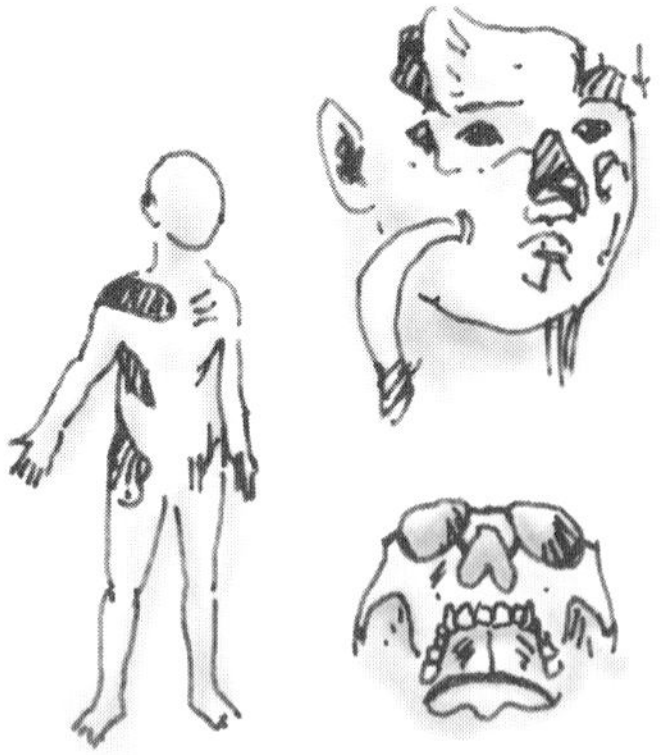

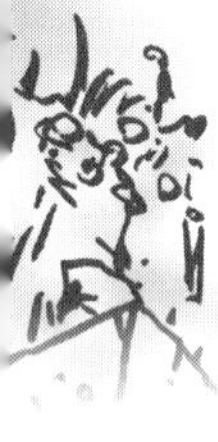

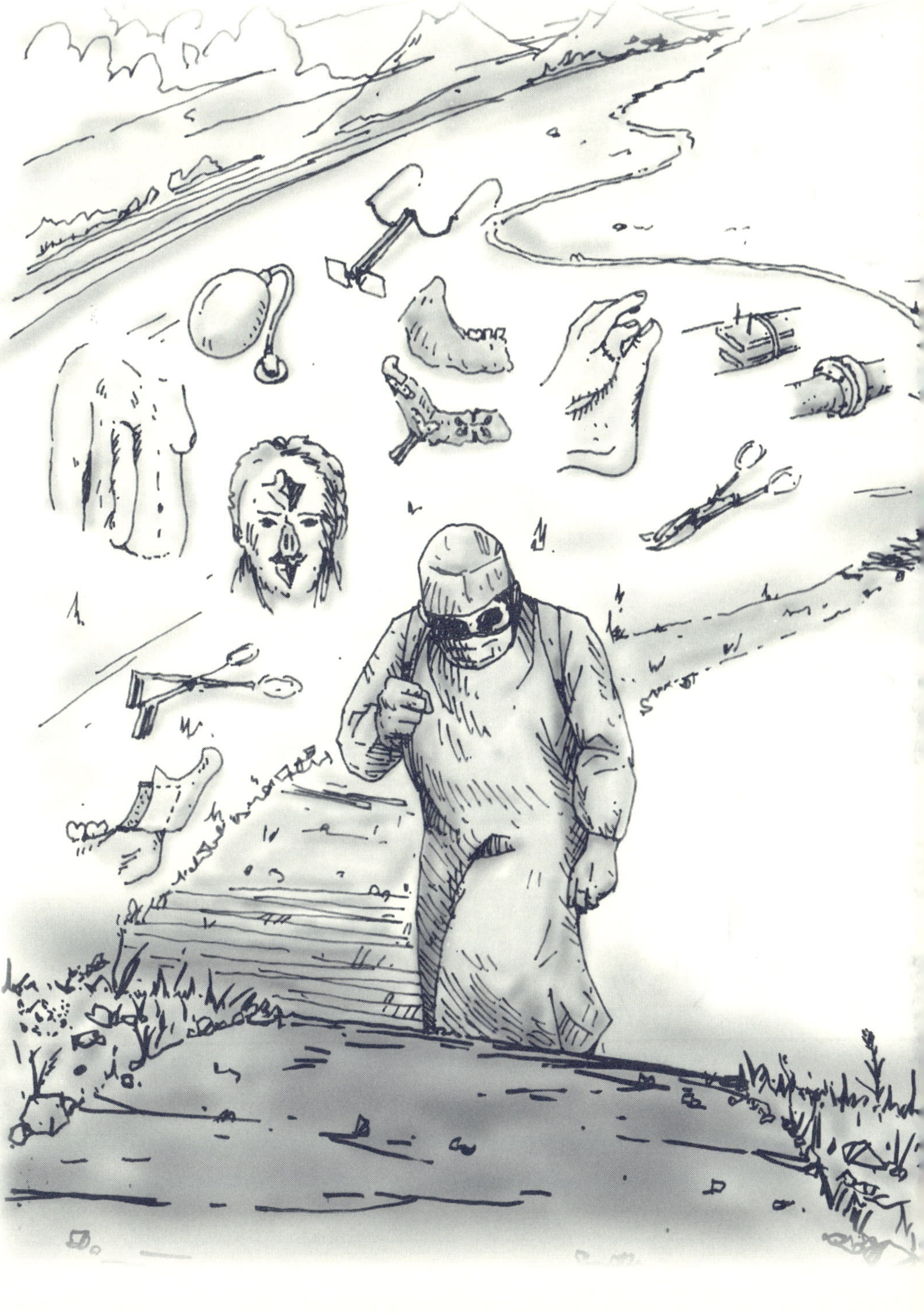

はじめに

私たちが当たり前と思っている手技や概念には「始まり」があって、「始まり」はその時代の背景や医師の想いから生まれているんですよね。それまでの方法では上手くいかない、困っている患者さんを助けることができないといった状況に挑む医師たちの物語、それって、ちょっとしたドラマじゃないでしょうか？　論文の誌面から「始まり」の物語をひも解く楽しみを本にまとめてみました。

有名な論文であることは知っているけど古くて手に入らない、誰もが引用する論文だけど読んだことがない、形成外科の発展に寄与した偉人の足跡を知りたい、という先生方の期待に応えることができるかも？　一話完結、短編小説と戯画でお楽しみください！

二〇二五年一月

再建外科医　寺尾保信

去川俊二

もくじ

はじめに
プロローグ・登場人物紹介 x

1 遠隔皮弁と遊離皮弁 1
技術の転換点：乳房再建の新旧直接対決
Millard DR Jr: Breast reconstruction a after radical mastectomy. Plast Reconstr Surg 58:283-291,1976

2 広背筋皮弁 13
時代の変遷と役割の変化：広背筋皮弁の誕生と成長
Maxwell GP: Iginio Tansini and the origin of the latissimus dorsi musculocutaneous flap. Plast Reconstr Surg 65:686-692,1980

3 DP皮弁と大胸筋皮弁 25
頭頸部再建を一変させる大発明：隔世の感を抱く
Ariyan S: The pectoralis major myocutaneous flap. A versatile flap for reconstruction in the head and neck. Plast Reconstr Surg 63:73-81, 1979

4 組織拡張器 …… 37
乳房インプラントの独り立ち：自家組織併用からの脱却
Radovan C: Breast reconstruction after mastectomy using the temporary expander. Plast Reconstr Surg 69: 195-208, 1982

5 口唇交差皮弁 …… 49
誰が最初に回転させた？：歴史に埋もれた業績
Mazzola RF, et al: A forgotten innovator in facial reconstruction: Pietro Sabattini. Plast Reconstr Surg 85: 621-626, 1990

6 腓骨皮弁 …… 61
オーダーメイド：最後に登場した大本命
Hidalgo DA: Fibula free flap: A new method of mandible reconstruction. Plast Reconstr Surg 84:71-79,1989

7 鼠径皮弁 …… 73
DP 皮弁をヒントに生まれた皮弁：The axial pattern flap
McGregor IA, et al: The groin flap. Br J Plast Surg 25:3-16,1972

8 腹部皮弁 …… 85
理想は最初に示されていた：はじまりは穿通枝皮弁
Holmström H: The Free abdominoplasty flap and its use in breast reconstruction. An experimental study and clinical case report. Scand J Plast Reconstr Surg 13:423-427,1979

9 下顎矢状分割法 …… 97
永遠のスタンダード：全方向移動と早期骨癒合
Obwegeser H: The surgical correction of mandibular prognathism and retrognathia with consideration of genioplasty. Part 1. Oral Surg Oral Med Oral Pathol 10:677-689,1957

10 母指多指症分類 …… 109
長期観察から見えるもの：師弟で紡いだ記録
Wassel HD: The results of surgery for polydactyly of the thumb. A review. Clin Ortho Relat Res 64:175-193,1969

11 Gilliesの教え …… 121
近代形成外科の父：Sir Harold Delf Gilliesが伝えたもの
Gillies HD, et al: Fractures of the malar-zygomatic compound :with a description of a new X-ray position. Br J Surg 14:651-656,1927

12
前腕皮弁 …… 133
普及の条件とは？：口腔内に活路を開く
Soutar DS, et al: The radial forearm flap: a versatile method for intra-oral reconstruction. Br J Plast Surg 36:1-8,1983

13
遊離足趾移植 …… 145
発想と技術革新がもたらすもの：夢は叶う！
Buncke HJ, et al: Immediate Nicoladoni procedure in the Rhesus monkey, or hallux-to-hand transplantation, utilising microminiature vascular anastomoses. Br J Plast Surg 19:332-337,1966

14
口唇裂手術 …… 157
手術のprincipleとprocedure：Cut as you go！
Millard DR Jr: A radical rotation in single harelip. Am J Surg 95: 318-322, 1958

15
骨延長 …… 169
From Russia with Love：世界をつなぐ手術手技
Ilizarov GA. The tension-stress effect on the genesis and growth of tissues. part I. The influence of stability of fixation and soft tissue preservation. Clin Orthop Relat Res:249-281,1989

16
鼻再建 …… 181
数千年にわたる手術の旅路：多くの基本手技を生む土壌
Carpue JC: THE CLASSIC REPRINT: An account of two successful operations for restoring a lost nose. Plast Reconstr Surg 44: 175-182, 1969

17
下顎欠損分類 …… 193
分類の目的と意義：欠損？ 再建？ 機能？
Jewer DD, et al:Orofacial and mandibular reconstruction with the iliac crest free flap: a review of 60 cases and a new method of classification. Plast Reconstr Surg 84:391-403,1989

18
頭蓋顔面骨骨切り …… 205
Paul Tessierが見た世界：超える！
Tessier P, et al: Orbital hypertelorism. II. Definite treatment of orbital hypertelorism (OR.H.) by craniofacial or by extracranial osteotomies. Scand J Plast Reconstr Surg 7:39-58, 1973

19
島状皮弁 …… 217
母指化術と神経血管柄付島状皮弁：大きな島から小さな島へ
Littler JW: The neurovascular pedicle method of digital transposition for reconstruction of the thumb. Plast Reconstr Surg 12:303-319, 1953

20 前外側大腿皮弁 …… 229
皮膚穿通枝と大血管の間には？：外側でも内側でもなく
Song YG, et al: The free thigh flap: a new free flap concept based on the septocutaneous artery. Br J Plast Surg 37:149-159, 1984

21 舌再建 …… 241
皮弁変遷は癌治療の映し鏡：日本発の腹直筋皮弁による舌再建
中塚貴志ほか：遊離腹直筋皮弁を用いた頭頸部癌切除後の再建. 日形会誌 6:964-972,1986

22 空腸移植 …… 253
積年の夢へのチャレンジ：レジェンドたちの偉業
Seidenberg B, et al: Immediate reconstruction of the cervical esophagus by a revascularized isolated jejunal segment. Ann Surg 149:162-171,1959

23 顔面神経麻痺の再建 …… 265
薄筋皮弁移植による表情再建：笑顔をつくる
Harii K, et al:Free gracilis muscle transplantation, with microneurovascular anastomoses for the treatment of facial paralysis. A preliminary report. Plast Reconstr Surg 57:133-143,1976

さるすべる —形成外画—

去川俊二

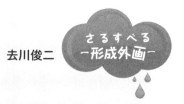

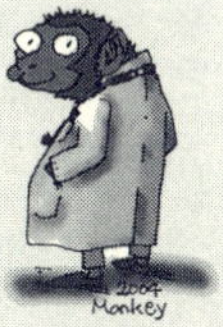

本書は、雑誌『形成外科』64巻4号～66巻3号（2021年4月～2023年3月）に掲載された同名の連載内容をもとに大幅加筆（画の描きおろしを含め）して収載したものである。

プロローグ

早朝の医局、淹れたてのコーヒーの香りが漂う中、今田は手術の予習で教科書をめくる。

「Z形成術って、よくできてるのよね。いろんな効果があって」とひとりごちると、当直明けの新庄は「そんなの常識でしょ」と寝言のように呟いた。

「常識？」背を向けていた古谷がおもむろに振り返る。「それって、誰のおかげで新庄の常識になったんだ？」

「誰って…誰でしょう？」と間抜けた返事をしながら新庄はよだれを拭う。

「誰がいつごろ考案したかなんて、考えもしなかったです」と今田。

「何にだって〝始まり〟はあるんだ。最初の論文は19世紀中ごろと言われているる。だけどその発端はもっと前なんだろうな」と古谷は遠い目をして思いを馳せる。「想像してみろ。Z形成術がなかった時代、瘢痕拘縮で悩む患者さんを前に、どうやって治そうかと考えた医師がいたということだ。縮んだ傷を伸ばせないか？ ズレた組織を元に戻せないか？ その思いからZ形成術が生まれたんだ。多分だけど」

「そうやって生まれた技術が長い年月をかけて改良されて、今の常識になっているんですね」と今田は肯く。

「全ての手技には、それを始めた医師の物語がある。それを知るのも楽しいぞ。幸いこの医局には古い医学雑誌がたっぷり保管されているからな」古谷はますます目を細める。

「古い論文、面白そう。ね、新庄センセイ」

「…サマライズして教えて」

登場人物

形成外科部長 **古谷先生** **古**い論文を読むと空想が始まり仕事が捗らない。
形成外科医員 **今田さん** **今**どきの肉食系女子で手術にも貪欲？
形成外科医員 **新庄くん** **新**しいもの好きで好奇心旺盛なのだが…。

1

遠隔皮弁と遊離皮弁

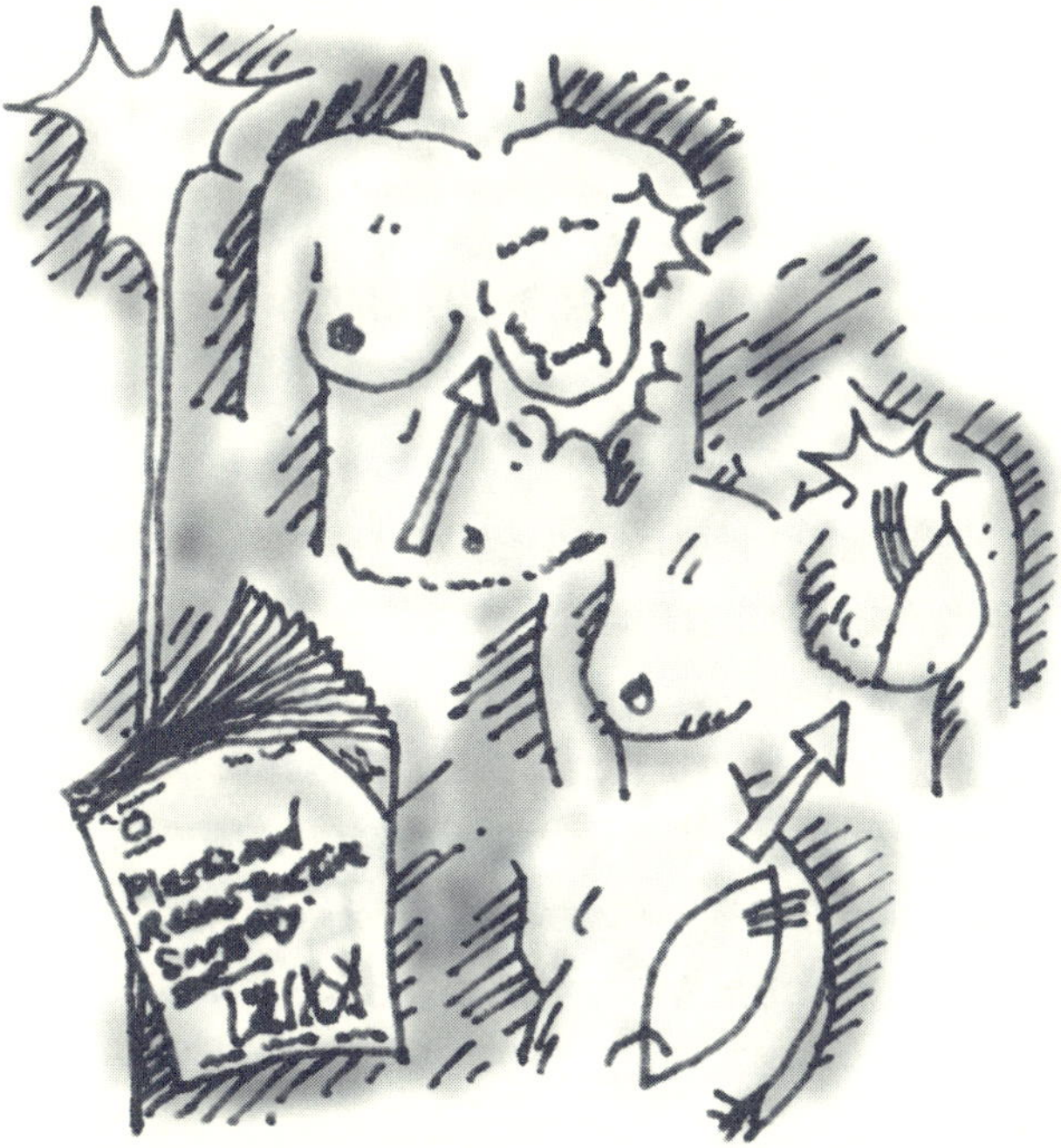

技術の転換点

手術術式は改良を重ねてゆっくり変化するものだと思っていました。しかし、突然新しい手術が生まれる場合もあるようです。例えば、乳房再建手術。着実な進化と交差するように、実にドラマティックな転換点がありました。

お題

技術の転換点
乳房再建の新旧直接対決

Millard DR Jr:
Breast reconstruction after a radical mastectomy.
Plast Reconstr Surg 58: 283-291, 1976

SUMMARY

根治的乳房切除後の再建は困難だが挑戦すべき価値がある。Gillies は 1942 年に臍を含めた腹部の組織を遠隔皮弁として移植し、臍をめくり返して乳頭とした。著者は 1957 年に最初の乳房再建を Gillies 法に従って行ったが、臍の犠牲や前腋窩線が再建できないなどの欠点があった。そこで臍より尾側に作成した筒状皮弁を胸部に移植して、筒状の形態を利用して前腋窩線から乳房下溝を再建した。次に再開放した筒状皮弁に胸部の皮膚をつなげてなだらかなマウンドを再建し、乳房インプラントを挿入した。根治術後であってもインプラントを覆う血流の良い組織を確保し、前腋窩線を再建することができた。

時代背景

- シリコンバッグインプラントが開発されたのは 1963 年で、Gillies の最初の手術時にはなかった。
- インプラント前は局所皮弁による胸壁再建のみだった。
- インプラント後はいかに良い皮膚でインプラントを覆うかが焦点とされた。

外来診療室で古谷は深いため息をついた。乳房再建後の患者が出て行くのを見送った後のことである。後ろで見ていた今田と新庄の表情も釈然としない。

古：今のDIEPの患者さん、どう評価する？
新：うーん、まずまず…ですよね？
古：まずまずってのは、イマイチってことだよな。では、どこが良くないか言ってみなさい。
新：えーっと、なんか、こう、乳房の特徴が…いや、やっぱりきれいだと思います！
古：そういう忖度、かえって傷つくんだよな。ダメな点ははっきりしているだろ。前腋窩線と乳房下溝がおざなりになっているんだ。
今：そういえば確かに。前腋窩線や乳房下溝って重要なんですね。乳房の特徴って、突き詰めるとその曲線美に現れますもんね。それって、いつごろから意識して再建するようになったんですか？
古：俺が知る限り、1976年のMillardの論文が最初なんじゃないかな。筒状皮弁を使った再建だから難しいと思うんだけど、きれいな曲線が再現できているんだ。
今：筒状皮弁って、尺取虫みたいに移動させるやつですか？
古：見たことないよな。筒状皮弁を使った乳房再建のオリジナルは1957年、Millardの師匠のGillies[1]大先生だ。
新：筒状皮弁といえばGilliesですもんね。
古：Millardの論文ではGilliesの方法も紹介している。臍を含めた腹部の皮弁の両側を筒状に丸めて茎として、片側ずつ茎を切り離して胸に移植したんだ。臍を凸に押し出して乳頭にしたってところがスゴイだろ？　でも、臍周囲に皮弁を作ったから、臍がなくなるしドナーの瘢痕位置が高くなって下着で隠せない。そしてもう1つ欠点がある、とMillardは書いている。
今：前腋窩線や乳房下溝ですね。
古：論文を見る限り、乳房下溝はある程度できているんだけど前腋窩線がね。何しろ腋窩がざっくりなくなるHalsted手術[2]が定型手術の時代だから、Gilliesの方法では限界があった。
今：Millard先生はどうやったんですか？
古：Gillies法では臍周囲の平坦な皮弁を胸壁に貼り付けたから、立体的

1　Gillies

Sir Harold Delf Gillies. ニュージーランド出身の英国の形成外科医。戦争による顔面外傷の治療に始まり、先天異常、顎顔面外科、再建とあらゆる分野で足跡を残し、後に近代形成外科の父といわれる。弟子のMillardとの共著『The Principles and Art of Plastic Surgery』は当時の形成外科医のバイブル。形成外科に関する多くの魅力的な名言がある。この本にもたびたび登場する（「11 Gilliesの教え」参照）。

な乳房を作れなかった。Millard は臍を温存してもっと尾側の組織で筒状皮弁を作った。皮弁のすべてを筒状にして、その形態を利用して乳房下溝から前腋窩までのラインを再建したんだ。

新：ドナーの瘢痕と臍の問題は解決ですね。でも、それじゃあ腋窩から乳房下溝に皮膚のロールが乗ってるだけになりませんか？

古：そこからが大変なんだよ。乳房下溝を下端とする頭側茎の皮弁を胸壁に作って、再開放した筒状皮弁とつなげてなだらかな乳房マウンドを再建したんだ。そのほか、乳頭移植や健側固定術、さらにインプラントを入れたりで、最終的には2年以上、合計10回ぐらい手術をしてようやく完成だ。

今：医師も患者も相当な覚悟がいりますね。

古：だけどその仕上がりは素晴らしい。今の DIEP をもってしても、ここまで形態にこだわって再建できるかどうか。さっきの患者さんもしかり…。

新：先生、そんなに拗ねないでください！　確かに前腋窩と乳房下溝のラインはイケてなかったですけどね。

古：…。

2　Halsted 手術

大胸筋、小胸筋、腋窩リンパ節を合併切除する乳癌根治術。1882 年に米国の外科医 Halsted によって開発された。術後に高度な変形を残したが、それ以前に行われていた乳房切断術に比べると閉創は容易になり、局所再発も劇的に減少した。Halsted 手術は、なんと 1980 年代まで定型的根治術として広く行われていた。乳房再建の黎明期には、Halsted 手術により胸筋が切除されていたがためにインプラントは自家組織を必要とし、自家組織は脂肪の薄い皮弁しかなくインプラントを必要とした（「2 広背筋皮弁」「8 腹部皮弁」参照）。

今：新庄君！　ちょっとは忖度しないと！
古：だから忖度はいらんって。言い方だよ…。
新：えーっと、で、この方法はその後、広まったんですか？
古：いや、翌年には広背筋皮弁とインプラントでの再建が発表されたし、80年代は腹直筋皮弁の時代になったからね。
今：この論文は、その時点での遠隔皮弁の技術を極限まで昇華させた結晶なんですね。
古：そうだな。ところで、この論文が載っているPRS 58巻3号なんだが、case reportとしてスゴイ論文が掲載されている。
今：な、なんですか？
古：慶應大学の藤野豊美先生の遊離大殿筋皮弁による乳房再建だ。Holmström[3]の世界初の遊離腹部皮弁による乳房再建の3年前、Hartrampfの有茎TRAMの論文の6年も前にだ。しかも藤野先生は、その前年にも乳房低形成に対する同様の再建を報告している。すごいだろ？
今：えっ？　ちょっと理解できないんですけど。
古：そう、当時の形成外科医も理解できなかったんだろうな。時代の二

3　Holmström

Hans Holmström. スウェーデンの形成外科医。1979年に遊離腹部皮弁で乳房再建を行った。1970年代の自家組織の乳房再建は、広背筋皮弁か局所皮弁、あるいは遠隔皮弁しか行われていなかった。Holmströmは肥満症に対する腹壁形成術（皮膚と脂肪の切除）の検体が、数本の深下腹壁動脈の穿通枝で栄養されることを検証し、遊離皮弁として乳房再建に応用した。DIEP flapの概念で行われたものだったが、その後追試されることもなく時代の流れの中に埋もれてしまった（「8 腹部皮弁」参照）。

歩も三歩も先に行っている論文だからね。

今：なんか不思議ですね。Millard 先生の筒状皮弁と藤野先生の遊離皮弁の論文が同じ号に掲載されているなんて。同じ乳房再建の土俵で、新旧対決みたいですね。

古：片や当時の技術を最高のレベルまで引き上げた手術、一方はまったく新しい技術。当時は誰も意識しなかったかもしれないけど、今から思うと正に時代の転換点だな。

新：すごいっすね。なんか興奮します。

古：まったくだ。この号を見るたびに、いまだに身震いするよ。もっとも今日は、君たちのダメ出しに震え上がったけどね。

参考文献

● Fujino T, et al: Reconstruction for aplasia of the breast and pectoral region by microvascular transfer of a free flap from the buttock. Plast Reconstr Surg 56: 178-181, 1975（コラム参照）

紀元前に生まれた遠隔皮弁が筒状になるまで

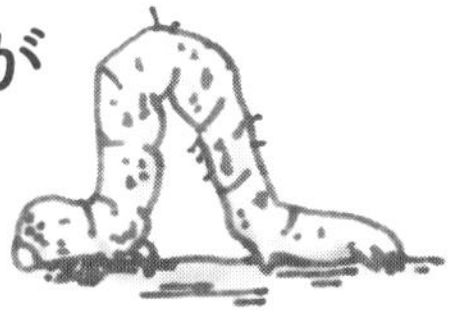

筒状皮弁とは、遠隔皮弁の茎を筒状に丸めたものだ。従来の開放型の遠隔皮弁と比べて、感染のリスクが減って処置が楽になったんだ。今考えると、遠隔皮弁の茎を丸めて縫うなんて当たり前のように思うけど、紀元前に生まれた開放型遠隔皮弁が筒状皮弁に進化するのは 20 世紀になってからだから、随分長い時間がかかったもんだ。長い移動距離と大きな皮弁が求められるようになったからかな。

1916 年からの 1 年間に 3 人の医師が独自に筒状皮弁を発明したというのがおもしろい。ロシア人眼科医 Filatov が、下眼瞼の腫瘍切除後の再建に頸部の細長い皮弁を筒状に丸めて移植したのが最初らしい。ドイツ人口腔外科医 Ganzer は、口蓋や咽頭の再建のために上腕からの筒状皮弁を移植した。イタリア式造鼻術を筒状にした感じだな。そして英国の Gillies は、戦争外傷の顔面再建としてさまざまな筒状皮弁を報告した。筒状皮弁といえば Gillies がオリジナルのイメージだけど、Gillies はロシア語で書かれた Filatov の論文を読む機会がなく、後に Filatov が先に開発していたことを知って衝撃を受けたらしいぞ。

参考文献

- Webster JP: The early history of the tubed pedicle flap. Surg Clin North Amer 39: 261, 1959
- 倉田喜一郎：筒状皮弁（tubed pedicle flap）を考え出した 3 人の医師たち．植皮の歴史，pp153-172，克誠堂出版，1986

乳房再建の誕生は日本！
しかも遊離皮弁！

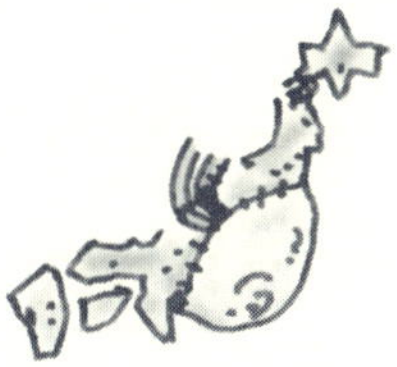

1972 年の波利井先生による世界初の遊離皮弁の 3 年後、藤野先生は乳房低形成に対して遊離大殿筋皮弁移植を行い、その翌年の Millard のこの論文と同じ号に乳癌切除後の再建として同じ方法を報告してるんだ。これがどれだけすごいことか！ 2 人の論文が世に出た 1976 年当時、自家組織による乳房再建は乳房の形態を再現するというよりは、局所皮弁や広背筋皮弁で胸壁再建を行っていたにすぎない。ちなみに、広背筋皮弁での初めての乳房再建は 1977 年で、これはインプラントを併用している。腹部皮弁は 1979 年に Holmström が遊離移植を報告しているが、普及するのは 1980 年代になってから、有茎移植としてだ。

しかも藤野先生の症例は一次再建！　Halsted 手術と同時に再建をしているんだが、ちゃんと腋窩リンパ節の病理結果が陰性であることを確認してから再建の適応を決めている。血管吻合は胸肩峰動脈と側胸静脈だ。結果は Millard の症例のように乳房下溝や前腋窩線が再現できているわけじゃないけど、その後の乳房再建の進化を見ると、この論文の先見の明には驚かされるな。

参考文献

- Fujino T, et al: Primary breast reconstruction after a standard radical mastectomy by a free flap transfer. Plast Reconstr Surg 58: 371-374, 1976
- Fujino T, et al: Reconstruction for aplasia of the breast and pectoral region by microvascular transfer of a free flap from the buttock. Plast Reconstr Surg 56: 178-181, 1975

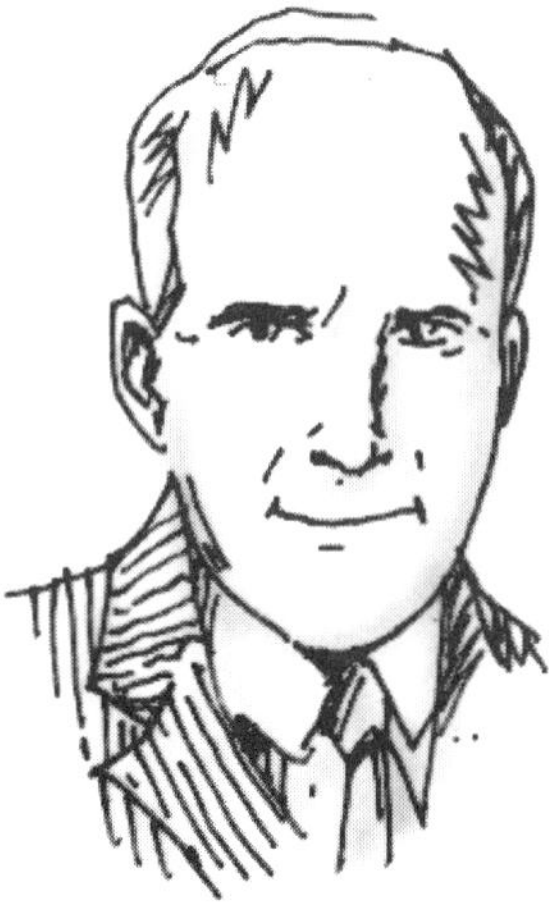

R.D.Millard(1919 -2011)
唇裂のミラード先生、まさか乳房で
こんなリザルトを出しているとは。

ちなみに僕は、PRS 2007、
Burget 先生の
長い長い鼻再建が
衝撃的だったなー。

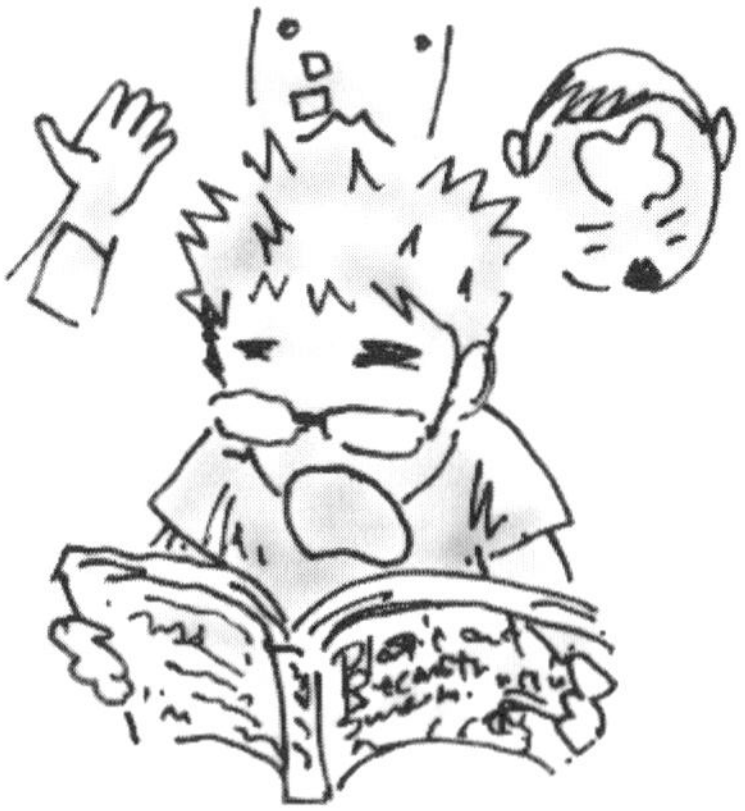

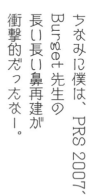

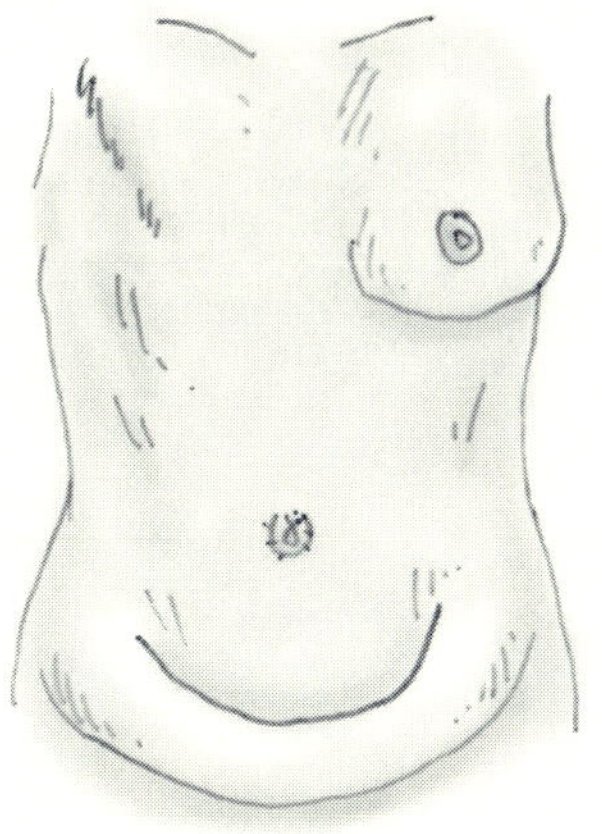

例えば、本文中のCase2。
①0M　腹部にチューブ作ります。
②4M　チューブの延長とDelay。

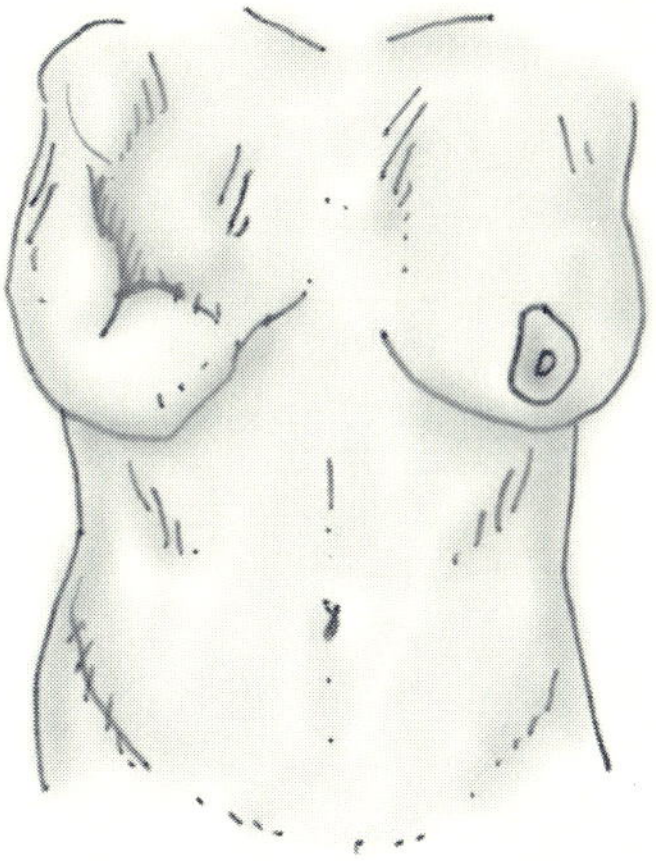

③5M　左を切り離して移植
④10M　右を延長
⑤12M　右を切り離して移植
⑥19M　チューブを胸壁に固定
⑦29M　シリコン挿入
⑧33M　健側乳房形成と患側乳輪形成
⑨40M　シリコンラバー乳頭移植
⑩シリコンサイズ交換

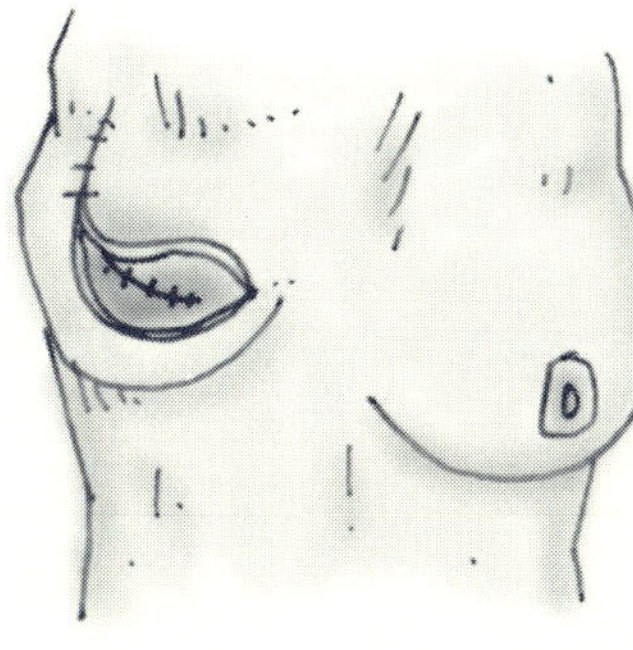

で、合計10回の手術を4年近くかけてやっています。
仕上がりの写真だけじゃなくて、途中の写真もあっておもしろいよ。

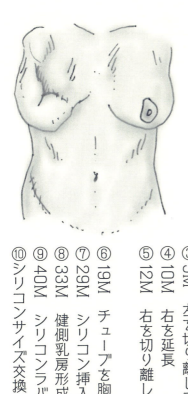

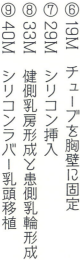

さるすべる
－形成外画－

ケーセーの仕事

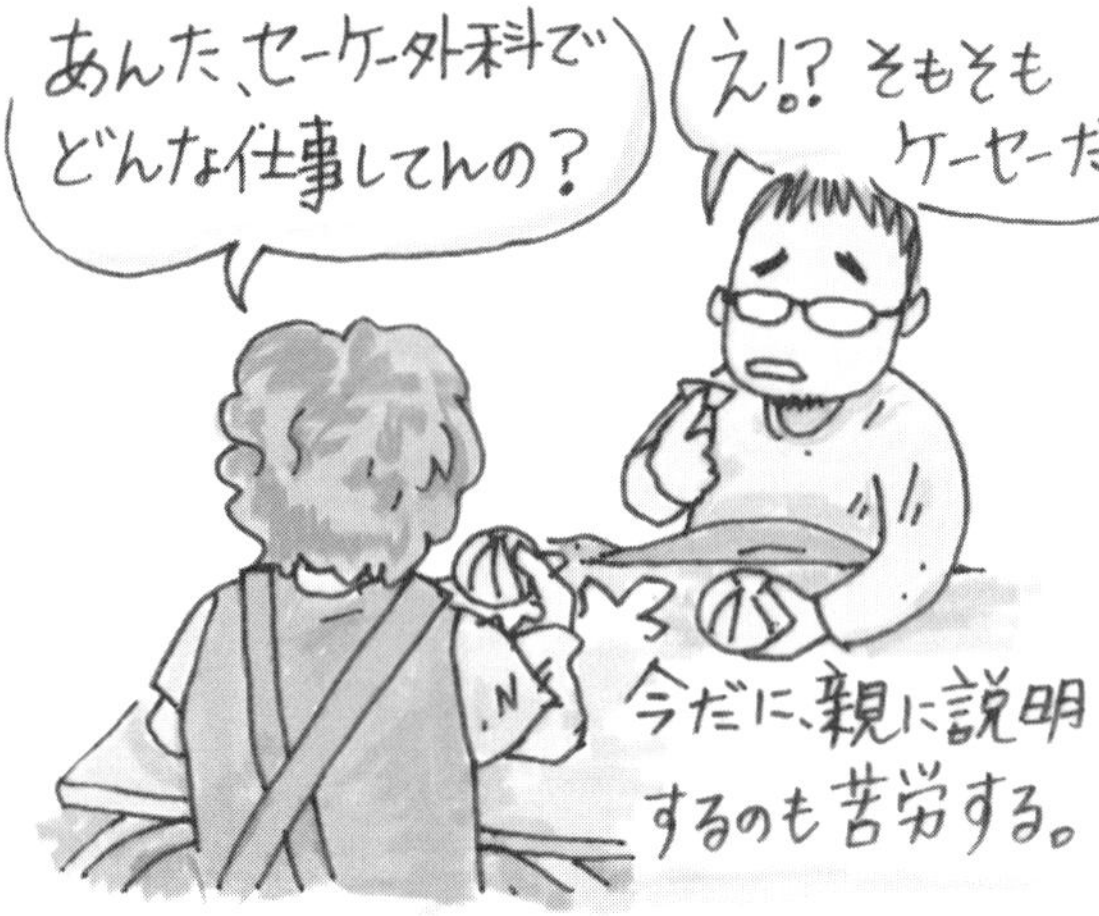
あんた、セーケー外科でどんな仕事してんの？
え!? そもそもケーセーだし。
今だに、親に説明するのも苦労する。

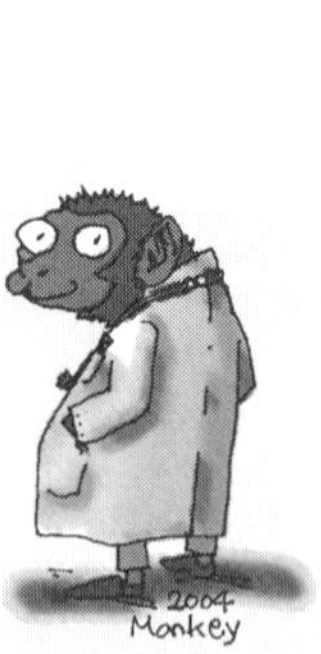
2004
Monkey

初掲：形成外科■60巻12号　2017年12月

2

広背筋皮弁

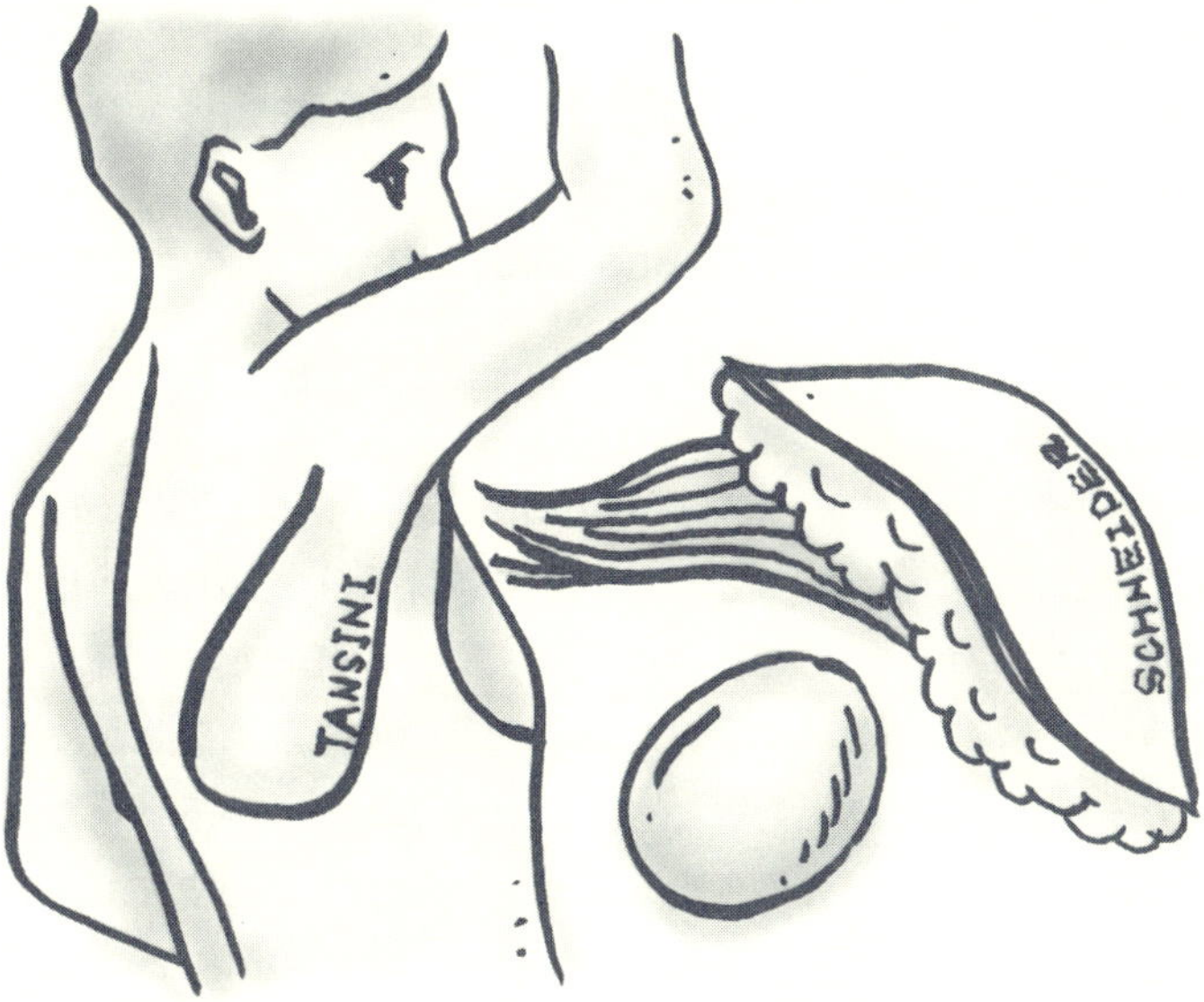

時代の変遷と役割の変化

再建においては、皮弁は切除術式に対応して生まれ、切除術式の変化に伴いほかの皮弁に取って代わられます。しかし、再建自体の意義の変化により再び脚光を浴びることも。広背筋皮弁は、時代の変遷に翻弄されながらも進化を続けているようです。

お題

時代の変遷と役割の変化
広背筋皮弁の誕生と成長

Maxwell GP:
Iginio Tansini and the origin of the latissimus dorsi musculocutaneous flap.
Plast Reconstr Surg 65: 686-692, 1980

SUMMARY

19 世紀末、イタリアの外科医 Iginio Tansini は、乳癌に対する乳房切断術と、背部からの局所皮弁による創閉鎖を提唱した。しかし、ランダムな血行だったこの皮弁の末梢 1/3 は壊死した。彼は多くの解剖を通して、肩甲下動脈の分枝である肩甲回旋動脈の最尾側の穿通枝がこの皮弁を栄養することに気付いた。そして、肩甲下動脈の直接の分枝に栄養される広背筋を一緒に含めることで、この皮弁の血流がより安定するとし、1906 年の著書『On My New Procedure for the Amputation of the Breast』に発表した。乳房切断術と広背筋皮弁による再建は Tansini 法として 1910 年代のヨーロッパで流行したが、その後空白の時期を迎える。広背筋皮弁が再び注目されるのは 1977 年のことである。

時代背景

- 19 世紀までの乳癌の手術は、筋肉や皮膚を含めて乳房を根こそぎ切除する乳房切断術が主流。
- Tansini 後の広背筋皮弁の空白は、皮膚の一部を温存する Halsted 手術の登場と “never use a flap when a skin graft will do” という古い格言の影響もあった。

術前カンファが終わり古谷は席を立とうとしたが、いつまでも物欲しそうに見つめる新庄の視線に気が付いた。そのまなざしに耐えきれず、咳払いを一つしてからやれやれと声をかけた。

古：来週の広背筋皮弁の乳房再建、やるか？

新：ありがとうございます！　初めての広背筋皮弁だ！

古：新庄にとっても初めてだろうが、広背筋皮弁は世界最初の筋皮弁だからな。

新：確か1970年代のことですよね。

古：うーん、そうともいえるが、それはのちにMcCraw[1]らが確立した筋皮弁の概念に則った、いわば近代の筋皮弁の話だ。

今：じゃあ、最初の広背筋皮弁っていつの時代なんですか？

古：驚くなかれ、最初の報告は1906年、イタリアの外科医Tansiniによるものだ。当時行われていた乳癌に対する乳房切断術後の創の閉鎖に使ったんだ。

今：そんなに古いんですか！　Tansiniさん、突然閃いちゃったんですかね？

1　McCraw

John B McCraw. 米国の形成外科医。全身の筋肉の血行動態を解明し、1970年代に筋皮弁に関する多くの論文を発表した。1986年に出版した『Atlas of Muscle and Musculocutaneous Flaps』は、おそらく世界初のオールカラーの手術アトラス。大分類だけで23、亜分類まで入れると100以上の皮弁・筋皮弁が紹介されている。そのすべてが非常にきれいな手術写真と解剖写真で解説されているのに驚かされる。その後の皮弁に関する手術書は、すべてここから始まっているのではないか。残念ながら2023年に83歳で亡くなった。

古：19世紀の乳癌手術は、乳房を根こそぎ切除して断端を焼きごてで焼灼止血するような乳房切断術が一般的だったんだ。

今：ひぇっ！　そんなぁ。

古：切断後の創を縫合閉鎖することもできないし、当時はまだ有茎皮弁の概念もなかった。そんな時代に、彼は背部からの大きな局所皮弁で創を閉じようと頑張っていたんだ。だけどそれでは、皮膚が壊死して結果がイマイチだったらしい。そこで、皮弁の血流に関与する肩甲回旋動脈と広背筋を皮弁に含めてだな…。

新：ん？　なんか違うような気がしますけど。胸背動脈ですよね？

古：まぁ、いいじゃないか。広背筋を含めることで皮弁の血流が安定するという彼の理解が、結果的に広背筋皮弁を完成させたんだから。

新：ですね。で、その後はどうなったんですか？

古：それまで治すことが難しかった乳房切断術後の創を魔法のように閉じちゃったもんだから、1920年ころまでヨーロッパで流行していたらしい。その後はいったん廃れちゃったけどね。そのあたりのことは、1980年にMaxwellが詳しく紹介している。Tansiniの論文がお茶目なイラスト付きで載っているから読んでみろ。

新：イラストだけなら…。

今：でも、広背筋皮弁はどうしていったん廃れちゃったんですか？

古：必要なくなったからさ。

今：？？？

古：20世紀初頭という時代を考えてみろ。乳癌治療で何が起こった？

今：あっ、Halsted手術！

古：そのとおり。Halstedが19世紀終わりに開発した根治術で皮膚の一部が温存されるようになって、乳房切除後の創は閉じやすくなった。その結果、胸壁再建の需要が減ったんだ。

新：じゃあ、どうして復活したんですか？

古：必要になったからさ。

新：？？？

古：来週は何の手術だ？

新：あっ、再建！

古：そのとおり。1964年にCronin[2]がシリコンバッグを発表してから、豊胸手術が飛躍的に広まった。それまで乳房再建の概念はなかったんだけど、豊胸が安全にできるようになって再建にも応用しようと

2 Cronin

Thomas D Cronin．米国の形成外科医。20世紀中ごろの豊胸手術は、スポンジやゴム、パラフィン、工業用シリコンなどさまざまな劣悪な素材が使われ、多くの障害や合併症が問題になっていた。1963年、Croninはダウコーニング社と協力してシリコンエラストマーの外袋にシリコンジェルを詰めたシリコンジェルインプラントを開発した。第3回国際形成外科学会で発表して世界を驚かせ、翌年には特許を取得して販売を始めた。これにより安全性は高まり、豊胸手術は人気を博した。第一世代といわれるCroninのインプラントは、耐久性や外袋形状、ゲルの粘調性の改良などを繰り返し現在に至る。

いうことになったんだ。だけど、再建となるとインプラントは皮膚や筋肉でしっかり覆いたいよな。

新：そうか、Halsted手術によって広背筋皮弁による胸壁再建は需要が減って、今度はインプラントを使った乳房再建のために広背筋皮弁が必要になったんですね。

古：Tansiniの論文は胸壁再建だったけど、乳房再建としての最初の論文は1977年のSchneiderだな。広背筋皮弁だけでは足りなかったからインプラントを併用した、というかインプラントを被覆するために広背筋皮弁を移植したんだけど、この方法が当時の乳房再建の主流になったんだ。

新：それじゃあ、またまた大流行ですね。

古：いや、その後は胸筋温存手術の普及やエキスパンダーの開発でインプラントは広背筋皮弁を必要としなくなったし、腹直筋皮弁も誕生した。広背筋皮弁は選択肢の一つでしかなくなった。

今：小さい乳房や部分切除に対する再建ですね。

古：そうだな。だけどこれからは、広背筋皮弁を使ったハイブリッド再建で大きい乳房の再建にも使えるようになる。

今：大胸筋上インプラントや脂肪注入との併用ですね。

古：結局、広背筋皮弁は最初に登場して、時代の変遷に揉まれながらも最後まで残るのかもな。

今：Tansini 先生、先見の明があったんですね。

古：Maxwell はこのアーカイブで、“Honor those who go first even if those who came later go further”という言葉を添えて Tansini を称えているんだ。だからちゃんと勉強して…。

新：ボクが偉くなっても Tansini を忘れません！

参考文献

- 倉田喜一郎：筋皮弁の開発．植皮の歴史，pp330-332，克誠堂出版，1986
- Schneider WJ, et al: Latissimus dorsi myocutaneous flap for breast reconstruction. Br J Plast Surg 30: 277-281, 1977（コラム参照）

乳房切断術は 19 世紀まで行われていた

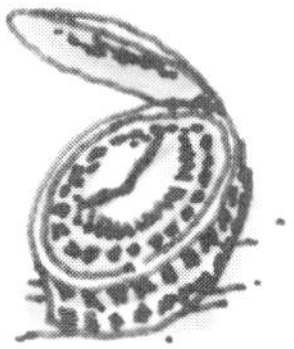

乳癌は体表の癌だから、古くから治療の対象になったんだ。紀元前 2500 年ころのパピルスには乳癌の記載があるが、残念ながら治療法はないと書かれている。紀元前 440 年ころのヘロドトスの『歴史』には、王妃の乳癌を摘出したとある。このころはヒポクラテスらが提唱した体液説の影響もあって、主に下剤や瀉血による治療が行われていたんだけど、1 世紀の学者ケルススは、『医学論』の中で焼灼剤と焼きごてによる治療を勧めている。まるで拷問のようだな。近代外科医の父といわれる 16 世紀のフランス人アンブロワーズ・パレは、自ら開発した血管結紮術を使って乳房の切断を行ったけど、切断面の焼灼は 19 世紀まで続いたそうだ。

近代の乳癌手術は、1783 年にフランスの外科医ジャン・ルイ・プティがやった乳房切除と腋窩郭清に始まるが、無麻酔だったのが恐ろしい。エーテルによる全身麻酔の開発は 1846 年、そして乳癌手術はハルステッドの根治的乳房切除へと続く。忘れてならんのは華岡青洲だ。1804 年にチョウセンアサガオなどから調合した通仙散による世界初の全身麻酔で、乳癌手術を成功させている。

参考文献

- ピエール・ダルモン：癌の歴史，pp29-101，新評論，1997
- シュダールルタ・ムカジー：がん―4000 年の歴史（上），pp88-147，ハヤカワフィクション文庫，2016

初めての広背筋皮弁による乳房再建

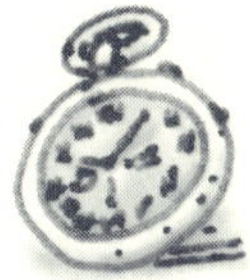

乳房再建がまだ確立されていなかった1977年、Schneiderは理想の乳房再建として、一期再建・皮膚欠損の再建・大胸筋切除に伴う輪郭変形の再建・乳房ボリュームの復元を挙げ、広背筋皮弁で最初の3つは可能だとしている。二次再建の症例報告を見ると、健側の残った乳房は大きく下垂している。広背筋皮弁で？　と思ったら、インプラントを併用して、健側をMcKissock法で縮小してるんだ。シリコンバッグによる豊胸がトピックだった当時は、柔らかい乳房を筋皮弁で再建することは前提としていなかったんだろうな。Millardの筒状皮弁でもインプラントを併用しているし。

広背筋皮弁とインプラントのハイブリッドは、その後も脈々と受け継がれている。大胸筋で覆えない部分にのみ広背筋弁の部分移植をしたり、大胸筋上に挿入したインプラント全体を被覆するために移植したり。あとから来た者がどんなに先に行こうと、いや、先に行けば行くほどTansiniの功績は称えられるんだろうな。

参考文献

- Schneider WJ, et al: Latissimus dorsi myocutaneous flap for breast reconstruction. Br J Plast Surg 30: 277–281, 1977

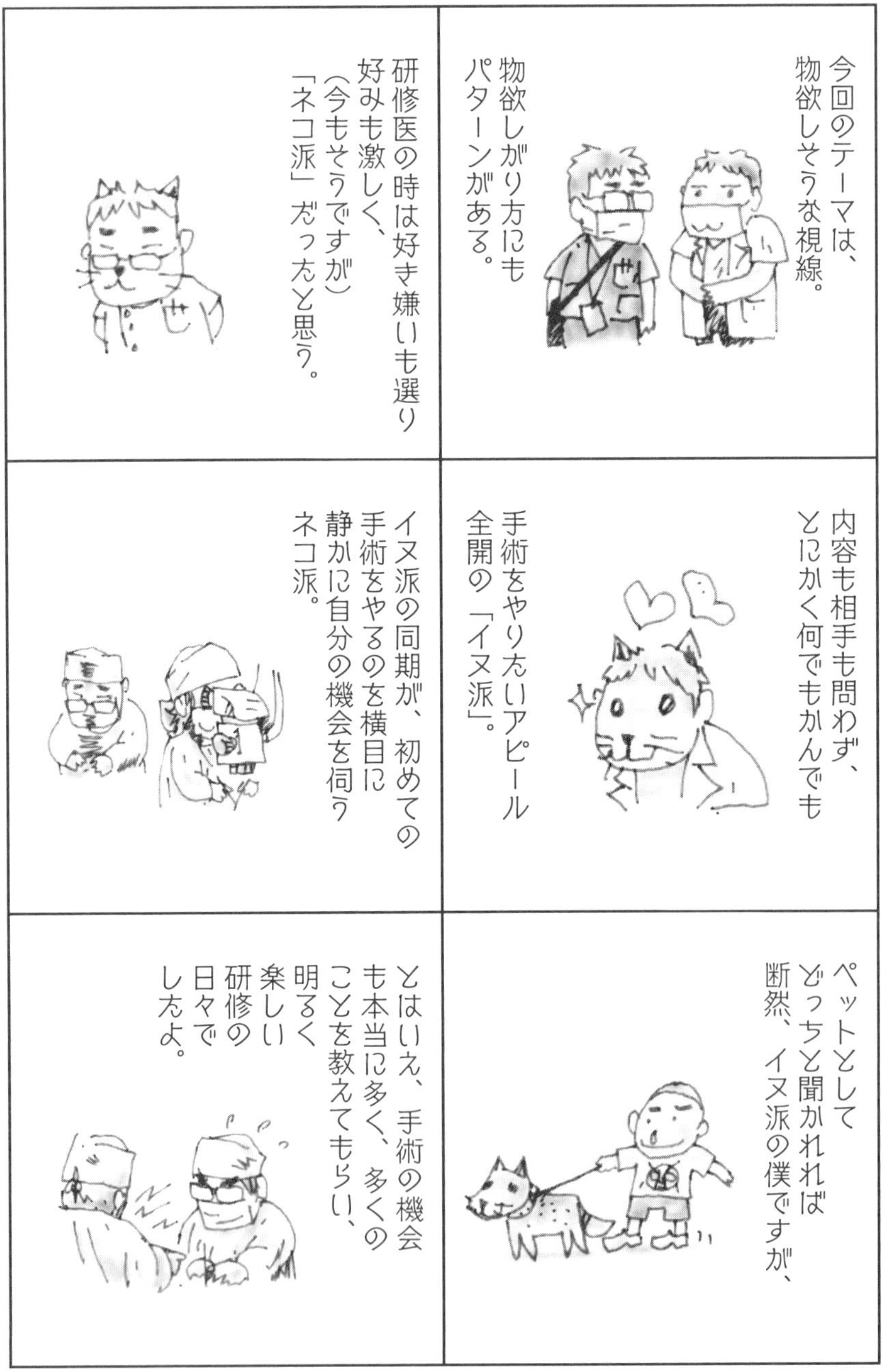
今回のテーマは、物欲しそうな視線。

物欲しがり方にもパターンがある。

研修医の時は好き嫌いも選り好みも激しく、(今もそうですが)「ネコ派」だったと思う。

内容も相手も問わず、とにかく何でもかんでも
手術をやりたいアピール全開の「イヌ派」。

イヌ派の同期が、初めての手術をやるのを横目に静かに自分の機会を伺うネコ派。

ペットとしてどっちと聞かれれば断然、イヌ派の僕ですが、
とはいえ、手術の機会も本当に多く、多くのことを教えてもらい、明るく楽しい研修の日々でしたよ。

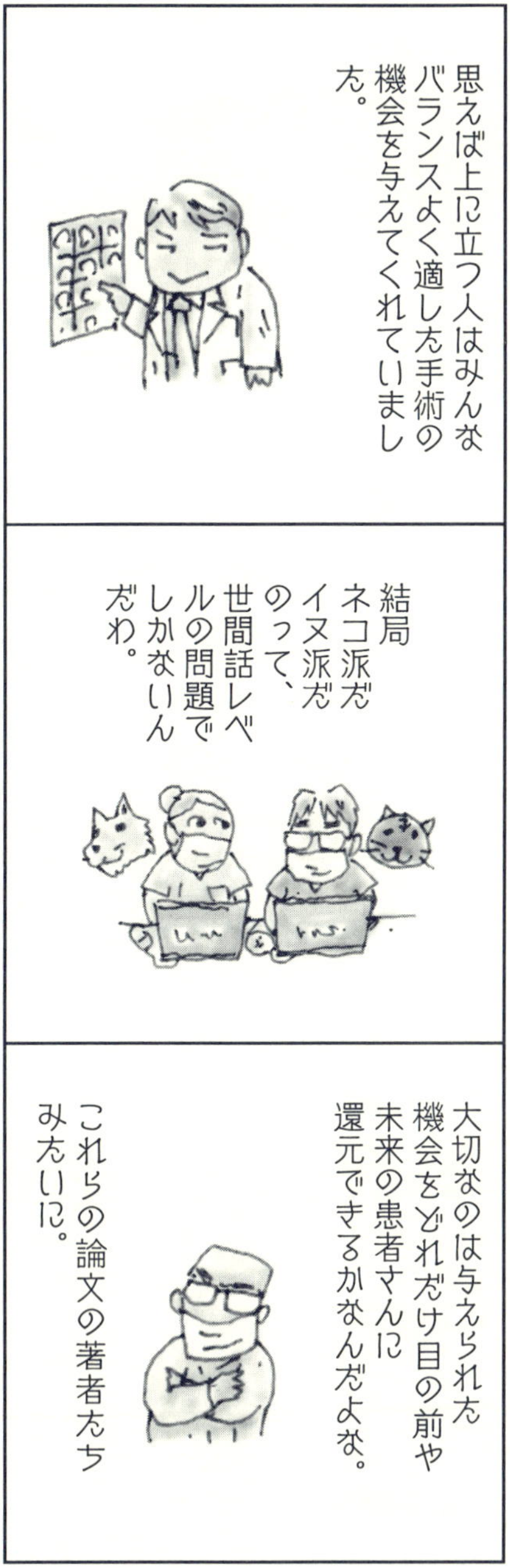
思えば上に立つ人はみんなバランスよく適した手術の機会を与えてくれていました。
結局ネコ派だイヌ派だのって、世間話レベルの問題でしかないんだわ。
大切なのは与えられた機会をどれだけ目の前や未来の患者さんに還元できるかなんだよな。
これらの論文の著者たちみたいに。

さるすべる
―形成外画―

変わらない

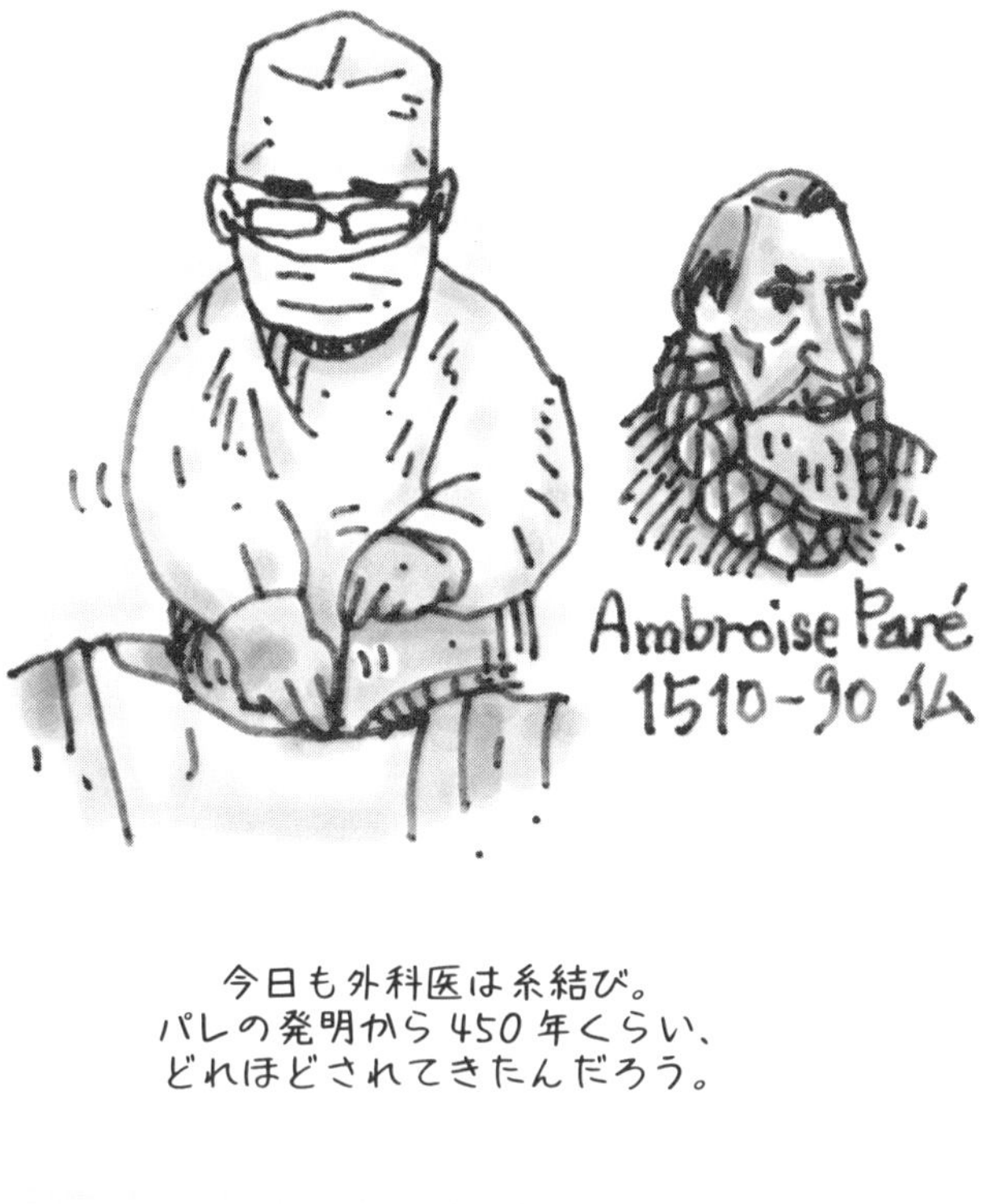

今日も外科医は糸結び。
パレの発明から450年くらい、
どれほどされてきたんだろう。

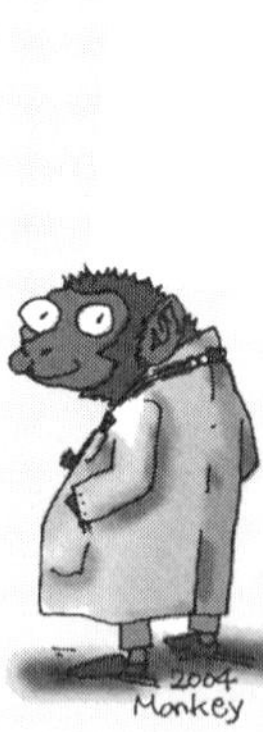

3 DP皮弁と大胸筋皮弁

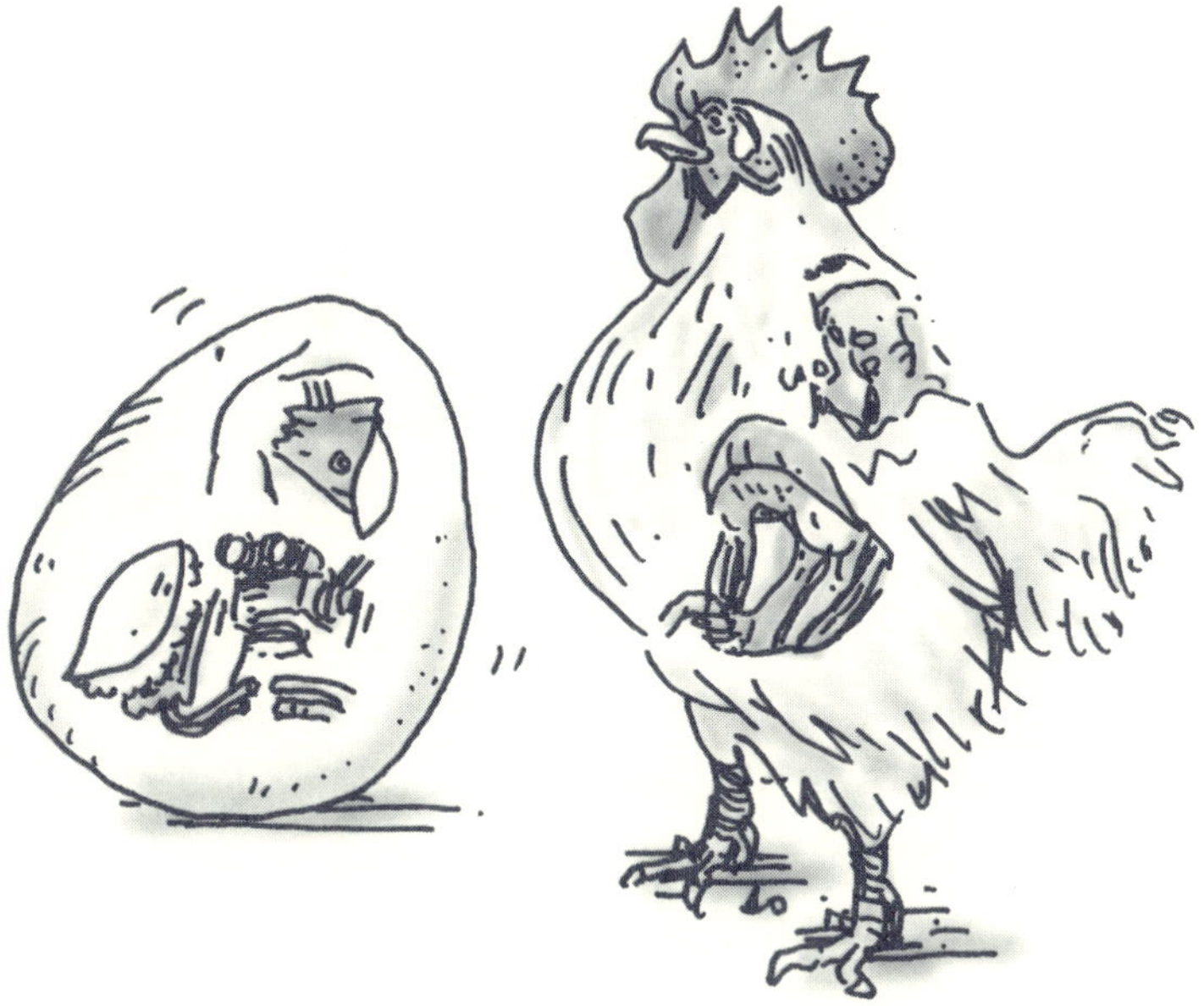

頭頸部再建を一変させる大発明

切除と皮弁の関係はニワトリと卵。切除の需要に応えて皮弁が生まれたのか、皮弁の誕生によって切除が可能になったのか。1960年代から80年代の頭頸部癌手術の進歩は、皮弁なくして語れません。その中で、DP皮弁と大胸筋皮弁の発明は世界を一変させたのでした。

お題

頭頸部再建を一変させる大発明
隔世の感を抱く

Ariyan S:
The pectoralis major myocutaneous flap. A versatile flap for reconstruction in the head and neck.
Plast Reconstr Surg 63: 73-81, 1979

SUMMARY

頭頸部癌の外科治療には拡大切除と大きな皮弁が必要である。前額皮弁や側頭筋弁では、十分な充填や髄液瘻の予防、副鼻腔の閉鎖ができなかった。DP皮弁によって大きな皮弁がより遠くに届くようになった。頭頸部再建で最も万能な皮弁といえるが、二期手術が必要でドナーには植皮を要した。大胸筋皮弁は1947年に局所皮弁として誕生していたが、胸壁再建に留まっていた。大胸筋皮弁を頭頸部再建に用いるべく、axial flapの大胸筋皮弁を新たに開発した。十分なボリュームと移動距離、筋膜移植の併用で硬膜再建も可能、筋肉茎で頸部郭清後の頸部の対称性も得られる、一期的にドナー閉鎖が可能などの利点がある。

時代背景

- 当時の頭頸部再建は二期手術（移動と切り離し）で行われていた。
- 既存の前額皮弁や側頭筋弁などは、局所に大きな傷を残し移動距離も制限されていた。

今日は腹直筋皮弁による舌再建。初めて血管吻合を担当した新庄は、興奮収まらずいつも以上に多弁になっていた。

新：いやーっ、血管縫っちゃいました！　なんか、マイクロサージャンっすね、ボク。

古：浮かれるな。皮弁チェックまで含めてマイクロだ。まぁ、気持ちはよく分かるけどな。

新：はい！　でも、遊離皮弁ってマストですよね。マイクロがない時代の頭頸部再建ってどうしてたんですか？

古：DP皮弁以前の頭頸部再建は、側頭筋弁や前額皮弁、それに局所皮弁や植皮でやりくりしてたんだ。だけど皮弁が薄かったり小さかったり遠くに届かなかったりで、十分な再建ができなかった。

今：それじゃあ、拡大切除もできないですね。

古：そうなんだ。小さな欠損であっても、硬膜のパッチや副鼻腔との壁ができないしな。当時は髄液漏や髄膜炎の合併症に悩まされていたらしい。

新：DP皮弁はいつごろできたんですか？

古：外側茎のDP皮弁は1950年代からあったけど、胸壁やせいぜい頸部までしか届かなかった。1965年にBakamjian[1]が発表した内側茎のDP皮弁は、内胸動脈の穿通枝を含めるという画期的なアイデアで、眼窩まで届くようになったんだ。この皮弁で頭頸部再建は格段に進歩したといえるな。

今：でも、DP皮弁ってペラペラに薄いですよね？

古：そうだな。今でも薄くしなやかな皮弁の特徴を生かして下咽頭や皮膚の再建で使うことはあるよ。でも、当時はこの薄い皮弁ですべての再建をやっていたから苦労したんだろうな。患者も切り離し手術まで窮屈な姿勢を強いられるし、肩には植皮の瘢痕が残るし。

今：そう考えると、遊離皮弁は格段の進歩ですね。

古：その前に、大胸筋皮弁を忘れてないか？　マイクロサージャンである前に、あらゆる再建手段を使いこなせないとな。

新：大胸筋皮弁かぁ。でも、遊離皮弁があれば必要ないんじゃないですか？

古：ん？　たった一回血管縫ったぐらいで、ずいぶん鼻息荒いな。こんなことなら、まず大胸筋皮弁を教えるんだったな。

1　**Bakamjian**

Vahram Y Bakamjian. シリア出身の耳鼻咽喉科医、形成外科医。英国ロズウェルパークがんセンターで長く頭頸部癌の治療にあたり、現代頭頸部再建の父といわれる。DP皮弁の開発など、頭頸部再建に大きな足跡を残した（コラム参照）。

新：へ？　大胸筋皮弁って、そんなすごいんですか？

古：1979年にAriyanが発表したこの筋皮弁で、頭頸部再建は一変するんだ。DP皮弁の限界を感じていた時に、颯爽と登場したんだよ。

今：颯爽？　どんな感じだったんですか？

古：体位交換もディレイも採取部の植皮も必要なしに一期手術が可能になったし、ボリュームがあるので上顎の充填にも対応できた。その利点を次々と挙げるAriyanの論調からは、彼の興奮ぶりが伝わってくるよ。

新：へぇー、万能な皮弁なんですね。

古：そのとおり。論文の副タイトルに"versatile flap"ってつけるぐらいだからね。既存の技術では解決できなかった壁を新しい方法で乗り越える。そんな熱い思いが誌面から伝わってくるんだ。

今：そのころだと、ほかの筋皮弁もあったんじゃないですか？

古：奇しくもAriyanの論文と同じPRS 63巻1号に、McCrawが僧帽筋皮弁と胸鎖乳突筋皮弁による頸部や口腔の再建を報告している。広背筋皮弁に関しても、これまた同じ号にBostwick[2]の60例が載っているんだけど、頭頸部の症例は含まれていない。広背筋皮弁を使っ

2　Bostwick

John Bostwick Ⅲ．エモリー大学で活躍した形成外科医。広背筋皮弁による乳房再建のパイオニア。この論文（「Sixty latissimus dorsi flaps」）でも60例中52例は乳房あるいは胸壁の再建。弟子のMathesとNahaiは、筋肉の血行パターン分類や1979年の『Clinical Atlas of Muscle and Musculocutaneous Flaps』で有名。

た頭頸部再建の初めての報告は1978年のQuillen[3]だけど、あまり一般化してなかったようだな。体位交換も必要だしね。だからこそAriyanの大胸筋皮弁はセンセーショナルだった。

新：日本ではどうだったんですか？

古：都立駒込病院の坂東先生は、Ariyanの論文の翌年に12例の大胸筋皮弁の報告をしている。しかもそのうち6例は、肋骨を付けて下顎や上顎の再建をしているんだ。Ariyanの論文以前の症例もあるそうだ。だからこの論文を読んで、同じことをやっていると驚いたそうだよ。

今：日本でも歴史があるんですね。

古：筋皮弁の概念が浸透しつつあった時期と頭頸部癌の拡大切除が行われるようになった時期が絶妙にマッチしたんだな。坂東先生は大胸筋皮弁が登場した70年代末の数年を「隔世の感を懐く」と表現している。それぐらい、大きなインパクトがあったんだろうね。

新：隔世の感かぁ。今でも先生は大胸筋皮弁を使うんですか？

古：もちろん。遊離移植ができない時の舌再建や下顎再建に使えるし、放射線のダメージを負った頸部の皮膚再建や咽頭瘻の閉鎖とかにね。

3　Quillen

Carl G Quillen．米国の顎顔面外科医。1978年のPRS 62巻1号に、下顎歯肉癌切除後の再発に対する再建を報告。1977年に行われたこの手術が、おそらく初めての広背筋皮弁による頭頸部再建の報告。皮膚から口腔内の全層欠損に広背筋皮弁を移植している。鎖骨部から頬までの皮膚欠損を皮弁で覆い、口腔内は全層植皮だった。

血行が安定した筋組織を移植できるからな。ほかの筋皮弁が筋肉を温存した穿通枝皮弁へと発展する中で、大胸筋皮弁は筋皮弁としての利点を生かして進化を続けているんだよ。

新：次はぜひ、大胸筋皮弁をやらせてください！

古：ふん、必要ないって言ってなかったか？

新：先生、そんな小さなことにこだわっていたら、隔世の感を懐くような大転換はできないですよ！

参考文献

- Bakamjian VY: A two-stage method for pharyngoesophageal reconstruction with a primary pectoral skin flap. Plast Reconstr Surg 36: 173-184, 1965（コラム参照）
- 坂東正士：大胸筋を利用した頭頸部の再建法. 手術 34: 751-760, 1980（コラム参照）

大胸筋皮弁以前の大発明

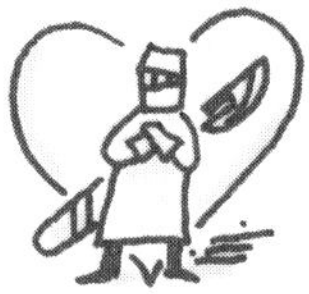

1950年代までの咽頭喉頭切除後の再建では、植皮や複数回の局所皮弁で筒を作ってたんだが、狭窄やリークが頻発して食事どころか誤嚥性肺炎で悩まされてたらしい。1957年にはSeidenbergが遊離空腸移植に成功しているが、まだ実験的な段階と捉えられていたようだ。この状況を打破すべく、Bakamjianは1965年に三角筋部の皮膚を内胸動脈からのaxialな血流で移植する皮弁を発表したんだ。筒状にした遠位端を咽頭側に縫合して、後に切り離した中枢端を食道側に吻合している。論文のタイトルにはpectoral skin flapとあるけど、後にdeltopectoral flapと呼ばれるようになる。

Bakamjianにとって DP皮弁は大きな功績だが、筋皮弁の時代が来るとその利点を認めて筋皮弁を多用し、マイクロの時代が来ると今度は遊離筋皮弁移植をやってたらしい。彼がよく引用した言葉、"En médecine comme en amour ni jamais ni toujours（医療は愛と同様、決しても常にもない）"は、考え続け変化に対応した彼の姿勢をよく表しているな。カッコいい！

参考文献

- Bakamjian VY: A two-stage method for pharyngoesophageal reconstruction with a primary pectoral skin flap. Plast Reconstr Surg 36: 173-184, 1965
- Serletti JM, et al: Vahram Y. Bakamjian, M.D., 1918 to 2010. Plast Reconstr Surg 129: 1218-1220, 2012

日本における頭頸部再建の夜明け

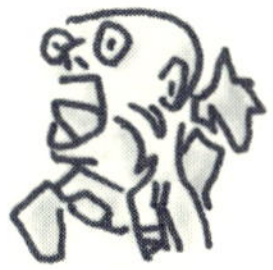

日本でも1970年代後半には筋皮弁による頭頸部再建が行われていたんだよ。都立駒込病院の坂東正士先生は、眼窩や耳介部には側頭筋皮弁、上顎や口腔は広背筋皮弁（Quillenと同時期に口腔再建！）を使って再建してたんだけど、Ariyan同様限界を感じていたらしい。で、1978年から大胸筋皮弁を使い始めたそうだ（Ariyanの論文より前！）。乳房再建も行っていた坂東先生は、乳腺外科が行うHalsted手術で大胸筋の血管解剖を繰り返し観察して、この方法に思い至ったということだ。1980年、医学誌『手術』に血管解剖や挙上方法の詳細な解説と大胸筋皮弁12例（うち6例は肋骨付き）を報告してる。

坂東先生は、1979年の第22回日本形成外科学会や第3回日本頭頸部腫瘍学会で、舌癌の拡大切除に対する大胸筋皮弁再建を発表している。当時の様子を伺うと、「助かる見込みのない患者にそんな危険な手術をするなんて無謀だ」と一蹴されたそうだよ。40歳の先生はそれに怯まず再建を続け、次第に理解が得られるようになったらしい。先生がよく引用した言葉は…何かあったかな？

参考文献

- 坂東正士：大胸筋を利用した頭頸部の再建法．手術 34: 751-760, 1980
- 坂東正士：筋皮弁による頭頸部腫瘍術後の再建．耳鼻と臨床 27: 853-860, 1981
- 坂東正士：下顎骨の肋骨大胸筋皮弁と胸骨大胸筋皮弁による再建．形成外科 26: 487-494，1983

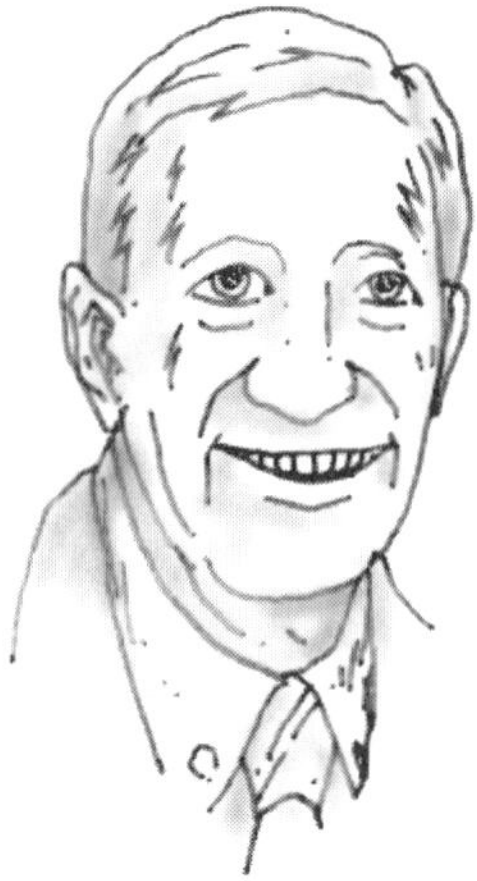

S.Ariyan
42年前に大胸筋皮弁を報告して、
いまだに現役のようです。

論文では4例の症例報告がされている。
最初の2例はこんな感じに筒状皮弁として使っている。
でも、眼窩再建に使ってるんだよね。
今では大胸筋皮弁を上顔面に使おうとは考えないよね。すごい！

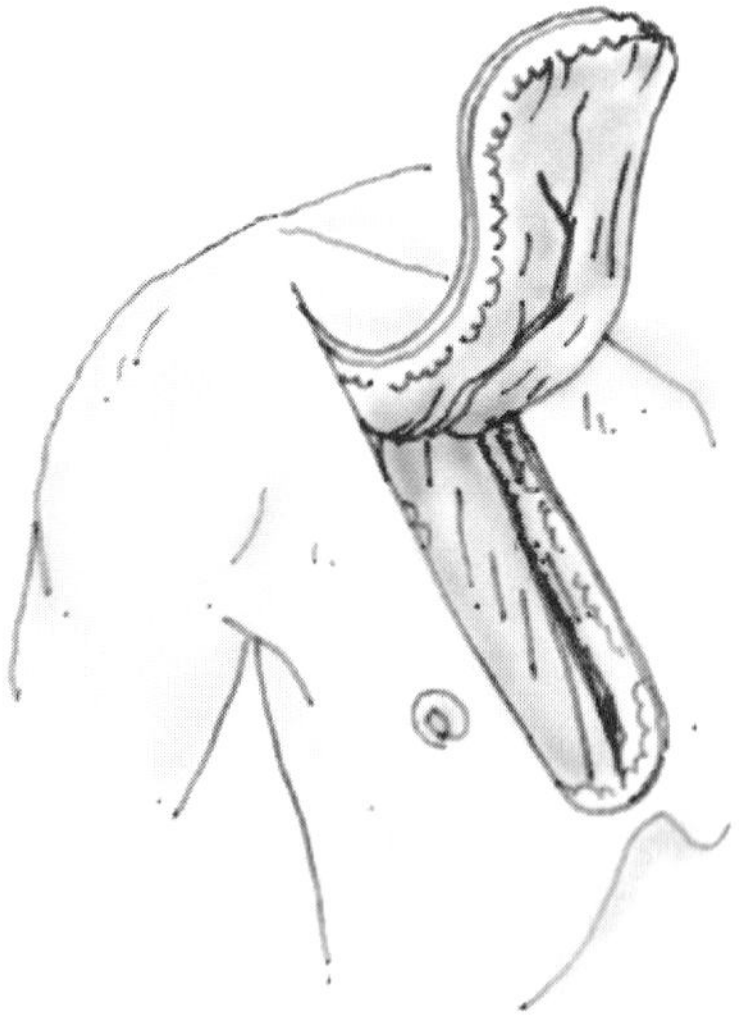

次の2例は
島状皮弁にして口腔内に使っている。
より良いものにすぐ改良している点
が読んでいて楽しい。

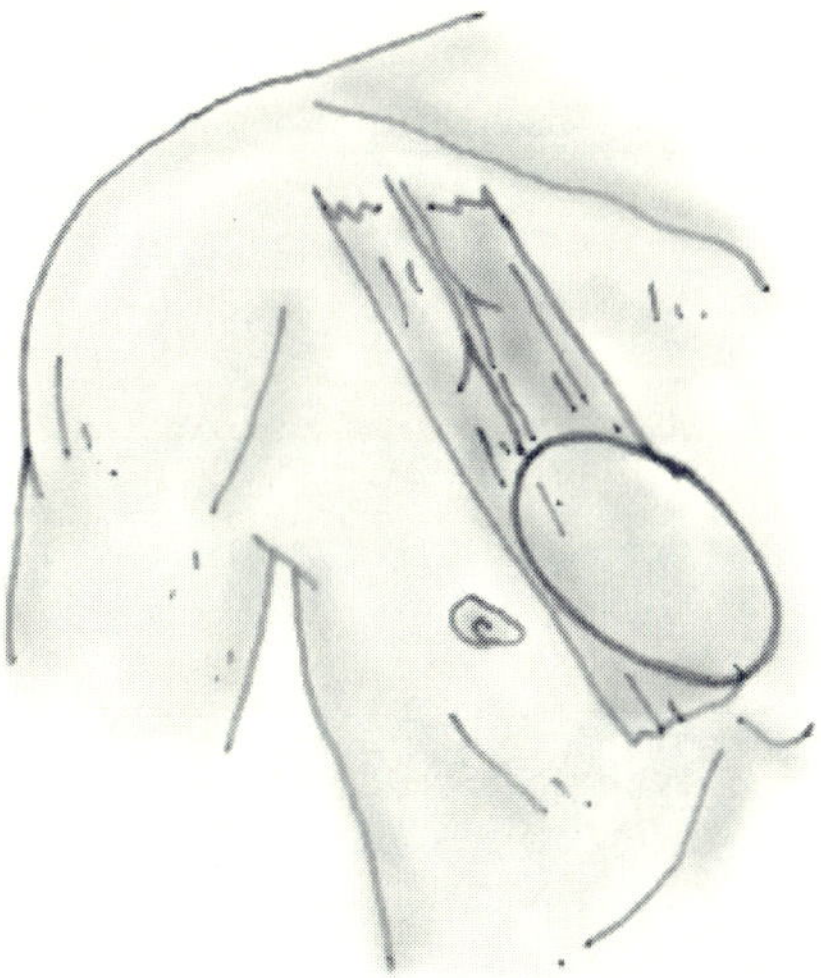

最近では
DP皮弁領域を温存して
筋弁も解剖学的に挙上することが
多いんじゃないかしら。

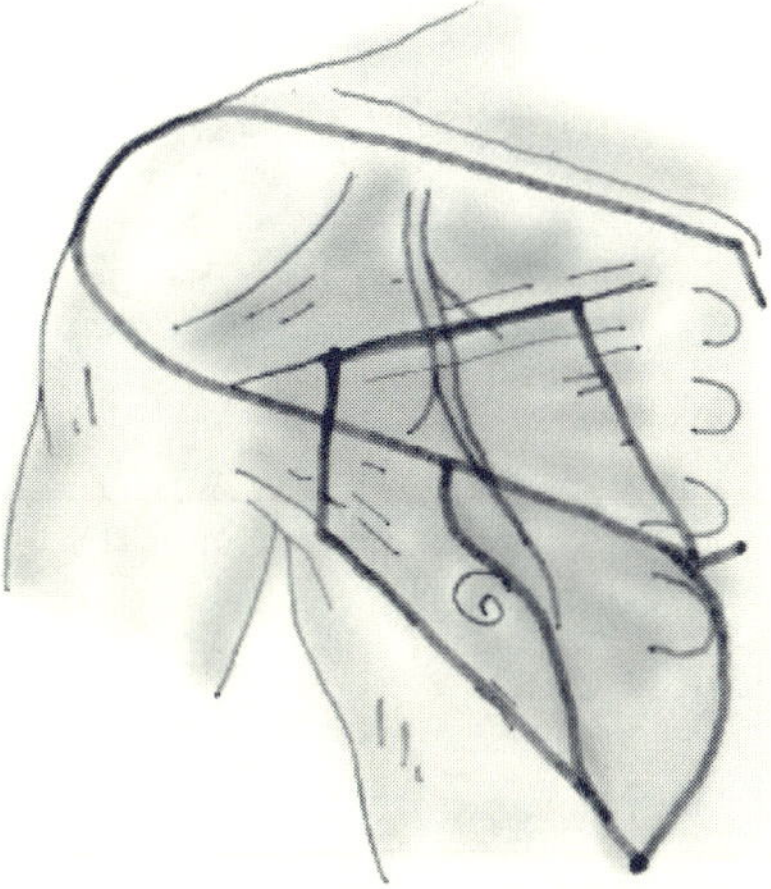

さるすべる
―形成外画―

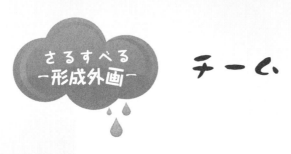

チーム

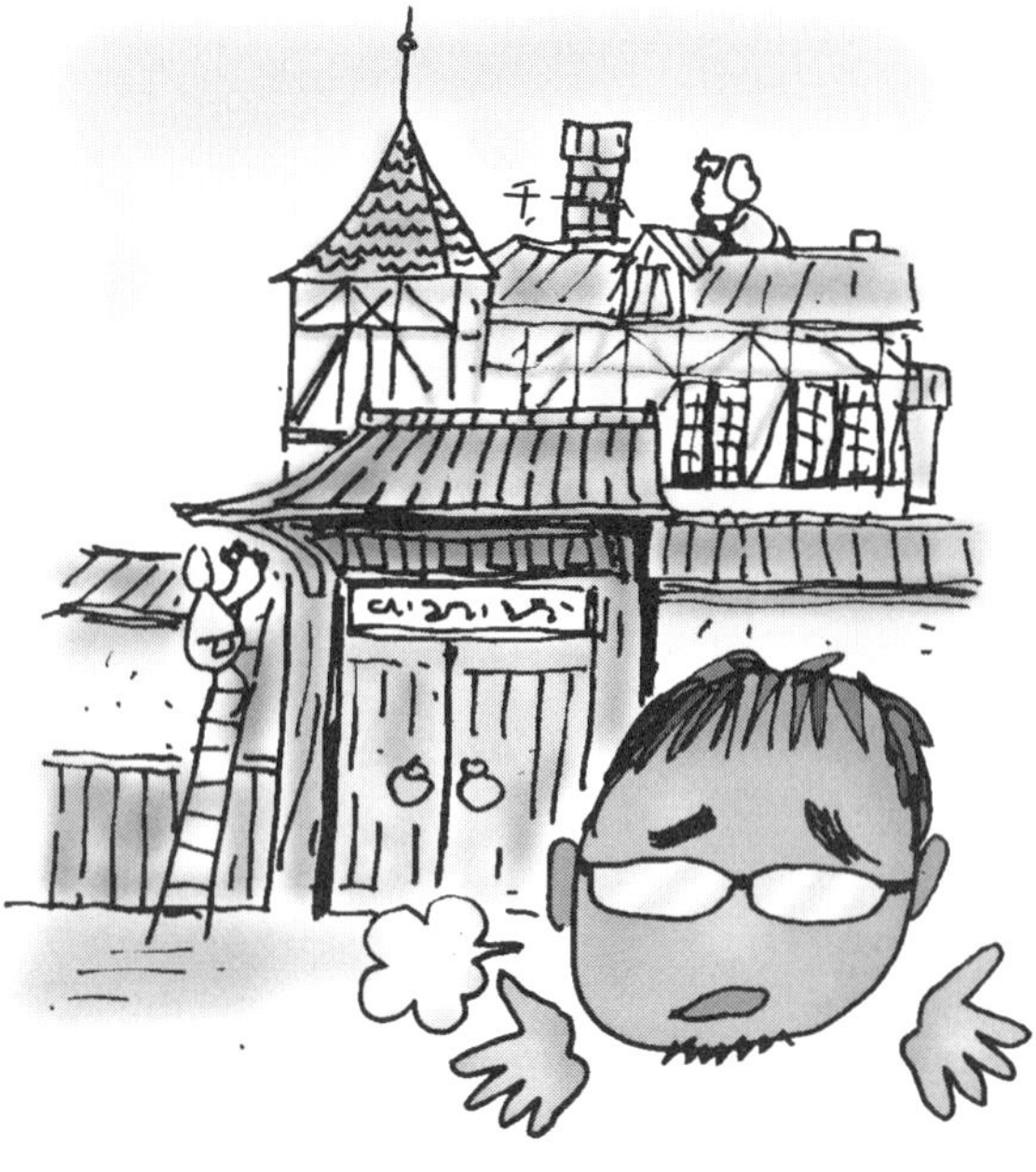

チームのそれぞれが名人であることより、
ゴールが共有されていることが大切。

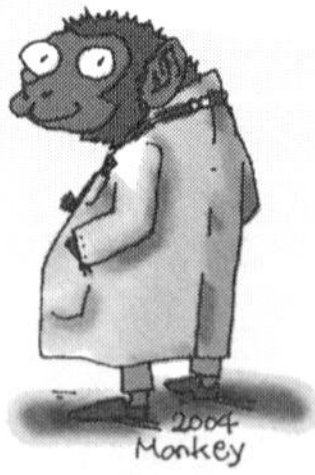

初掲：形成外科■61巻10号2018年10月

4 組織拡張器

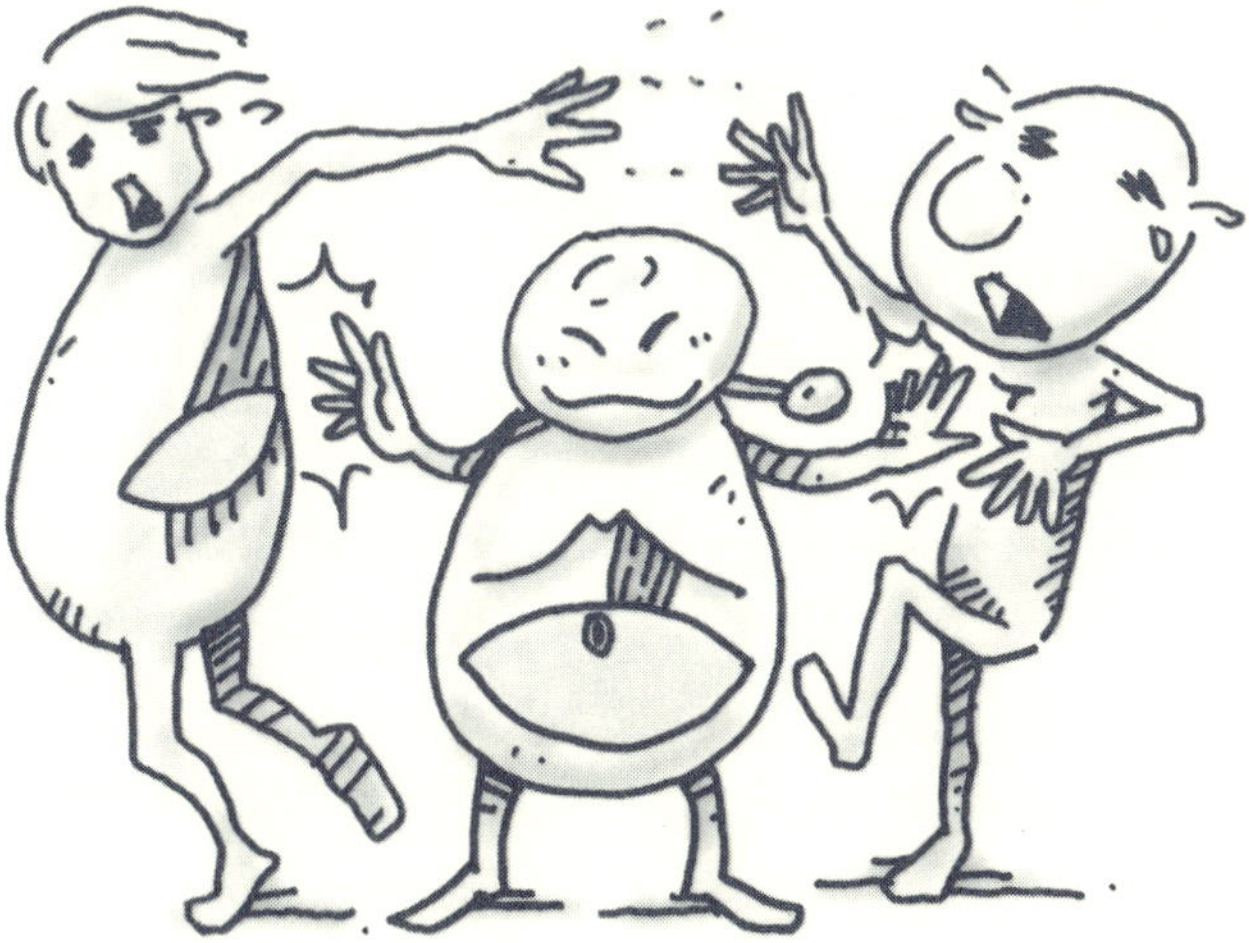

乳房インプラントの独り立ち

エキスパンダーの登場によって乳房インプラントは自家組織の併用から解放され、TRAM flap の登場によって自家組織はインプラントを必要としなくなりました。共存から独立へ。この 2 つの重要な論文は、同一雑誌同一号に掲載されています。

お題

乳房インプラントの独り立ち
自家組織併用からの脱却

Radovan C:
Breast reconstruction after mastectomy using the temporary expander.
Plast Reconstr Surg 69: 195-208, 1982

SUMMARY

この 10 年、乳房再建は形成外科医の最も重要な関心事になった。インプラント再建では、広背筋皮弁などの組織移植を併用しないと、大きな乳房は再建できず、健側の乳房縮小が必要になる。われわれはエキスパンダーを使用することで、組織移植を併用しないインプラント再建を試みた。68 例の二次再建で、エキスパンダーを皮下に挿入。インプラントサイズは 300 ～ 400 mL。大きな乳房が再建でき、健側縮小術は最小限。Halsted 手術では広背筋皮弁の併用が望ましい。被膜拘縮は Baker Ⅰ度 48%、Ⅱ度 40%、Ⅲ度 12% で、従来法と比べて問題とならない。被膜ができることは、皮膚が薄い症例には災い転じて福となす。

時代背景

- 当時のインプラントによる乳房再建は、創を縫い閉じて直接挿入するか広背筋皮弁などを併用するか。
- 当時のインプラントは形態保持が困難な柔らかいものだった。
- 豊胸や再建で、インプラントの高度な被膜拘縮が問題になっていた。

長い手術を終えた古谷は、どさりとソファに体をうずめた。電子カルテに入力する今田の手も重い。新庄が硬く張った腰をさすりながら呟いた。

新：いや~疲れましたね。両側再建はきついっす。

古：そうか？　両側二期DIEPなんて、やりがいがあっただろ？

新：先生、もう1人雇った方がいいんじゃないですか？　バリバリのマイクロサージャンを。

今：私たちじゃ、まだ半人前だからなぁ…。

古：おっ、珍しく謙遜してるけど、DIEPを上手に挙げてたじゃないか。君たちが入れたエキスパンダーも理想的な位置だったから、対称で自然な乳房になりそうだな。

今：ありがとうございます！　それにしても、エキスパンダーを乳房再建に応用するなんて、最初にやった人ってすごいですね。

古：今では、乳房再建専用のエキスパンダーがあるけど、一般に使うエキスパンダーは、1976年にRadovanが開発したもので、ラドバンエキスパンダーと言われるものだ。でも、原理的にはそれより20年ぐらい前にオリジナルがあったんだ。
新：えっ、そうなんですか？
古：1957年のNeumann[1]の報告が最初だ。外傷による耳介欠損の再建で、ゴム製バルーンを使ったらしい。空気で膨らませて皮膚を伸ばしたんだって。
今：あらっ、Radovan先生ったらゴム風船をパクっちゃったんですかね？
古：知らなかったみたいだよ。後の論文の中で、上司の教授に「お前が最初じゃないぞ」と指摘されたって書いているから。それでも、ラドバンエキスパンダーは1977年にFDAに認可され、80年代後半に他社の製品が出るまでは、みんな使っていたんだ。そういう意味ではRadovanはパイオニアだね。
新：ラドバンエキスパンダーの論文って、どんな感じだったんですか？
古：最初の論文は、1980年のPRS、Brent[2]の小耳症への応用だ。
新：あれっ、Radovanの論文じゃないんですね。
古：Radovanは、1982年のPRSに満を持して乳房再建68例を報告している。全例インプラントの二期再建だ。それによると、最初の乳房

1 Neumann

Charles G Neumann. 米国の外科医。耳介の外傷性欠損に対して、直径1 inch長さ5 inchのゴム製バルーンにチューブをつなげて皮下に埋入。2か月かけて空気で拡張した後に、肋軟骨を使って耳介を再建した（PRS 19: 124-130, 1957）。アフリカ・チャドの女性のリッププレートによる下口唇の拡張や、ビルマのカヤン族の女性のネックリングによる首の伸展を根拠として挙げているが、ネックリングは鎖骨が変形しているだけらしい。

再建の症例は1976年3月だ。1986年のPRSには皮膚再建130例を載せているが、皮膚再建の最初の症例は1976年の1月となっている。

新：てことは、臨床応用の初期から乳房再建に使ってたってことですね。

今：乳房二期再建の誕生ですね！

古：それまでは、閉創できるぐらいの皮膚欠損なら直接インプラントを入れてたからな。

新：皮膚が足りないのにインプラントを入れても、きれいな形にはならないだろうし圧迫感もありますよね？

古：だろうね。その解決には広背筋皮弁なんかを併用するしかなかったんだけど、そこにエキスパンダーが登場して一気に乳房再建の流れが変わったんだ。

今：Radovan 先生のおかげで、胸の皮膚だけで再建できるようになったんですね。

新：自家組織の場合も、二期再建なら皮島を出さずにできますからね。それに、一次再建でも二期なら朝から再建が始められて、ボクらも楽だし。

2　Brent

Burt Brent. 米国の形成外科医で小耳症のスペシャリスト。1980年のPRS 66巻1号には、Tanzerから受け継いだ耳介形成と、エキスパンダーを使用した非定型例の2編の論文が掲載されている。Brentは幼少より祖父の影響で木工細工に興味をもち、芸術的バックグラウンドももち合わせていたという。

古：ん？　勘違いするなよ。自家組織での乳房再建の場合、胸の皮膚だけで再建できる二期再建のメリットと1回の手術で再建できる一期再建のメリットを選ぶのは患者だからな。俺たちの都合じゃない。

今：そうですね。それに皮膚を温存する乳癌手術での自家組織再建だったら、二期にするメリットはないですしね。

古：そういうこと。そういえば、Radovan の論文と同じ号に Hartrampf の TRAM frap の論文も載っているんだ。TRAM によって、自家組織はインプラントを使わなくても大きな乳房を再建できるようになった。エキスパンダーと TRAM、その後の乳房再建の道筋を切り開いた重要な論文が同じ号に並んで掲載されているなんてすごいよな！

新：へーっ！　それまでは、インプラントは広背筋皮弁が必要だったし、自家組織もインプラントがないとボリュームが足りなかったんですよね。インプラントも自家組織も、それぞれが単独で再建できる方法が同時に発表されるなんて、おもしろすぎます！

今：局所の工夫とほかからの移植、今日はどっちも経験できたんですね。

古：別のところから大胆に移植するのもいいけど、局所を伸ばして利用するのも大事ってことだ。だから、外からマイクロサージャンを呼ばなくても、お前たちが育てばいいんだよ。

今：先生、ドヤ顔になってますよ。

参考文献

- Brent B: The correction of microtia with autogenous cartilage grafts: II. Atypical and complex deformity. Plast Reconstr Surg 66: 13-21, 1980
- Radovan C: Tissue expansion in soft-tissue reconstruction. Plast Reconstr Surg 74: 482-490, 1984
- Hartrampf CR, et al: Breast reconstruction with a transverse abdominal island flap. Plast Reconstr Surg 69: 216-224, 1982（コラム参照）

縦を横にしたHartrampfのTRAM flap

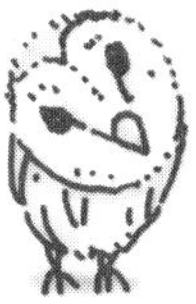

腹直筋皮弁はMcCrawやBostwick、Mathesらが70年代に報告してるけど､乳房再建に関しては1979年のHolmströmの遊離移植が最初だ。でもこれはDIEPの概念に近く、有茎筋皮弁全盛期の1970年代にはあまり評価されなかった印象だな。80年代の乳房再建の論文では、Holmströmは引用されずに同じ1979年のRobbinsの縦軸の有茎腹直筋皮弁を嚆矢とすることが多いようだ。Robbinsは島状皮弁にしなかったけど、後にDinnerが島状の縦軸腹直筋皮弁に改良している。

Hartrampfは縦軸の腹直筋皮弁を横軸にした。これによって下腹部の豊富な脂肪と大きな皮膚を移植できるようになった。おなかもスマートになるし瘢痕位置も下着に隠れて目立たない。だが、TRAM flapの最も大きな意義は、インプラントを使わなくても大きな乳房を再建できるようになったことだと思う。

Radovanが作ったエキスパンダーによってインプラントは自家組織から解放され、HartrampfのTRAM flapによって自家組織はインプラントを必要としなくなった。この2つの論文とDinnerの縦軸腹直筋皮弁を並べて掲載するなんて、PRSのエディターも心憎い。

参考文献

- Hartrampf CR, et al: Breast reconstruction with a transverse abdominal island flap. Plast Reconstr Surg 69: 216-224, 1982
- Dinner MI, et al: The role of the rectus abdominis myocutaneous flap in breast reconstruction. Plast Reconstr Surg 69: 209-214, 1982

古い医学雑誌を読む楽しみ

今では、論文はネット上で探せるし、必要なページだけ取り寄せることもできる。だから雑誌のページをめくる機会なんてないよな。でも、目当ての論文を読むついでに、パラパラとページをめくるとおもしろい発見もあるぞ。Millard と藤野先生の論文のように、違う概念が同じ号に掲載されている意外性に驚いたり、今回の Radovan と Hartrampf のように、時代の趨勢を読み取る楽しさがあったり。

それに広告もおもしろい。Radovan の 1982 年の論文では被膜拘縮に触れているが、その号にはダウコーニング社の乳房インプラントの広告がある。見るからにフニャフニャで、ビヨーンと引っ張って伸ばしている写真を見ると、これでは被膜拘縮も起こるわな、と納得する。1984 年の論文の号では、Heyer-Schulte 社のラドバンエキスパンダーの広告が見開きで載っている。3 例の症例写真付きのこの広告には、論文同等の説得力がある。

医局の書庫に眠っている古い雑誌や教科書を開けば、はるか昔に先輩たちが勉強した跡を発見することもある。付箋やメモ書きを通して、若き日の偉大な先輩と対話する至福の時間を味わえるぞ。

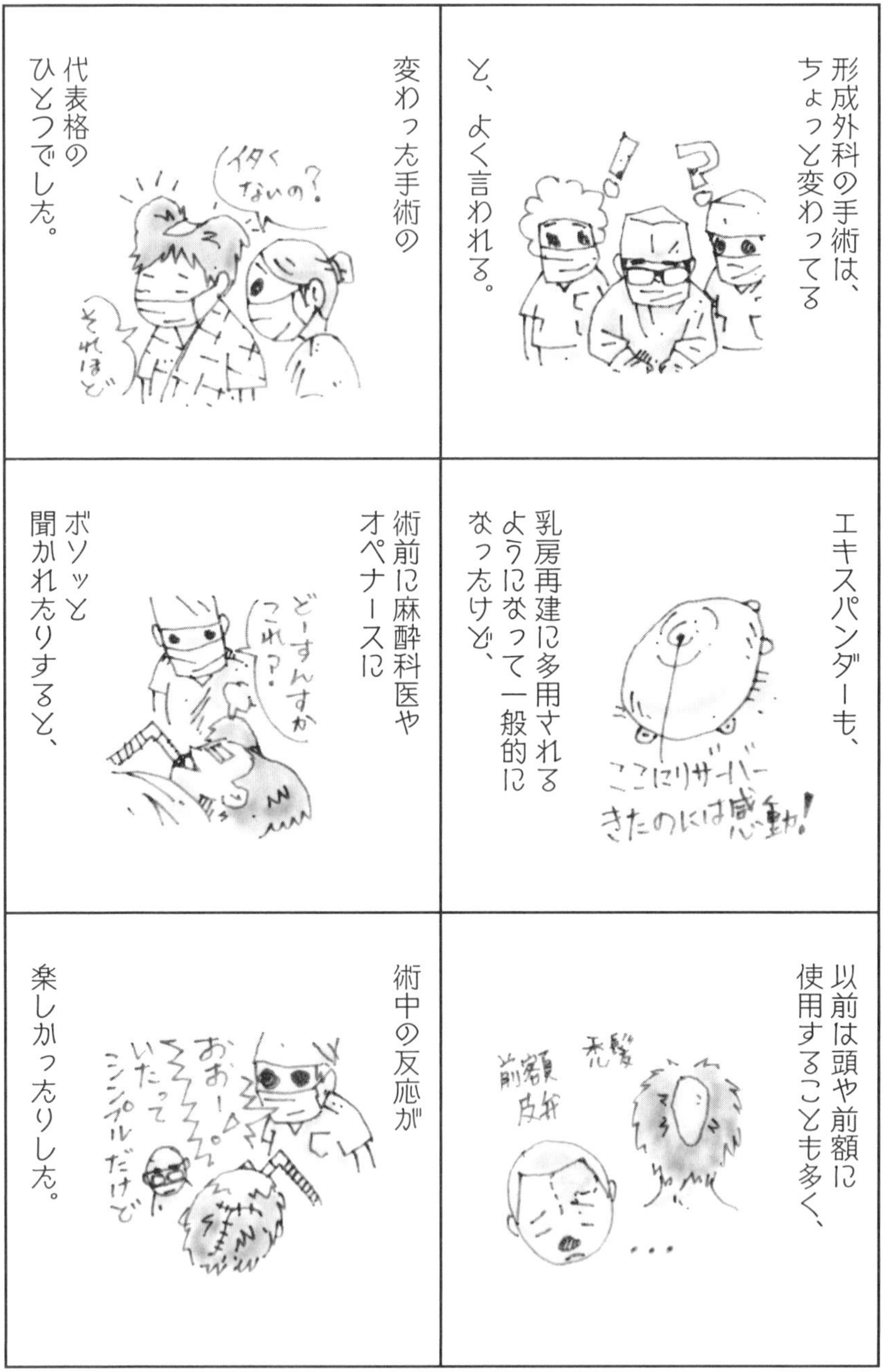

形成外科の手術は、ちょっと変わってる
!
?
と、よく言われる。
エキスパンダーも、
乳房再建に多用されるようになって一般的になったけど、
ここにリザーバーきたのには感動!
以前は頭や前額に使用することも多く、
禿髪
前額皮弁
…
変わった手術の
イタくないの?
それほど
代表格のひとつでした。
術前に麻酔科医やオペナースに
どーすんすかこれ?
ボソッと聞かれたりすると、
術中の反応が
おお!
いたってシンプルだけど
楽しかったりした。

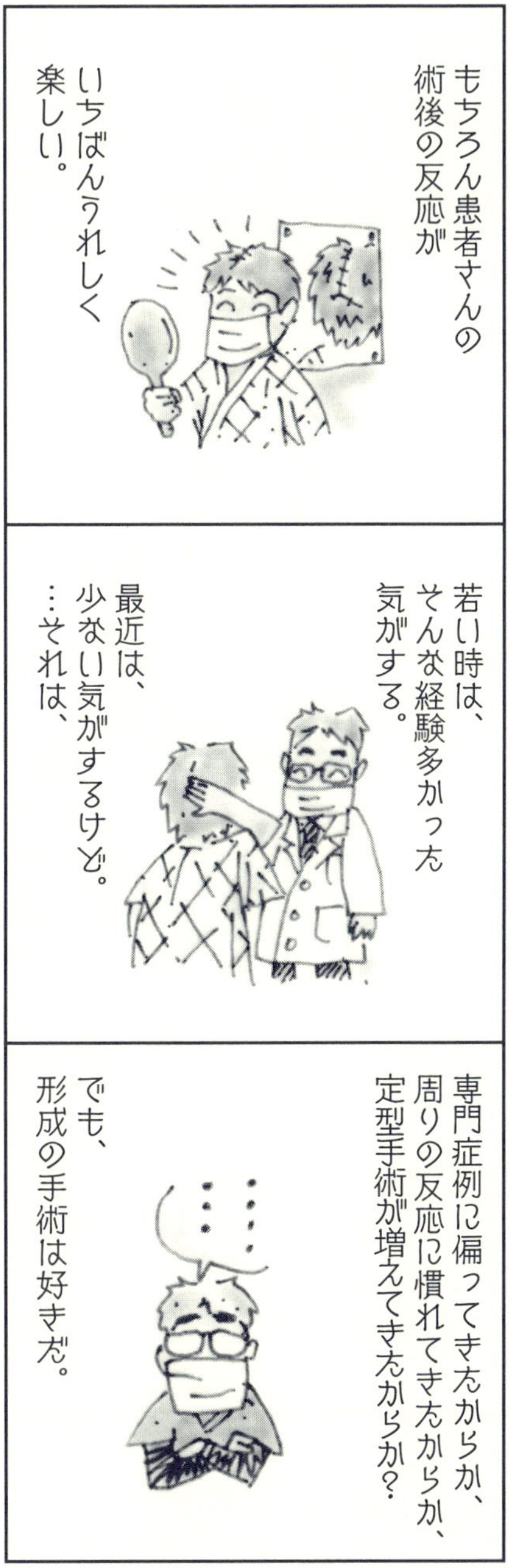
もちろん患者さんの
術後の反応が
いちばんうれしく
楽しい。
若い時は、
そんな経験多かった
気がする。
最近は、
少ない気がするけど。
…それは、
専門症例に偏ってきたからか、
周りの反応に慣れてきたからか、
定型手術が増えてきたからか?
でも、
形成の手術は好きだ。

さるすべる ―形成外画―

So what ?

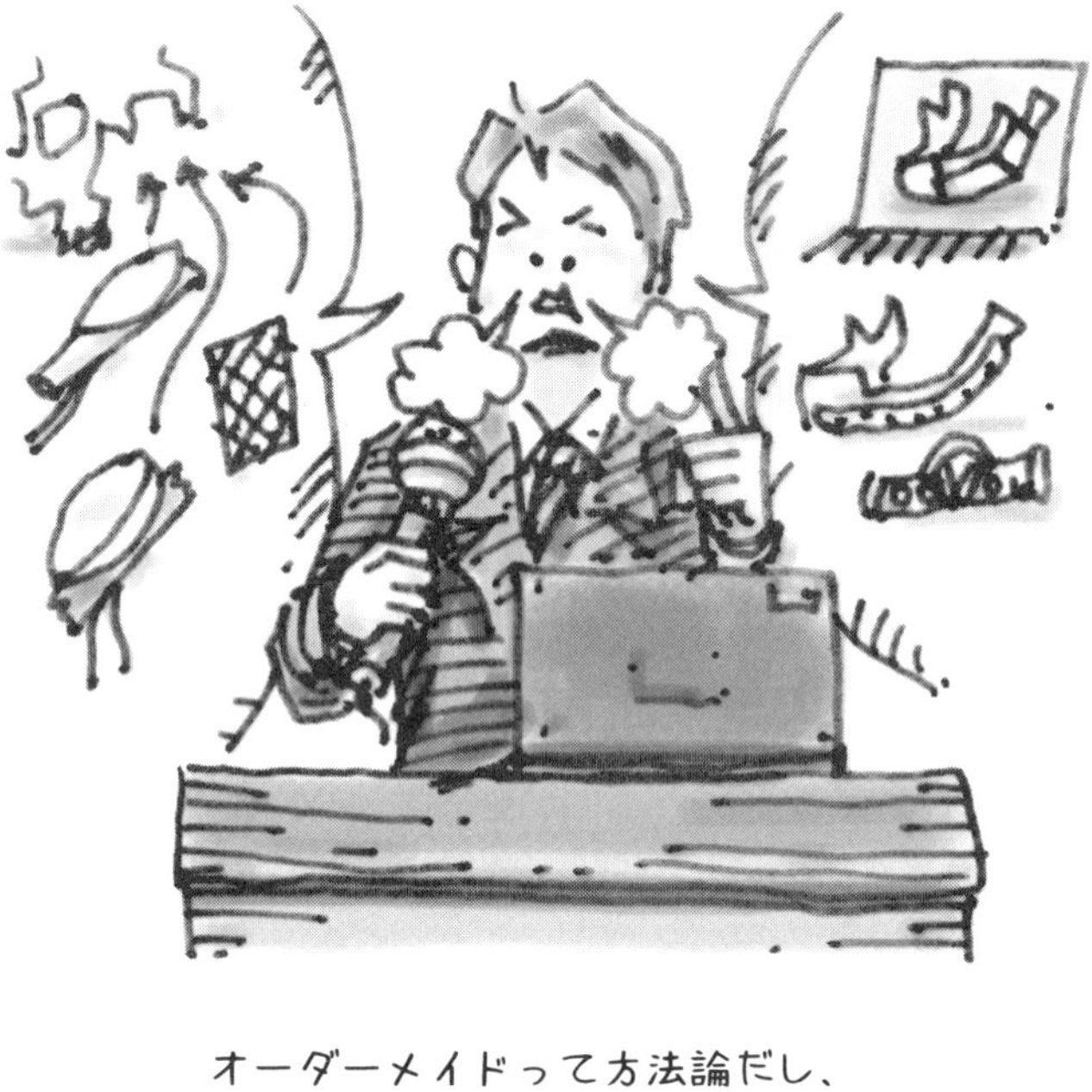

オーダーメイドって方法論だし、
思考停止になってないかい？

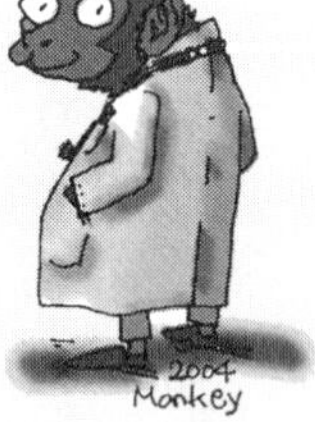

5

口唇交差皮弁

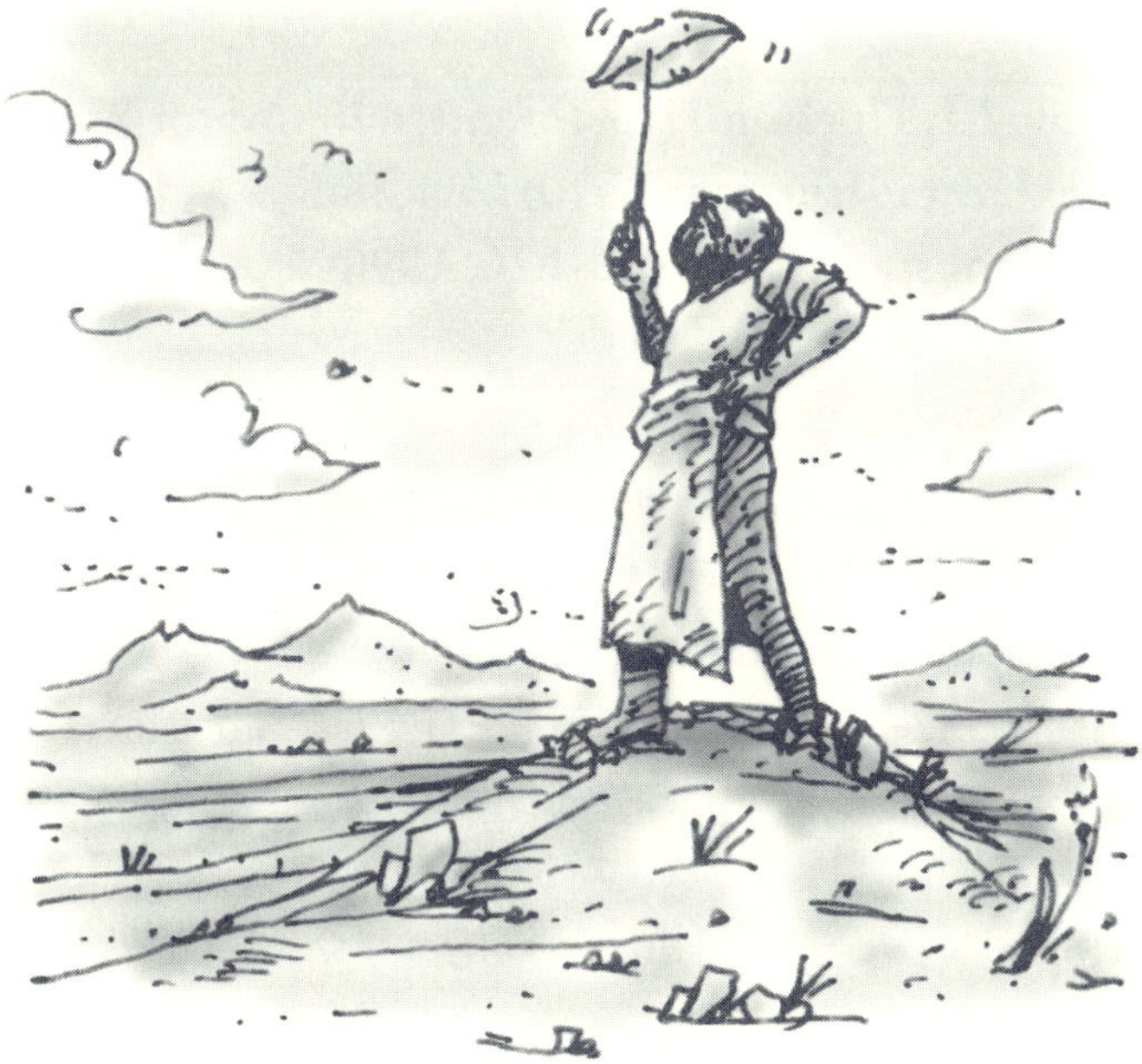

誰が最初に回転させた？

Abbe flap や Estlander flap として知られる口唇交差皮弁の歴史をひも解くと、ほかに先駆者がいました。Abbe の 60 年前に論文を残した Sabattini の功績を辿っていると、さらにその 80 年も前の論文に辿り着きます。嚆矢とされる裏事情も、興味深いものでした。

お題

誰が最初に回転させた？
歴史に埋もれた業績

Mazzola RF, Hueston JT: A forgotten innovator in facial reconstruction: Pietro Sabattini. Plast Reconstr Surg 85: 621-626, 1990

SUMMARY

Pietro Sabattini は、1810 年にイタリアのボローニャに生まれ、かつて Tagliacozzi が学んだ病院の外科医となる。1837 年、剣で切りつけられて鼻と上口唇を削ぎ落とされた馬車の御者に対して、前額皮弁と口唇交差皮弁で鼻と上口唇の再建を行った。Sabattini はその翌年にボローニャ郊外のイモラに異動し、そこで論文を発表した。Abbe より 60 年も前に口唇交差皮弁の論文を残したが、Sabattini は忘れられた存在となった。その理由は、彼自身が学会にアピールせず、イモラからの論文がボローニャ大学の権威に黙殺されたからと推察される。Sabattini の論文から 150 年、ここに英訳を掲載し、忘れられたイノベーターに遅すぎた賛辞を贈る。

時代背景

- 前額皮弁による鼻再建は、紀元前のインド式造鼻術に始まり 16 世紀にイタリアに伝来。上腕からの遠隔皮弁である Tagliacozzi の造鼻術につながる。
- 口唇再建は 1 世紀のケルススの『医学書』に始まるが、確立された手技は 19 世紀までなかった。
- 口唇交差皮弁の代名詞となっている Abbe flap は 1898 年に発表された。

上口唇有棘細胞癌の手術を終え、古谷たちは医局で昼食を取っていた。大きな口を開けて肉まんを頬張る新庄を、古谷はげんなりして見つめる。

古：それ、3個目だろ。最近太ったんじゃないか？

新：手術も知識も育ち盛りですからね。

古：さっきの手術、お前にもやってやろうか？

新：Abbe flap ですか？　勘弁してくださいよ。10日間も口を開けられないんですよね。でも、Abbe って人、よく考えましたよね、この手術。

古：Abbe の口唇交差皮弁の論文は1898年、口唇裂術後の成人の上口唇の再建だ。それ以前の Stein[1] の double lip flap は1848年、口角で口唇を反転する Estlander[2] 法は1872年だな。

今：Abbe が最初じゃないんですね。

古：でも、オリジナルは彼らでもないんだ。Abbe の論文から遡ること60年、1837年にボローニャの Sabattini が Abbe flap と同じ手術を行い、翌年の1838年にボローニャ郊外のイモラに異動して、そこで口唇交差皮弁として論文を発表した。だけど、Abbe の方がオ

1　Stein

Sophus AV Stein．デンマークの外科医（1797-1868）。床屋外科医（18世紀まで、ヨーロッパでは床屋が外傷などの外科治療を行っていた）の息子として生まれ、正規の教育を受けずにコペンハーゲン大学の外科部長まで上り詰めた。1847年、下口唇の腫瘍切除後に上口唇から幅の狭い2つの三角弁（口唇冠状動脈を温存）を回転して移植し、20日後に切り離した（1848年の論文は PRS 53:332-337,1974 に英訳再掲載）。

リジナルとして認識されているんだよな。
今：先生はどうして知っているんですか？
古：1989年のBJPSにSabattini法150周年として紹介されているんだ。1990年のPRSには、MazzolaがSabattiniの伝記とイタリア語で書かれた手術記録の英訳を載せている。面白いから読んでみろ。
新：えっ、後で読みますから、かいつまんで…。
古：どうせ読まないんだろうから教えるよ。患者は剣による外傷で鼻と上口唇を削ぎ落とされてしまった男性だ。
新：ひぇっ！　ぎりぎりで避けきれなかったんすね。
古：鼻は古代から刑罰として削ぎ落とされていたから、再建の需要があった。だからこのころには、前額皮弁による鼻再建は確立されていたんだ。だけど、口唇の有効な再建法はなかった。Sabattiniが生きた時代は、町中のいざこざで剣を振り回していたんだろう。外傷で失った口唇の再建を迫られる事態が生まれたんだな。
今：で、思いついたんですね、Sabattini先生。
古：まず、前額皮弁で鼻を再建して、さてどうしようかと考えた。無理に上口唇を引き寄せて縫うことができない。で、この方法を考案し

2　Estlander

Jakob A Estlander．フィンランドの外科医（1831-1881）。口角部の口唇欠損に対する回転皮弁を考案。口唇動脈の解剖所見から、口唇縁から数ミリまで径を細くすることができるとし、これが折り返し部の口角をきれいに仕上げるために重要となる。デザインが比較的シンプルであり、症例ごとに工夫をする余地があるのも魅力。Abbe flapとともに現在でも広く使用されている（1872年の論文はPRS 42: 361,1968に英訳再掲載）。

たんだ。

今：鼻は前額の皮膚を回転させたなら、上口唇は下口唇から同じように回転すればいい、って考えたんでしょうかね。

古：案外そんなことから閃いたのかもな。もっとも、皮膚と粘膜と筋肉をユニットで再建する場合、残った上口唇を縫い寄せることができないなら、下口唇からの移植は必然だったんじゃないかな。果たして彼は成功して、口唇動脈を茎とする口唇交差皮弁の概念を確立したんだ。

新：どれぐらいで切り離したんですか？

古：25日間は切り離してはいけないという周囲の意見をよそに、創の癒合なんかの所見から7日目に切り離したそうだ。ところで、Sabattiniはボローニャ出身なんだけど、何か気づかないか？

新：へっ？ ボローニャ…パスタですか？

古：そう、俺もボロネーゼは大好きで…って、んなわけないだろ！ ボローニャといえば造鼻術で有名なTagliacozziだろ。両者は3世紀を隔てて同じ施設で研鑽を積んだんだ。

今：あの、腕を頭に固定するやつですね。さすが世界最古の学園都市、技術を開拓するスピリッツも受け継がれたんですね。でも、どうしてSabattini先生が口唇交差皮弁のオリジナルとして認識されなかったんですか?

古:Sabattiniが忘れ去られた理由として、彼自身が学会にアピールしなかったことと、この論文が発表されたのがボローニャ郊外のイモラの病院で、ボローニャ大学の権威に黙殺されたから、とMazzolaは考察している。SteinもEstlanderも北欧の小国出身で、アメリカを代表する外科医だったAbbeほど注目されなかったようだ。

新:うわっ! なんだか残念。

古:実は、Sabattiniのさらに80年前の1756年のHierzel[3]の論文がオリジナルとする報告もあるんだ。詳細な記載はないけど、図のデザインを見ると、下口唇の皮弁を口角で回転して上口唇を再建している。

今:その患者はどうして上口唇がなくなったんですか?

古:後のPRSにHierzelを紹介する論文があるんだけど、そこではノーマやペストの後遺症だったんじゃないかと考察している。こうして見ると、今ではお目にかからない病気や外傷に対応するように口唇交差皮弁は考えられたんだな。

3　**Hierzel**

Joh G Hierzel. スウェーデンの床屋外科医(1718-1761)。1756年のRoyal Swedish Academy of Sciencesに、口角部における上口唇の再建を報告している。その記述は正確とはいえないが、描画を見る限り下口唇の皮弁を上口唇に移植している。その点では最初の交差皮弁といえる。患者は若い女性で、このころ北欧で多く見られたノーマ(壊疽性口内炎)、あるいはいまだ収束していなかったペストの後遺症だったと考えられている(PRS 93: 201-204, 1994に関連記事)。

今：鼻再建も鼻削ぎの刑があったからですもんね。

新：で、結局 Hierzel が元祖ってことですか？

古：口唇交差皮弁の元祖を誰とするかは難しいけど、いわゆる Abbe flap としてはやはり Sabattini が考案者なんだと思う。ま、どんな言語であっても論文に残しておけば、いずれは世界中に認められることになるってことだ。

新：よしっ、世界に影響を与える論文を書きます！

古：重要な論文を読まないくせに、大きな口を叩くな。やっぱりその口が開かないように…。

参考文献

- Abbe R: A new plastic operation for the relief of deformity due to double harelip. Medical Record 53: 477, 1898（コラム参照）
- Hueston JT, et al: Antecedents of Abbe: The sesquicentenary of Sabattini. Br J Plast Surg 42: 104–106, 1989

Abbeの口唇交差皮弁

Robert Abbe（1851-1928）は、アメリカにおける形成外科のパイオニアでもあるが、放射線腫瘍学の創始者でもある。アメリカ医学会のスーパーヒーローだな。1898年、AbbeはSt.Luke's病院で両側口唇裂術後の成人に上口唇形成を行った。下口唇から皮膚と粘膜、口輪筋をユニットで移植するlip-switch flapは、後にAbbe flapといわれるようになる。1898年に発表した簡素な論文が、ボローニャ郊外のSabattini、デンマークのStein、フィンランドのEstlanderらの非英語圏の無名な医師が書いた論文より評価されたのは、無理もないことかもしれないな。Abbeの論文では、彼らの論文を参考文献として載せていない。

Abbeは、喫煙が口腔癌の発生に関与することを唱え、禁煙活動にも積極的だったそうだ。キュリー夫人とも親交が厚く、放射線腫瘍学にも貢献した。貧血で亡くなったのは、ラジウム被曝の影響と考えられている。医学以外においても多才で、1928年に開館したAbbe museumには、彼の絵画などが展示されているそうだ。

参考文献

- Abbe R: A new plastic operation for the relief of deformity due to double harelip. Medical Record 53: 477, 1898

口唇交差皮弁以前の口唇再建

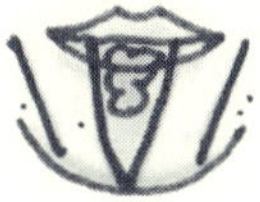

紀元１世紀のローマ帝国の医師ケルススの『医学書』には、鼻や耳だけでなく口唇の再建も記載されているんだ。すごいだろ？　簡単にいうと、残存口唇の伸展皮弁なんだけど、皮膚・筋肉・粘膜のユニットでの再建という点では理にかなっている。今でも回転皮弁と組み合わせて使うことがあるしな。

造鼻術で知られる Tagliacozzi も、鼻再建と同じ上腕からの遠隔皮弁（イタリー法）で口唇を再建している。1597 年の著書には、造鼻術の有名な木版画の口唇再建バージョンもあるんだ。だけど、これは皮膚側だけの再建だった。

Sabattini の口唇回転皮弁は歴史に埋もれてしまったけど、その間は頬や頸部からの局所皮弁がいろいろ考えられたようだ。皮膚と口唇粘膜をそれぞれ再建したんだけど、それでは赤唇縁なんかの口唇の形は再建できないよな。その点ではケルススの伸展皮弁を超えることはできなかった。とはいえ、伸展皮弁では限界もあった。おそらくそんなジレンマの中で、無傷の口唇からの回転皮弁が生まれたんだろうな。

参考文献

- 倉田喜一郎：Lip switch flap を考え出した人たち．植皮の歴史，pp83-96，克誠堂出版，1986

Estlander flap は難しい。

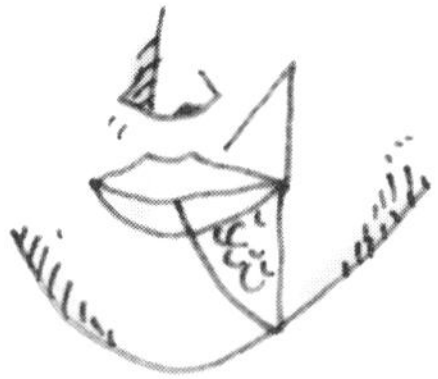

気を付けないと、口角がこうなる。

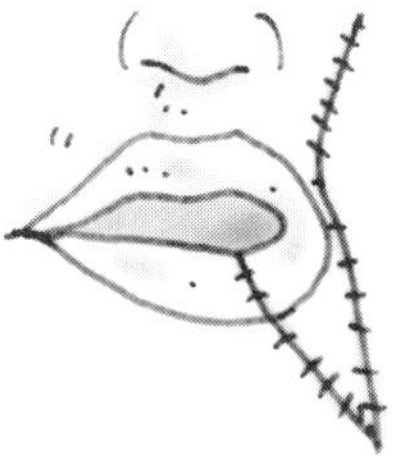

こういう口角を、われわれ世代は、キン○マン、と呼んでいる。

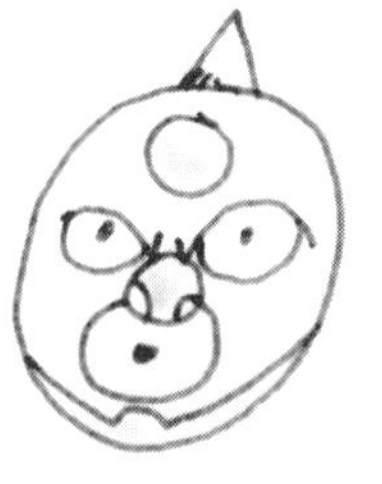

別の世代では、オバケの○太郎や、某ファーストフードのキャラの方が分かりやすいかも。

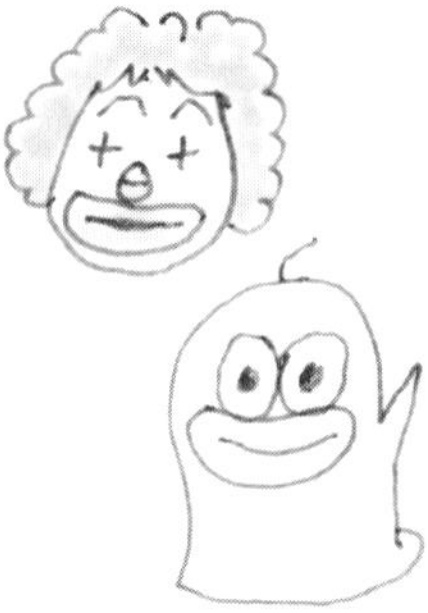

ちなみに、下顎が大きい場合は、ド根性が○ルの「ウ○さん」である。これも若い人には分かるまい。

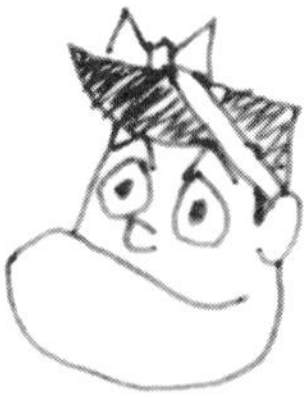

下顎再建の学術論文でも、下顎欠損の小顎症をAndy Gump Deformityと書いているが、これもマンガのキャラである。

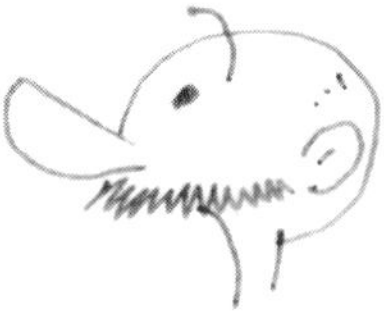

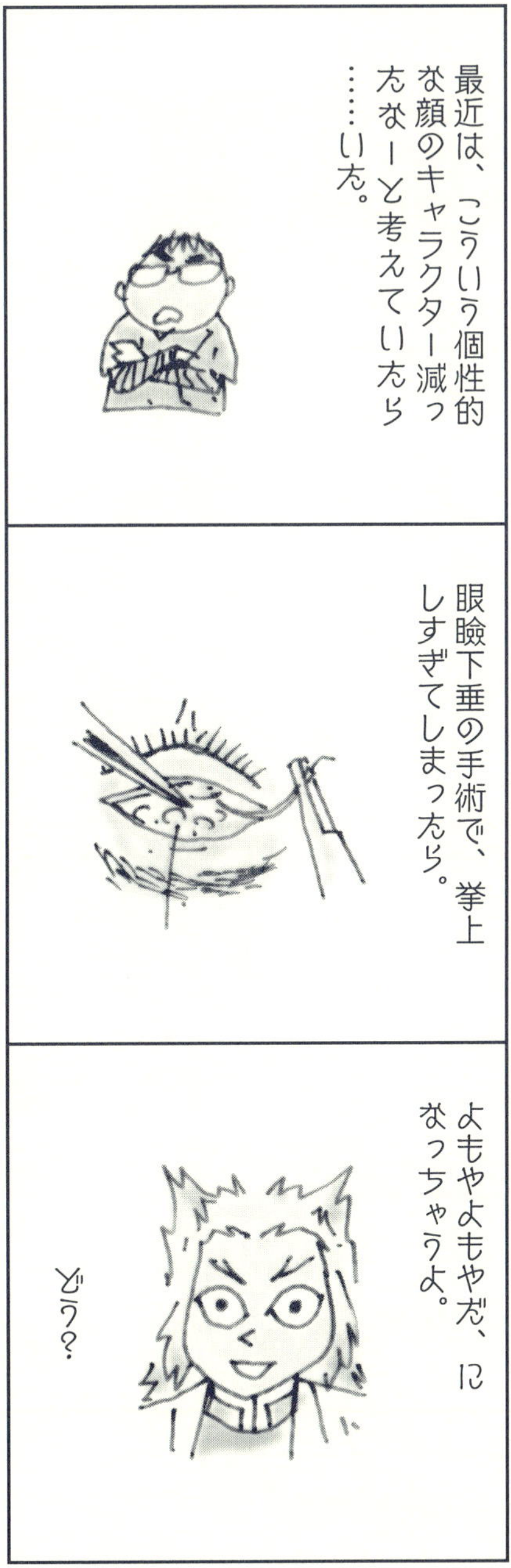
最近は、こういう個性的な顔のキャラクター減ったなーと考えていたら
……いた。
眼瞼下垂の手術で、挙上しすぎてしまったら。
よもやよもやだ、になっちゃうよ。
どう？

さるすべる
―形成外画―

アテローマ

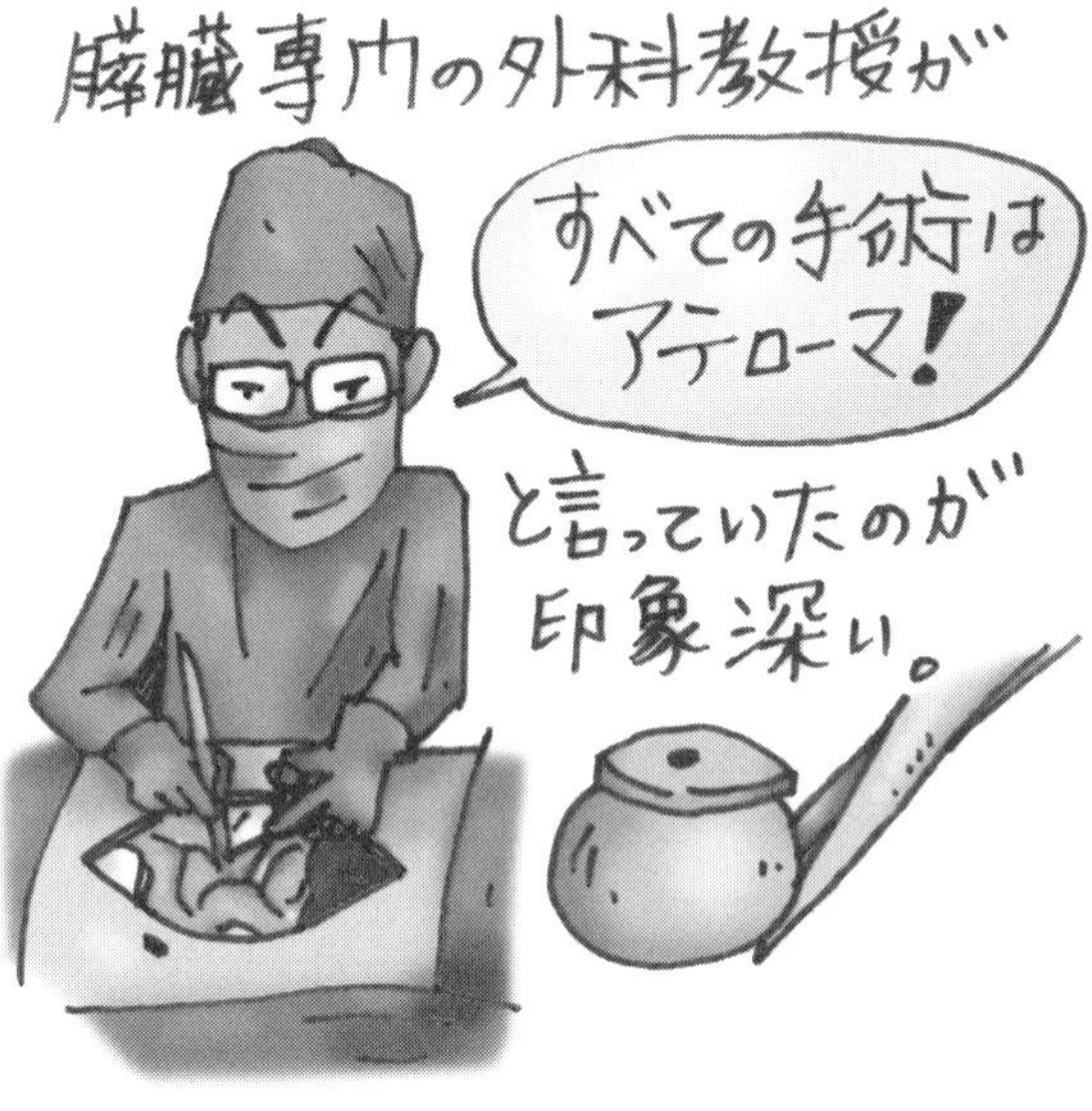

僕はハサミ派。

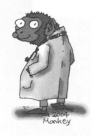

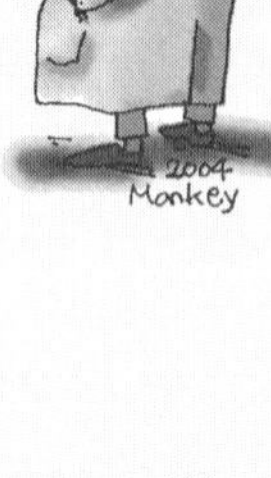

初掲：形成外科 ■ 61巻9号　2018年9月

6

腓骨皮弁

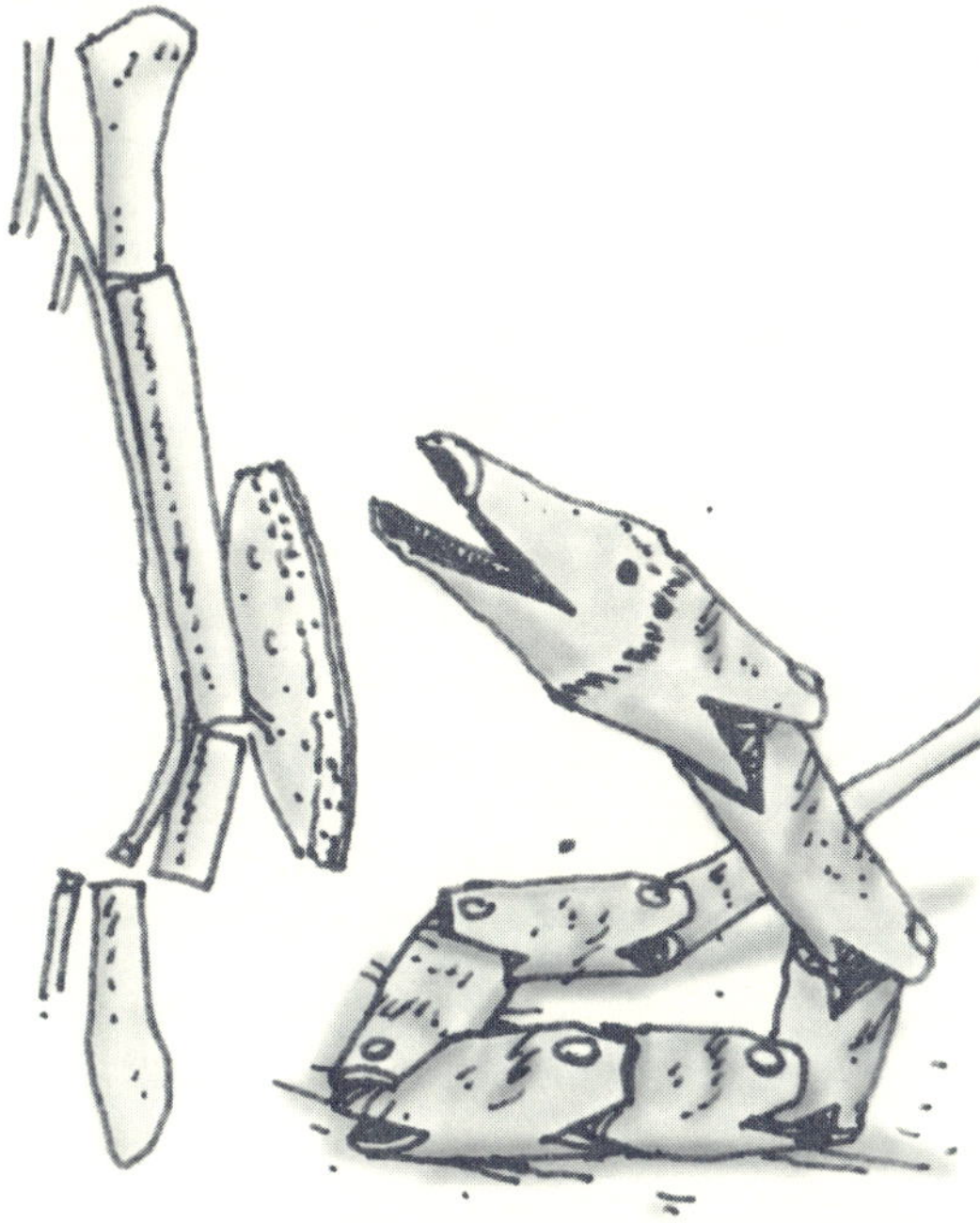

オーダーメイド

有茎から遊離、短い骨から長い骨、皮弁と骨弁の分離、血流を担保した骨切り、皮弁血流の安定。下顎再建は十数年の間に目まぐるしい発展を遂げました。すべての条件を満たした腓骨皮弁による下顎再建は、今日のCADCAM支援手術へとつながります。

お題

オーダーメイド
最後に登場した大本命

Hidalgo DA:
Fibula free flap: a new method of mandible reconstruction.
Plast Reconstr Surg 84: 71-79, 1989

SUMMARY

遊離骨移植による下顎再建は、肋骨、腸骨、橈骨、中足骨、肩甲骨の報告があるが、骨長、軟部組織の信頼性、採取部の犠牲などの点で問題があった。12 例に腓骨皮弁による下顎再建を行った。下顎欠損長は平均 13.5 cm、骨切りは 2 ～ 4 か所、5 例に皮島を付加したが、4 例は術中に血流が不十分と判断して切除した。腓骨は全例で生着した。腓骨皮弁は十分な骨長、複数の骨切り、頭頸部操作と同時進行、採取部の犠牲が少ないという利点があり、これまでの方法の欠点を克服できた。しかし皮膚穿通枝による皮島の血流は信頼できない。

時代背景

- 腓骨弁は下腿再建などに使われていたが、皮島の血流は不安定で骨皮弁としては普及していなかった。
- 腸骨や肩甲骨でも骨切りは行われていたが、本来の骨の形状を利用した下顎再建が主だった。

夏の日の夕方、腓骨皮弁による下顎再建を早めに終えた古谷たちは、ビアガーデンに出かけることに。急かす新庄をよそに、古谷は鏡の前で帽子の角度を整えていた。

今：先生、今日の帽子も素敵ですね。

古：オーダーメイドのパナマ帽だ。俺の頭は規格外、既製品じゃあ、しっくりこないからね。

新：頭の形なんて、大体一緒なんじゃないですかぁ？

古：ん？　それじゃあ、今日の下顎再建、なんでわざわざ腓骨の下顎モデルを作ったんだ？

新：それは、咬合を合わせたり…。

古：残った歯の咬合のためだけじゃない。顔貌の再建や、義歯やインプラントの新しい咬合のための顎堤再建も必要だろ。そのためのオーダーメイドじゃないか。

今：確かに。欠損範囲によって作る形は違うし、下顎自体も個人差がありますからね。

新：さ、そろそろ行きましょうよ。

今：でも、腓骨皮弁の CADCAM とかモデルサージャリーとかって最近ですよね。以前はどうしてたんですか？
古：では、まずは下顎再建の歴史から始めよう。
新：うわー、聞いてます？　ビール行きましょうよ。
古：…。えー、最初の血管柄付骨移植はだな、1975 年の Taylor の血管柄付腓骨移植だ。
今：いきなり腓骨ですか？
古：そう、ただし脛骨の再建だ。下顎再建は鎖骨や肋骨の有茎移植に始まり、遊離移植としては 1977 年の Serafin や 1978 年の慶應義塾大学の原科孝雄先生[1]の肋骨移植が最初だね。その後は 1979 年の Taylor の腸骨皮弁、1980 年の Bell の中足骨皮弁、1883 年の Soutar の橈骨前腕皮弁、1986 年には Swartz の肩甲骨皮弁と報告が続く。
新：鎖骨や肋骨とかじゃあ、下顎の形を作るのが難しそうですね。
古：原科先生は、肋骨の弯曲を利用して下顎半切の再建をしたんだ。Taylor も腸骨の弯曲を利用して、下顎正中から関節突起まで再建したんだけど、前方の欠損では限界があった。骨切りも加えていたけ

1　原科孝雄先生

マイクロサージャリーの黎明期に、血管柄付肋骨移植を発表。2 例の下顎半切例に、第 7・第 8 肋骨を移植。血管茎の肋間動静脈は細く短く、難易度は非常に高かったと思われる。肋骨の弯曲を利用して形態を再現している（PRS 62: 514-522, 1978）。

ど、腸骨の弯曲ではさすがに正確な再建はできない。その点、Swartz は肩甲骨を骨切りして、おとがい結節や下顎角を再現している。骨切りで形を忠実に再現しようとしたのは、Swartz が最初なんじゃないかな。

新：じゃあ、肩甲骨皮弁でオーダーメイドが完成ってことですね。では、もうその辺で…。

古：いや、完全オーダーメイドとなると、Hidalgo が 1989 年に報告した腓骨皮弁だな。長い腓骨に血管茎が並走してるから、多くの骨切りが可能で、小さな骨片でも血流が担保できるからね。最近の CADCAM の支援手術も、腓骨皮弁の利点あってのものだ。

今：あれっ？ でも最初の腓骨移植の論文は 1975 年ですよね？ Hidalgo 先生の下顎再建の論文まで14年もかかったんですか？

古：よく気付いたね。Taylor の論文では皮島のない骨弁だったんだ。その後、腓骨皮弁としての報告が出るんだけど、皮弁の血流が安定しなくてね。

今：それで口腔内には使いにくかったのかなぁ。

古：たぶんね。Hidalgo の論文でも、皮島はあてにならないと書いてるからな。福井医大の吉村光生先生[2]や台湾のFu-Chan Wei[3]たちが、安定した皮弁を付加できるよう穿通枝を解析して、ようやく腓骨皮弁は普及したんだ。それに、骨切りした骨の固定に必要なプレートの開発も大きかったんじゃないかな。かくして、腓骨皮弁は14年の熟成を経て下顎再建の主役となった。

新：先生、1人で悦に入ってないで、あとはビールを飲みながらにしましょうよ。

古：待て、既製品でも大体一緒という新庄の考えを正さないとな。Hidalgoは2年後に「aesthetic improvement」と銘打った下顎再建の論文を発表するんだけど、その中で、形態を忠実に再現するための骨切り法を紹介してるんだ。前方ではバケツの取っ手ではなく観覧車の椅子のようにと表現しているんだけど、分かるか？

今：……？

古：つまり、腓骨を折り曲げるだけじゃなく、下顎骨の傾斜に合わせて角度を調整するってことだ。それまでは、下顎の輪郭を再建することしか考えられていなかったけど、インプラントや義歯のための顎堤形成を目指すようになったのは、この論文が最初だろうな。

2　吉村光生先生

福井医科大学（当時）と金沢大学の整形外科に在籍中の1983年、J Bone Joint Surg（65A: 1295-1301）に血管柄付腓骨弁のモニター皮弁の血流に関する論文を発表。翌年PRS（74: 402-409）には「Peroneal flap」と題して腓骨動脈穿通枝皮弁の論文を発表した。腓骨皮弁の皮島を筋皮弁としてでなく穿通枝皮弁として挙上できることを解明した。形成外科医は吉村先生の功績を知るべき。

3　Fu-Chan Wei

Chang Gung記念病院の形成外科教授、学部長。世界で最も多忙なマイクロサージャンといわれる。1986年、腓骨動脈の皮膚穿通枝の位置や本数、血管径を報告。筋間中隔穿通枝と筋皮穿通枝を解説するイラストは、正確でとても分かりやすい。腓骨皮弁の手術書としても大いに役立つ（PRS 78: 191-199, 1986）。

新：良い形は良い機能を有するってことですね。そうなると、症例ごとのオーダーメイドって大切ですね。

今：それがモデルサージャリーでできれば、手術も簡単になりますしね。

古：CADCAM 手術はいつもできるわけじゃないから、Hidalgo のようにアナログでも再建できるようにしとけよ。

今：はい。改めてこの下顎骨や腓骨のモデルを見ると、部位によって厚みや傾斜が違うんですね。

古：おい、いつまで骨を眺めているんだ。さっさと行くぞ。お先に～。

新：ちょっ、ちょっと待ってくださいよ！ってか先生、帽子忘れてますよ！

参考文献

- Taylor GI, et al: The free vascularized bone graft: A clinical extension of microvascular techniques. Plast Reconstr Surg 55: 533-544, 1975（コラム参照）
- Hidalgo DA: Aesthetic improvements in free-flap mandible reconstruction. Plast Reconstr Surg 88: 574-585, 1991

大きな骨にたっぷり軟部組織を付けたTaylorの腸骨皮弁

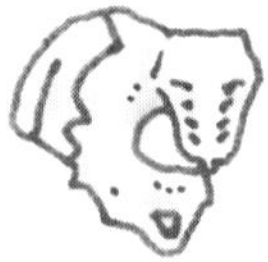

メルボルン大学のGeoffrey Ian Taylorは、マイクロサージャリーによる骨移植のパイオニアだな。1975年に報告した世界初の血管柄付遊離骨移植は、皮島のない腓骨弁による下肢の再建だ。1978年には、下腿の骨と皮膚軟部組織の欠損に対して、世界初の腸骨皮弁の移植を報告している。これまでの有茎移植にはない、大きな骨と十分な皮膚軟部組織の移植だ。

この論文の翌年、Taylorは腸骨皮弁による初の下顎再建を報告している。腸骨稜の弯曲が下顎に近似していることを利用して、下顎正中から関節突起までを骨切りせずに、一塊の腸骨で再建しているのに驚かされる。厚い皮弁で軟部組織も再建している。大胆な手術を巧みなイラストで解説する論文は、再建外科医としては必読だな。

Taylorはその後、動脈の皮膚支配領域の研究を行っている。1987年に発表した主要動脈の解剖学的血管領域を示すアンギオソーム理論は、その後の皮弁手術の礎になっているんだ。

参考文献

- Taylor GI, et al: One-stage repair of compound leg defects with free revascularized flaps of groin skin and iliac bone. Plast Reconstr Surg 61: 494–505, 1978
- Taylor GI, et al: Superiority of the deep circumflex iliac vessels as the supply for free groin flaps. Plast Reconstr Surg 64: 745–759, 1979
- Taylor GI: Reconstruction of the mandible with free composite iliac bone grafts. Ann Plast Surg 9: 361–376, 1982

皮弁と骨弁を独立させた Swartz の肩甲骨皮弁

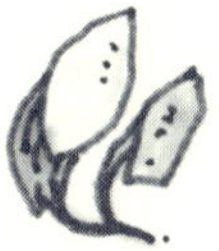

1979 年に Taylor が腸骨皮弁による下顎再建を発表した後も、皮膚軟部組織欠損を伴う上顎や下顎の再建は困難だったようだな。腸骨皮弁は複数の骨切りが難しいし、三次元的な皮弁の配置や全層欠損の再建には無理があったからね。ドナーの侵襲性も大きかったし。一方そのころ、Teot は肩甲回旋動脈を茎として肩甲骨外側縁が栄養されることを示し、下顎再建を含めた 3 例の肩甲骨弁（皮島なし）を報告している。

ピッツバーグ大学の William Swartz は、それまでの下顎再建の問題点を解決する方法として、肩甲骨皮弁（皮島あり）を開発したんだ。解剖や臨床例から、皮膚穿通枝と骨栄養枝を調査して、皮弁と骨弁を独立して挙上でき、骨枝には細い枝が複数あることから骨切りが安全に行えることを確認した。血管茎は長さ口径とも十分、ドナーの犠牲も少ないと Swartz は書き立てる。26 例の上顎と下顎の再建を一気に報告しているんだが、結構な骨欠損の症例もあるし、軟部組織欠損のパターンも多い。広背筋皮弁も併用してさまざまな再建をしているのがすごい。

参考文献

- Teot L, et al: The scapular crest pedicled bone graft. Int J Microsurg 3: 257–262, 1981
- Swartz WM, et al: The osteocutaneous scapular flap for mandibular and Maxillary reconstruction. Plast Reconstr Surg 77: 530–545, 1986

新庄くんに一言物申す！

「頭の形が大体同じ」って…、
それでも形成外科医か！

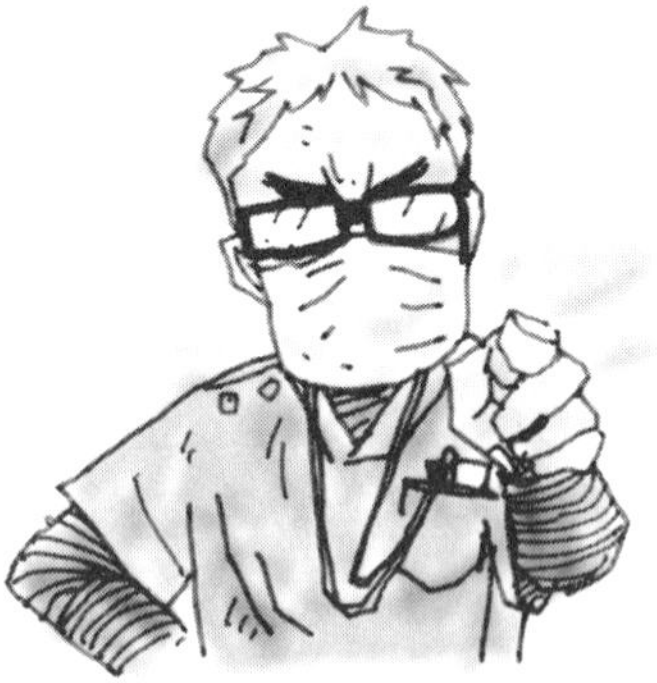

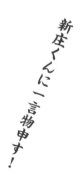

でもこういうの…
わからなくもない。
人によってこだわりって
あるものね。

さて、今回の腓骨を含め下顎再建3骨弁である。

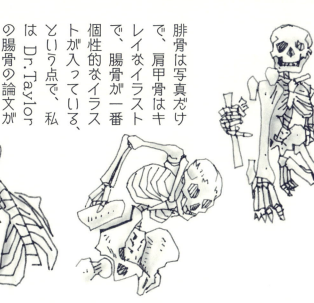

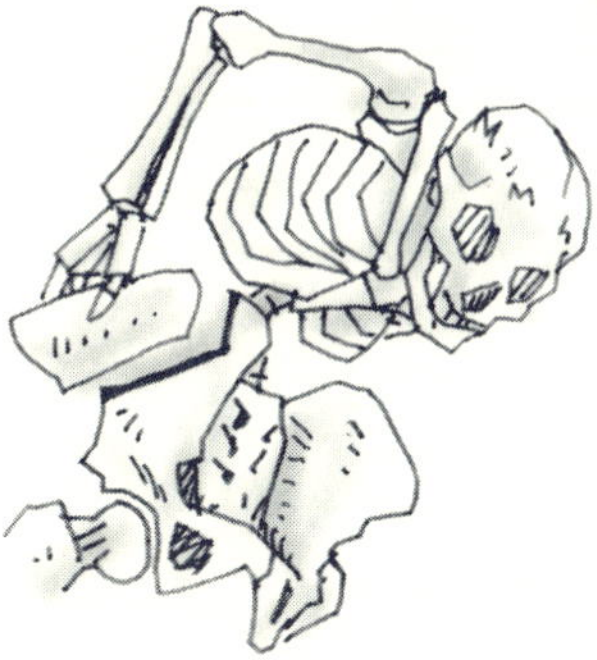

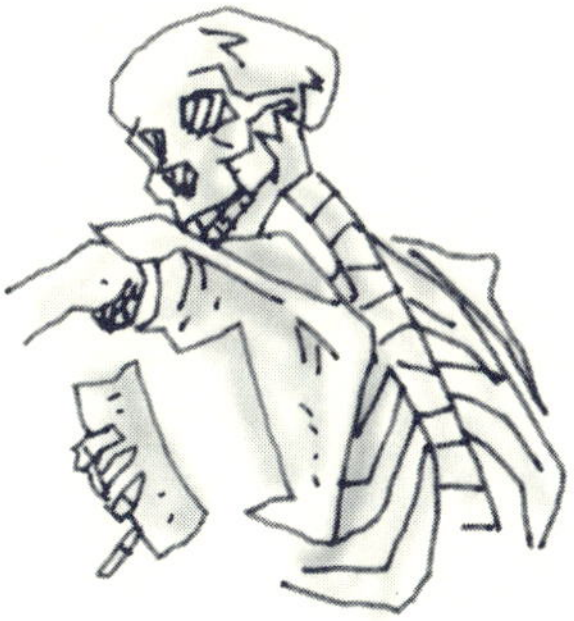

腓骨は写真だけで、肩甲骨はキレイなイラストで、腸骨が一番個性的なイラストが入っている、という点で、私はDr.Taylorの腸骨の論文が一番好きだ。

G.I.D.の署名が入ったイラストは、顔もシンプルで色っぽく、血管はコイルのように描かれている。最近の論文はキレイなイラストばかりで、こういう味のあるイラストが減ったなー。

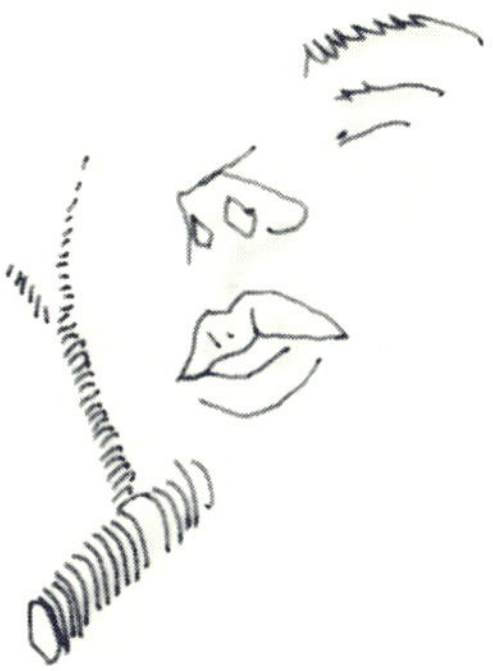

ちなみにDr.Hidalgoをネットでひくと、現在はNew Yorkの美容外科医である。奥様の情報も出てくる超セレブである。つやつや感がハンパない。憧れである。

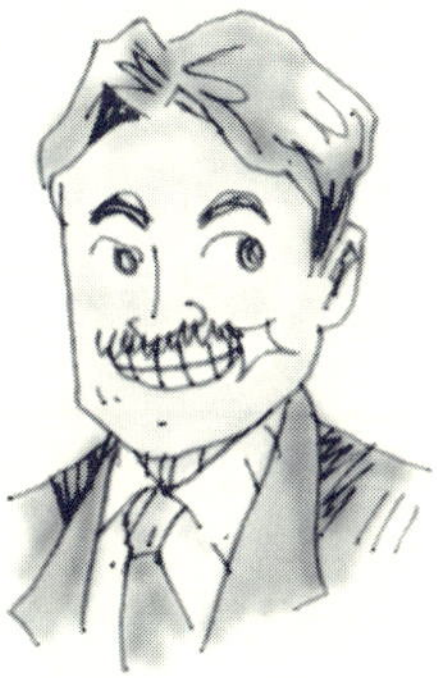

さるすべる
－形成外画－

便利な言葉①

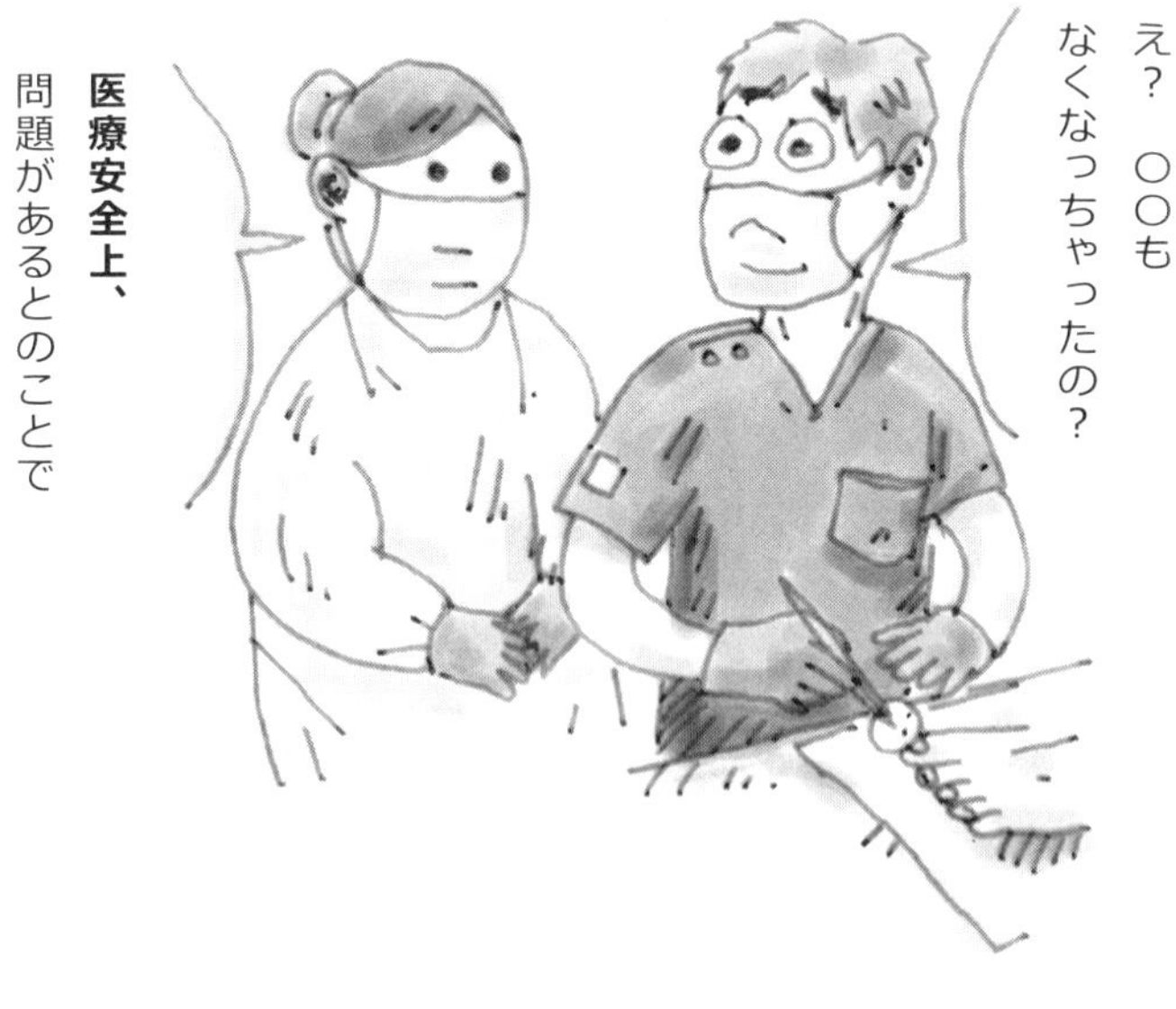
え？　〇〇もなくなっちゃったの？
医療安全上、問題があるとのことで

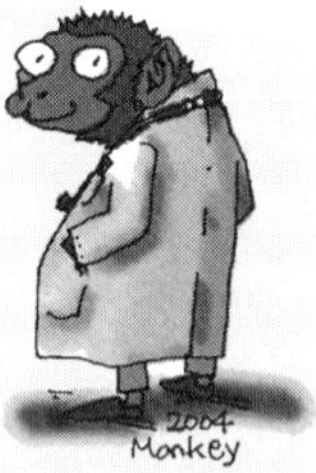

7

鼠径皮弁

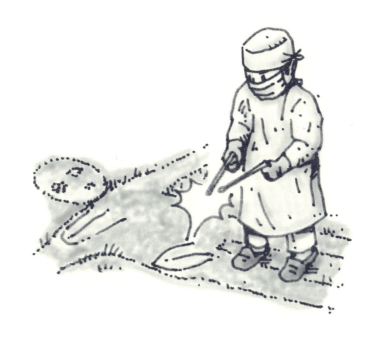

DP皮弁をヒントに生まれた皮弁

細長いデザインでも血流が安定しているDP皮弁は、キャリアを挟まずに直接遠方に届きました。その理由が皮膚の動静脈の循環システムにあると推察したMcGregorは、体のほかの部位に同様の血管構造の皮弁を求めたのでした。

お題

DP皮弁をヒントに生まれた皮弁
The axial pattern flap

McGregor IA, Jackson IT:
The groin flap.
Br J Plast Surg 25: 3-16, 1972

SUMMARY

Bakamjian の DP 皮弁の血行が安定している理由は、内胸動静脈からの閉じた循環システムにあると仮説を立てた。この仮説が正しいなら、体表のほかの部位にもこの構造が成立し、大きな皮弁を安全に挙上できることになる。このような動静脈構造は、大腿動静脈から分岐する浅腸骨回旋動静脈にも見られる。後に groin flap と呼ばれるこの部位の皮弁は、細く長く単茎で挙上できる。筒状にした groin flap をキャリアの前腕に付けてから顔面に移植したり、腹壁皮弁として手指の皮膚再建に用いたり、長い皮弁を利用して前腕や肘部の再建に使用した。35 例に使用して大きな合併症は見られなかった。

時代背景

- 顔面や上肢の再建は、主に体幹からの遠隔皮弁で行っていた。
- DP 皮弁のように長い皮弁の方が、少ない回数の移動で遠方に届いた。
- 腹部のランダム血行の遠隔皮弁は、まず両側茎で作成してから片側を切り離して移動していた。

術前カンファの話題は舌再建、40代男性の舌半切である。古谷が皮弁の候補を問うと、チャンスとばかりに今田と新庄が手を挙げた。

今：若い患者さんなんで、前腕皮弁は避けて前外側大腿皮弁がいいと思います。

新：うわっ、とられた！　それじゃあ、ボクはDIEP。

古：非露出部ということ以外に大事なことは？

新：……というと？

古：機能とかあるだろ！

今：……というと？

古：内舌筋や外舌筋が半分残るんだ。残存舌が動きやすいような再建をしないと。

今：適度な皮弁の厚さ、ですね。

古：あとは、皮膚の柔らかさや無毛部であるかとか。患者さんによっては、大腿皮弁だと皮膚が硬かったり有毛だったりするし、DIEPだと脂肪が厚すぎたりするからね。

新：薄くて柔らかくて無毛となると、前腕皮弁？

古：鼠径皮弁もあるよ。

今：鼠径皮弁？　まだお目にかかっておりませんけど…。新しい皮弁なんですか？

古：とんでもない！　オリジナルは1972年のIan McGregorとIan Jackson[1]の共著という豪華な論文だ。DP皮弁に次ぐ、血管軸をもつ皮弁として発表されたんだ。遠隔皮弁や腹壁有茎植皮としてだけどね。

今：腹壁有茎植皮って、手の損傷とかでお腹にくっつけるやつですね。

新：50年以上も前かぁ。それまでは、血管軸がある皮弁ってDP皮弁だけだったんですか？

古：指動脈皮弁[2]とかはあったけどね。当時よく使われていた腹部からの遠隔皮弁は、血管軸のないランダムな血行の皮弁だ。血管軸がなければ皮弁は細長く作れない。だから遠くに届かせるためには、両側茎で作ってから片側ずつ切り離してと、時間と手間がかかっていたんだ。

新：Millardの乳房再建に出てきた尺取虫ですね。

古：そう。何度も移動させてただろ？　だから、遠隔皮弁を効率よく遠

1　Ian McGregorとIan Jackson

Ian McGregor（1921-1998）は、スコットランドの形成外科医。1960年出版の『Fundamental Techniques in Plastic Surgery』は、世界中の形成外科医のバイブルだった。McGregorが所属したグラスゴーのCannieburn病院では、同じスコットランド出身のIan Jackson（1934-2020）が1969年にレジデントを終えてMcGregorのチームに加わった。1979年、Jacksonはアメリカのメイヨークリニックに移り、頭蓋顎顔面外科の巨人となった。この論文は、Cannieburn時代の師弟によって書かれた。

くに届かせるために、安全確実な細長い皮弁が求められたんだよ。

今：その状況で、鼠径皮弁が登場したんですね。

古：ほら、これがその1972年の論文だ。

新：えっ？　「The groin flap」というタイトルの下に、胸のイラストがでかでかと載ってますよ。なんで鼠径じゃないんですか？

古：すべてはＤＰ皮弁から始まってるからだ。ＤＰ皮弁は内胸動静脈の枝のネットワークによって栄養される、という彼らの仮設をまず説明してるんだ。穿通枝アンギオソームの概念は今では当たり前だけど、当時は誰も知らなかったからね。それに、そのころはまだ筋皮弁の時代[3]じゃなかったし。

今：えーっと、この仮説が正しいなら、体のほかの場所でも同じような大きな片側茎の皮弁が作れる、って書いてありますよ。

古：そういうこと。McGregorはＤＰ皮弁の血管軸の理論をほかの部位に求め、浅腸骨回旋動脈に辿り着いたんだ。血管軸を通すことで理論の筋《すじ》も通したわけだ。

今：…。

古：ま、何はともあれ、たった1本の血管で細長い皮弁が可能になって、

2　**指動脈皮弁**

島状皮弁は、1887年にGersunyが顎下皮膚を皮下組織茎で口腔内に移植したのが始まりとされる。血管柄付島状皮弁は1898年のMonksが行った浅側頭動脈茎の前額皮弁が最初。島状皮弁という言葉は1917年にEsserが最初に使った。今日でも使われる指動脈皮弁としては、1935年のTanquilli-Leali、1944年のKutlerらの指尖三角皮弁などがある（「19 島状皮弁」参照）。

3　**筋皮弁の時代**

1970年代は筋皮弁の開発ラッシュ。当初皮膚の血流に関しては、皮膚穿通枝や筋間中隔穿通枝、筋皮穿通枝などの概念はなく、筋肉がキャリアとして皮膚に血液を供給すると考えられていた。

これが後の島状皮弁にもつながるんだな。

今：McGregor先生は鼠径皮弁を島状皮弁にしなかったんですか？

古：浅腸骨回旋動脈を損傷しないように、剥離は縫工筋までに留めて、遠隔皮弁や腹壁皮弁として使ったんだ。

新：島状皮弁になったのはずっと後ですか？

古：島状皮弁どころか、その翌年にはDanielとTaylor、それにO'Brienが競うように遊離移植の報告をしている。これらの論文を読むと、鼠径皮弁の難しさがよく分かるよ。O'Brienに至っては、かなり複雑な再手術までして、なんとか成功しているんだ。

今：それじゃあ、誰もやらなくなっちゃいますね。

古：それを解決したのが、当時東京警察病院にいらした波利井清紀先生だ。波利井先生は、1972年の世界最初の遊離皮弁を皮切りに、1975年には47例の遊離鼠径皮弁を報告している。その中で、皮弁の血流に関与する浅腸骨回旋動脈と浅下腹壁動脈を詳細に解析して、皮弁挙上法を解説しているんだよね。

新：それで、この皮弁が広まったんですね。

古：うん。ただ、その後に開発される筋皮弁に比べると血管は細いし短いから、当時の顕微鏡や糸では難しかったんじゃないかな。
今：McGregor先生が、もう少しやさしい皮弁を最初に考えてくれていればよかったのに…。
古：まさか遊離皮弁として移植するとは思わなかったんだろうね。でもマイクロの技術が向上して、再び脚光を浴びているのがおもしろいよな。
新：それでは、ワタクシめが鼠径皮弁の挙上を…。
古：新庄は、大腿皮弁のはずれ1位のDIEPだったんじゃないんかい！
節操なくコロコロ意見を変えないで、筋を一本通さんかい。

参考文献

● Harii K, et al: Free groin skin flaps. Br J Plast Surg 28: 225-237, 1975（コラム参照）

Daniel と Taylor, それに O'Brien

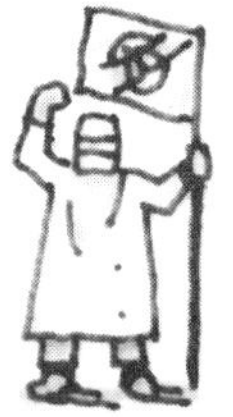

Rollin Daniel は Ian Taylor とともに、1973 年 1 月に遊離鼠径皮弁移植を行い、8 月の PRS に発表した。ただ、Taylor も 7 月に同一症例を他誌に載せている。さらに、同じメルボルンの Bernard O'Brien も、Daniel の論文の翌号の PRS に遊離鼠径皮弁を発表している。一番手争いがすごいよな。Daniel の手術はトラブルなく終えたが、O'Brien は、動脈血栓で再手術も行い、最終的には静脈移植も追加して複雑な血管吻合の末に成功している。

日本では、波利井先生が 1973 年に 6 例の遊離鼠径皮弁に成功して（PRS 53: 259–270, 1974）、1975 年には、鼠径皮弁の複雑性を解きほぐす論文を世に出している（BJPS 28: 225–237, 1975）。O'Brien は、遊離皮弁は再建に欠かせないものになるだろうと書いているけど、1 つの成功例ではなく、普及のための論文を書いた波利井先生の功績はすごいと思うよ。

Daniel の論文最後の " 編集者による補足 " によると、最初の遊離皮弁は Daniel、2 番目は同年 3 月 26 日に上海の Yang らが行った SIEA flap、3 例目が同年 3 月 28 日の O'Brien の鼠径皮弁（翌号掲載予定）となっている。しかし、実際の世界初は 1972 年の波利井先生の頭皮皮弁移植（PRS 53: 410–413, 1974）なんだよな。

参考文献

- Daniel RK, et al: Distant transfer of an island flap by microvascular anastomosis. Plast Reconstr Surg 52: 111–117, 1973
- Taylor GI, et al: The free flap: composite tissue transfer by vascular anastomosis. Aust NZJ Surg 43: 1–3, 1973
- O'Brien BM, et al: Successful transfer of a large island flap from the groin to the foot by microvascular anastomosis. Plast Reconstr Surg 52: 271–278, 1973

波利井清紀先生

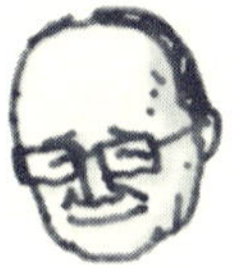

波利井先生は、1975 年に遊離鼠径皮弁 47 例の論文を発表していて、その数自体がすごいんだけど、内容は今でも役立つことばかりだ。浅腸骨回旋動脈と浅下腹壁動脈を観察して、前者が優位なものが 12 例、後者が 13 例、同等が 14 例、共通幹が 8 例だったとして、太い動脈を吻合に選択すべきと教えてくれる。静脈に関しては、80% で 2 本の伴走静脈が合流して径が太くなるけど、20% は独立しているために両方吻合した方がよいと。それに、デザインや皮弁挙上法に関しても詳しく書かれているんだ。最近、遊離皮弁として再注目される鼠径皮弁だけど、50 年前のこの論文を読めば、必要な情報はすべて得られる。

波利井先生は 1972 年に世界初の遊離皮弁（頭皮皮弁）に成功して、1974 年の PRS に発表している。その論文の前の号の PRS には、遊離皮弁 10 例を報告し、そのうち 6 例は鼠径皮弁だったんだ。波利井先生が世界のマイクロサージャリーの先駆者であることは、いうまでもない。

参考文献

- Harii K, et al: Free groin skin flaps. Br J Plast Surg 28: 225–237, 1975
- Harii K, et al: Hair transplantation with free scalp flaps. Plast Reconstr Surg 53: 410–413, 1974
- Harii K, et al: Successful transfer of ten free flaps by microvascular anastomosis. Plast Reconstr Surg 53: 259–270, 1974

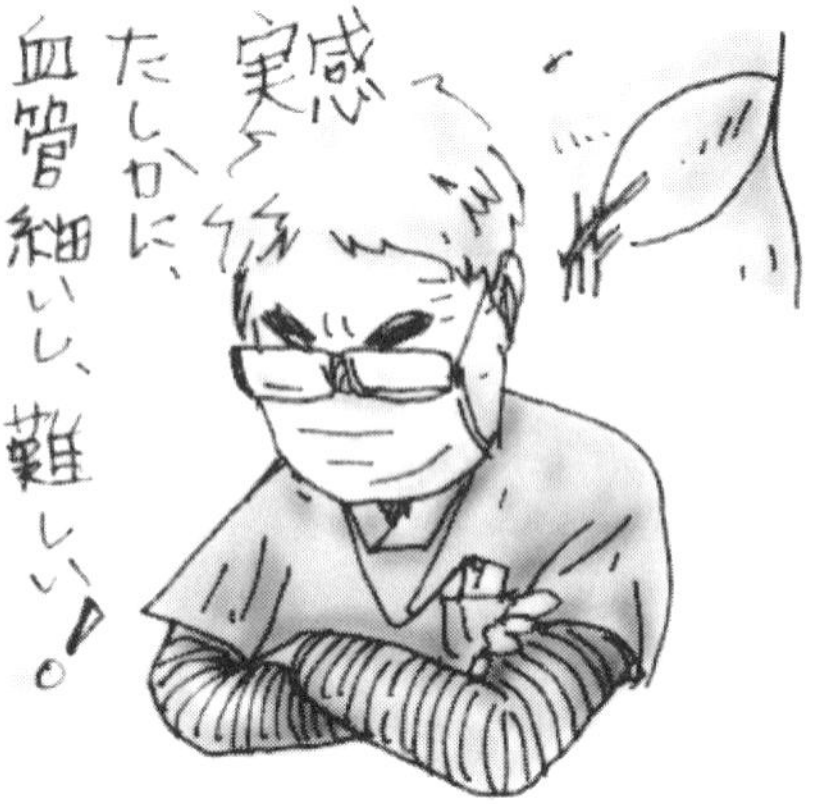
実感
たしかに、
血管細いし、難しい！

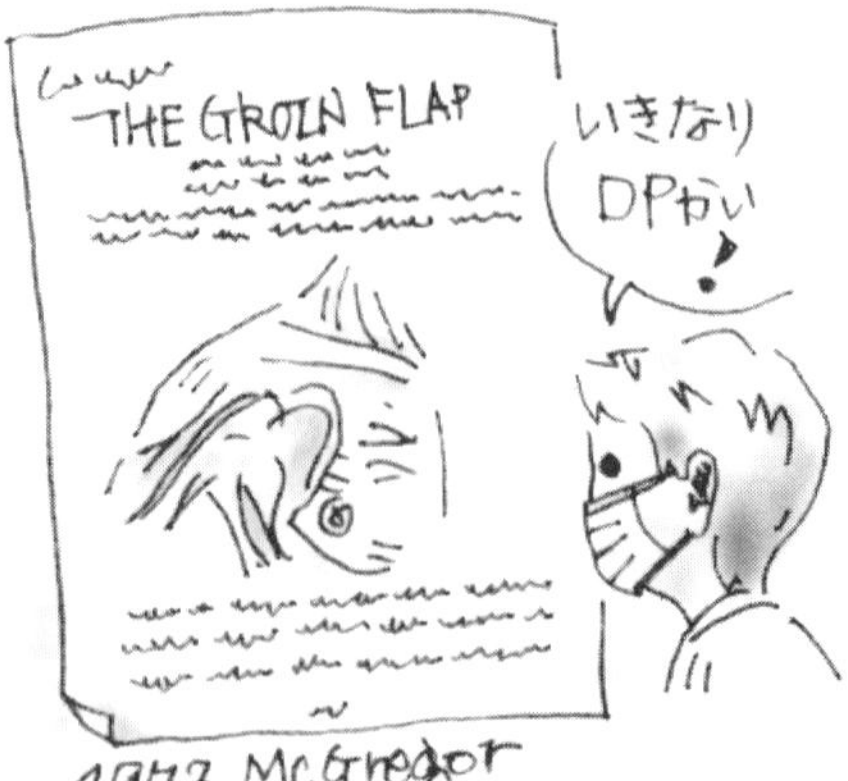
THE GROIN FLAP
1972 McGregor
いきなりDPかい！

自分で取り上げておいて、
ツッコミを入れていた寺尾医師。
確かに1ページ目からシュール。

Free Flap を始めて5年の波利井先生の184皮弁の報告。
今では考えられないような内訳。
この後の Ariyan 先生の大胸筋皮弁から、
筋皮弁や前腕皮弁に広がるんだろうな。

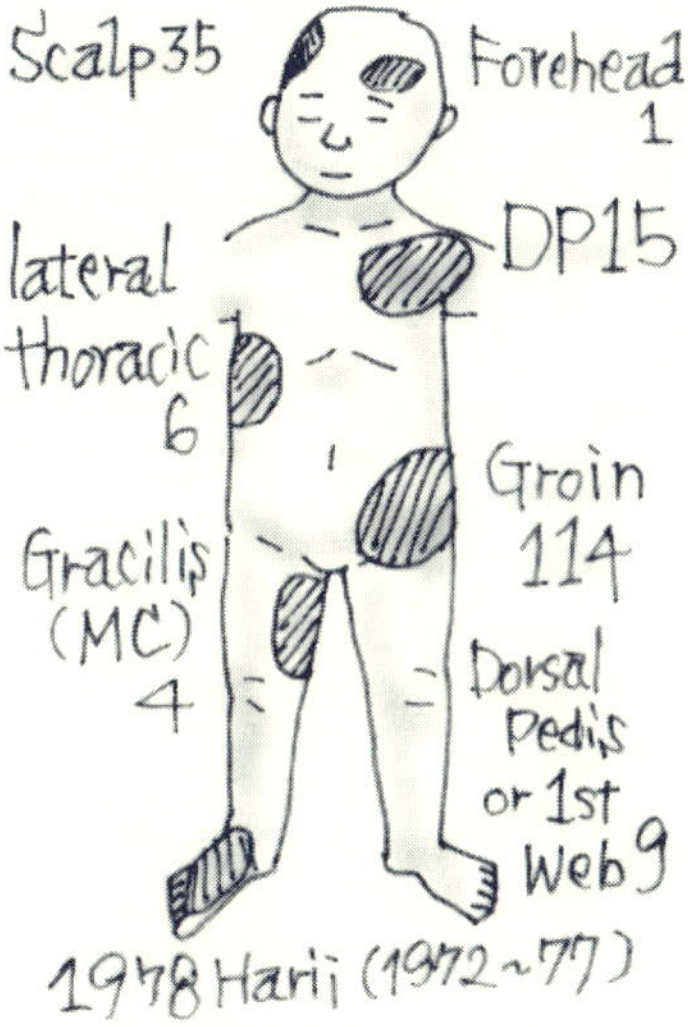

Daniel の翌号に掲載された O'Brien の報告。
リオペしていたり、血管いっぱい縫っていたり、
外科医として熱くなる論文。

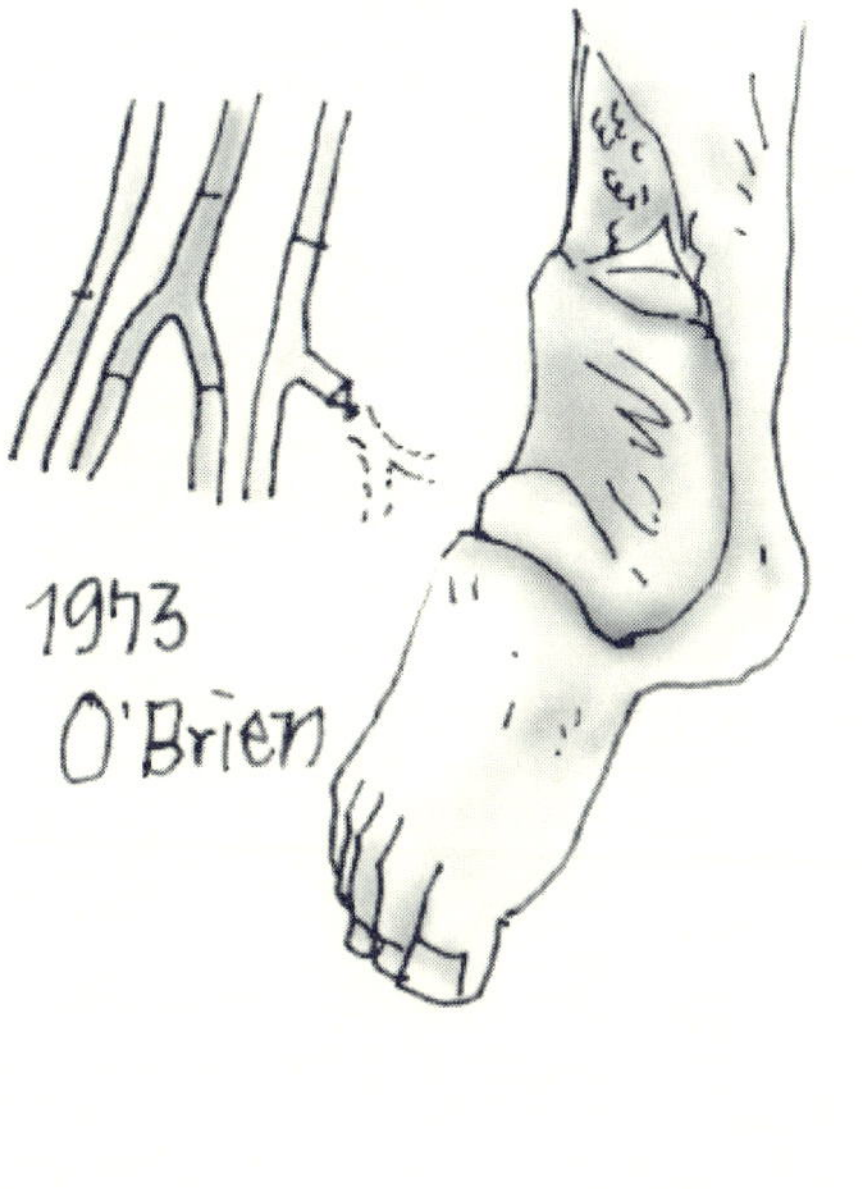

さるすべる
―形成外画―

便利な言葉⑦

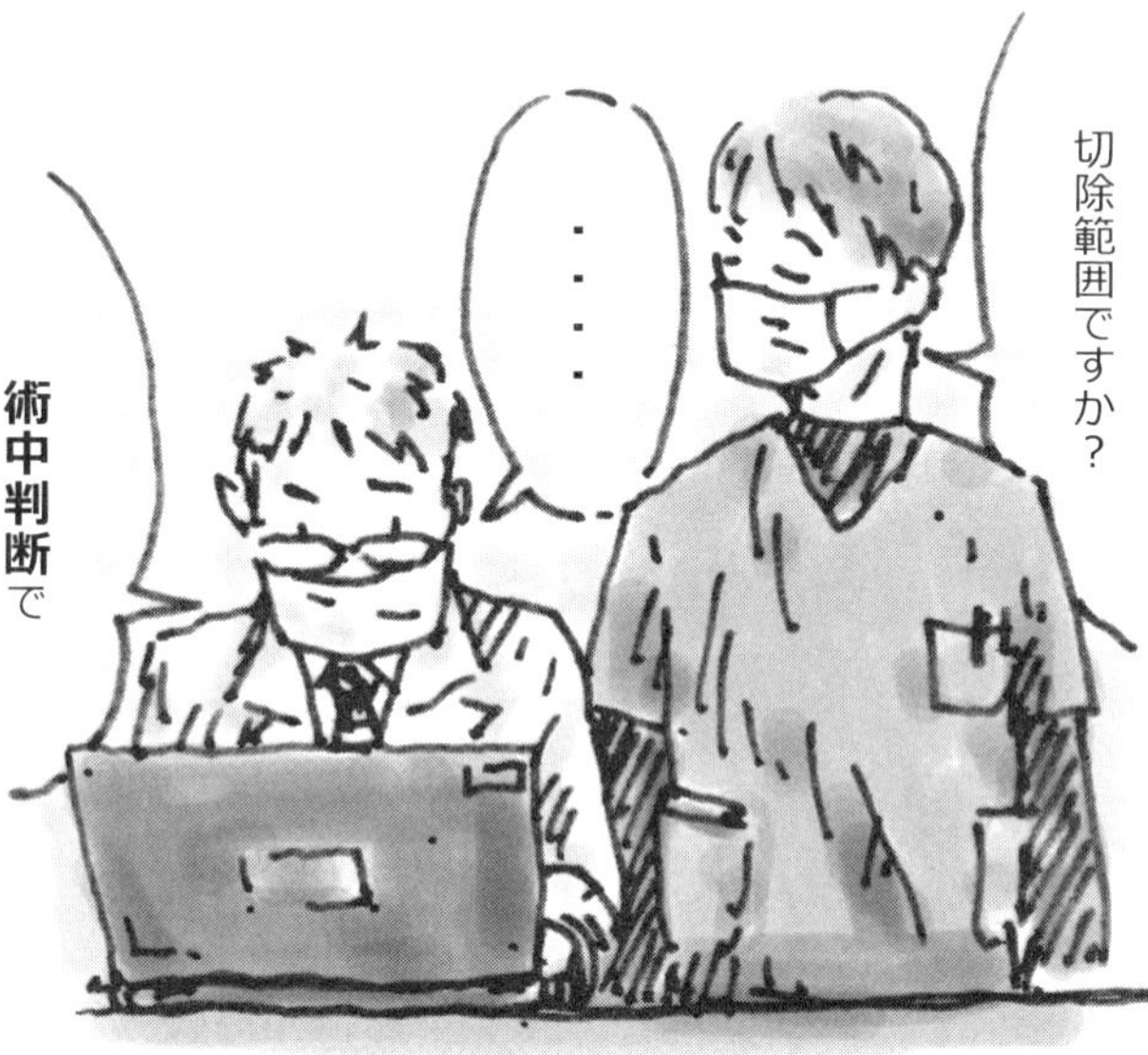
○○は切除範囲ですか?
・・・・
術中判断で

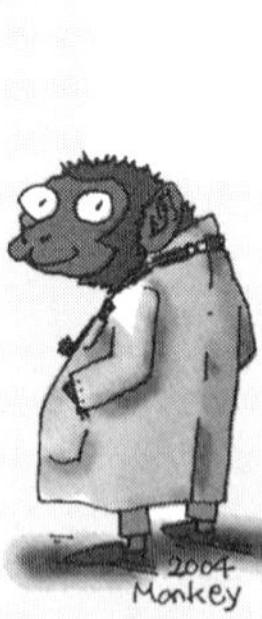
2004
Monkey

8

腹部皮弁

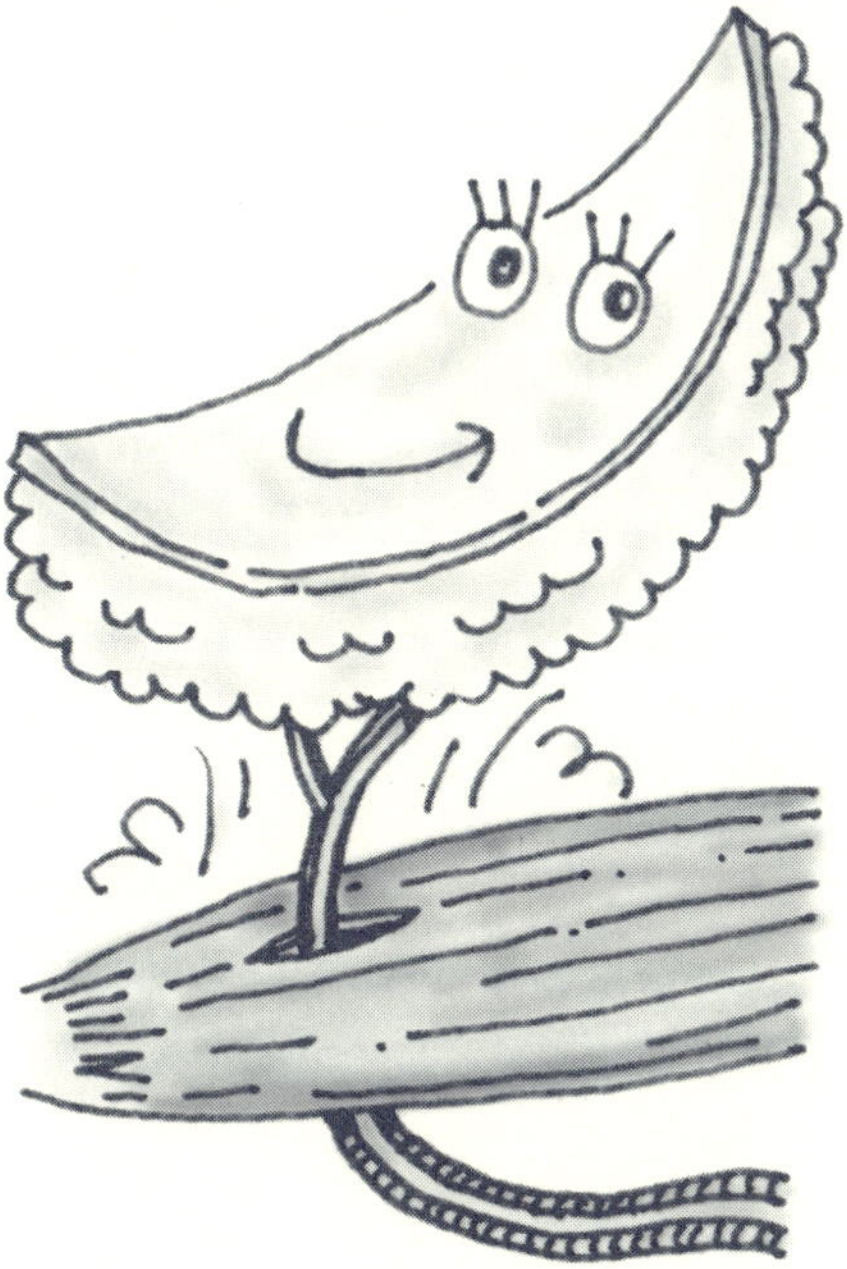

理想は最初に示されていた

乳房再建に必要な大きな皮弁がなかった時代、一方では腹壁形成術で皮膚と脂肪を捨てていました。腹壁形成術の検体に流入する穿通枝を剥離して DIEP flap のような皮弁としたのが、遊離腹部皮弁による乳房再建の第 1 例目でした。

お題

理想は最初に示されていた はじまりは穿通枝皮弁

Holmström H:
The Free abdominoplasty flap and its use in breast reconstruction.
An experimental study and clinical case report.
Scand J Plast Reconstr Surg 13: 423-427, 1979

SUMMARY

腹壁形成術（痩身術）で切除される下腹部の検体を、abdominoplasty flap として乳房再建に利用すべく、その血行を調査した。深下腹壁動脈からの 3 本程度の穿通枝が筋肉を貫いて皮膚を栄養していた。穿通枝を温存して検体を皮弁として挙上すると、血管茎は 12 cm、血管造影で皮弁全体が造影された。2 例の乳房再建に応用したが、1 例目は静脈血栓で壊死した。2 例目は、右血管茎に左浅下腹壁静脈を付加した。深下腹壁動脈と 2 本の伴走静脈を肩甲回旋動静脈と胸背静脈に、対側浅下腹壁静脈を側胸静脈に吻合。32×15 cm の皮弁の左端のみ壊死したが生着した。

時代背景

- 既存の遊離皮弁では、乳房再建には組織が不十分だった。
- 当時の自家組織再建はインプラント併用が主流だったが、この論文の症例も後にインプラントを留置した。
- 筋肉を皮弁血流のキャリアとする古典的な筋皮弁の概念ではなく、穿通枝皮弁であることが画期的。

腰部の大きな脂肪腫の切除手術が終わり、古谷たちは医局で昼食を取っていた。から揚げ弁当を掻っ込む新庄の横で、今田は栄養補助ゼリーを啜る。

古：今田、そんなんで足りるのか？

今：先生たちと同じ出前を食べていたら太っちゃって。しばらくはダイエットです。

新：ほどほどになっつーか、俺もやばいんだけど。

今：さっきの脂肪腫とか、おなかの余分な脂肪とか、違う場所に移植しちゃいたい。

古：おっ！　その発想は正しい。実は記録に残る世界最初の乳房再建は、1895年にCzerny[1]がやった脂肪腫の移植だといわれている。

新：へー、実際にやっちゃったんですね。

古：それに、腹壁形成術で切除したお腹の脂肪を利用するという発想から、今の腹部皮弁による乳房再建は始まったんだよ。

今：ちょっと待ってください！　私、違う場所といっただけで、胸に移植したいなんて言ってませんからね！

1　Czerny

Vincenz Czerny（1842-1916）。オーストリア帝国出身の外科医で、ウィーン大学ではBillrothに腹部外科を学ぶ。後にドイツに移り、1901年にはドイツ外科学会会長となる。癌手術の開発に取り組み、開腹腎切除術、膣式子宮全摘術などを考案した。1895年に脂肪腫の移植で乳房再建を行った。ちなみに、Czernyに遅れること10年、Billrothの下には米国からHalstedが留学で訪れていた。

古：そうだったっけ？　すまん、お詫びとして腹部皮弁の歴史の話をしよう。

今：それじゃあ、たっぷりお願いしまーす。

古：腹部皮弁の進化ってどうなっている？

新：えーと、まずは有茎腹直筋皮弁、それが遊離になって、最終的にはDIEPですよね。

古：そうだな。有茎腹直筋皮弁は1979年Robbinsの報告が最初だ。これは、transposition flapのように細長い上方茎の腹直筋皮弁を90°回転して移植したんだ。その後1982年のPRS 69巻2号に、Dinnerの縦軸腹直筋皮弁とHartrampfの横軸腹直筋皮弁が発表される。

今：あっ、確かエキスパンダーを使った最初の論文と一緒の号ですよね。

古：よく覚えてたな。その3つの論文と、Hartrampfの論文に対するRobbinsのDiscussionはぜひ読んでくれ。で、その後1985年にFriedman[2]の遊離TRAM、1994年にはAllenのDIEP flapと進化を遂げるんだ。

新：DIEPは究極の最終形ですね。

2　Friedman

Roger Friedmanの論文（PRS 76: 455-460, 1985）は、しばしば最初の遊離TRAMとして引用される。TRAMという言葉や概念が、1982年のHartrampfの論文に始まるとすれば正しい認識だが、Holmströmが遊離腹直筋皮弁の創始者であることは、Friedmanも論文で触れている。Friedmanの遊離TRAMは、患者に上腹部切開での開腹手術の既往があって、有茎TRAMができなかったのがきっかけだった。この傷を利用してdelayed flapとしたのもおもしろい。

古：光嶋勲先生が1989年に腹直筋皮弁を穿通枝皮弁にして、それをAllenらがTRAMに応用したんだよ。

今：階段を上るように着実に進化したんですね。

古：と、思うだろ？　実はそうじゃないんだ。

新：どういうことですか？

古：Robbinsの論文の数か月前、スウェーデンからとんでもない論文が世に出たんだ。

今：それが腹壁形成術で切除した組織を利用したっていう話につながるんですか？　でもどうやって？　複合組織移植ですか？

古：ふふっ、読んだら驚くよ。著者はHolmström。彼は腹壁形成術の際に、切除した組織に流入する穿通枝の数と位置を調査し、しかも深下腹壁動脈から血管造影までして、2本程度の穿通枝があれば切除検体が造影されることを確認したんだ。

今：えっ、それって…。

古：そう、遊離皮弁だ。で、2例の乳房再建に応用したんだ。1例目は静脈血栓で失敗してしまった。そこで2例目では、2本の伴走静脈に加えて対側の浅下腹壁静脈も吻合して静脈血栓に備えた。ディレイをしたとはいえ、32×15cmの皮弁は対側の先端以外生着したということだ。

今：それって、DIEPじゃないですか！

古：症例写真を見ると、筋体を一部付けているしインプラントも併用しているけど、皮弁のデザインにおいても血管茎においても、概念としてはDIEPそのものだ。世界初の腹部皮弁が、有茎TRAMでも遊離TRAMでもなくDIEPを想定していたなんて驚きだよね。

新：いきなり思いついちゃったんたんですか？Free abdominoplasty flapという命名も言い得て妙だろ。

古：ヒントはあった。TaylorとDanielは1975年の論文で、深下腹壁動静脈を茎にした腹直筋皮弁の可能性に触れている。その時点ではまだ臨床例はなかったけどね。1977年には、McCrawが有茎腹直筋皮弁の血流領域を調べているし、Mathesは尾側茎の臨床例を報告してるんだ。

今：ちりばめられたヒントを参考にしたんですね。

古：そうはいっても、筋肉の上に皮島を乗せただけの当時に筋皮弁の概念じゃなくて、皮膚や脂肪は穿通枝で栄養されるという真実にいきなり到達しているし、皮弁は筋肉からはみ出さないようにするのが常識の時代に、横軸の腹直筋皮弁とした発想もすごすぎる。

今：でも、Holmström 先生って、あまり有名じゃないですよね？

古：時代の先を行きすぎた論文だったんだろうね。その点では 1976 年の藤野先生の遊離大殿筋皮弁による乳房再建と似ている気がするな。

今：なんだかすごーい。私のお腹の脂肪も胸に…。

新：結局胸なんか〜いっ！

参考文献

- Robbins TH: Rectus abdominis myocutaneous flap for breast reconstruction. Aust N Z J Surg 49: 527-530, 1979（コラム参照）
- Hartrampf CR, et al: Breast reconstruction with a transverse abdominal island flap. Plast Reconstr Surg 69: 216-224, 1982（「4 組織拡張器」コラム参照）
- Taylor GI, et al: The anatomy of several free flap donor sites. Plast Reconstr Surg 56: 243-253, 1975

Robbins の縦軸腹直筋皮弁

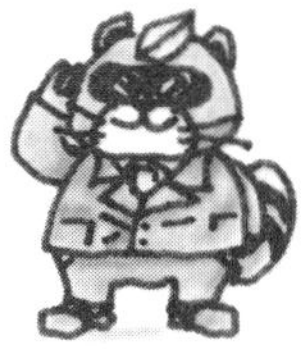

メルボルンの形成外科医である Thomas Robbins は、70 年代後半の乳房再建に不満があったようだ。Millard の筒状皮弁は素晴らしかったとはいえ、多くの手術と長大な時間、それに複数か所に傷跡を残したからな。インプラントはあったけど、エキスパンダーがない時代だったから、結果はイマイチだし。

そんな時代に Robbins は、縦軸腹直筋皮弁での乳房再建をやったんだ。欠損の同側の腹直筋に、筋体の幅を超えない範囲で皮島を乗せて、尾側は臍までとしたチョー安全な腹直筋皮弁だ。彼の論文の 2 年前、McCraw は腹直筋皮弁の皮膚血流領域を報告し、Mathes は頭側茎で上腹壁の再建を行っている。Robbins の論文には、McCraw や Mathes の引用はないけど、当然参考にしただろうね。

Robbins は、1982 年の Hartrampf の TRAM の論文に対する Discussion を載せているんだけど、自身の論文とかで明らかになってることを改めて紹介するのは残念、とコメントはちょっと辛辣。横軸楕円の皮弁としたのも驚くことじゃないと。もっとも、Robbins 自身も先駆者である Holmström の論文には触れていない。いったいどう思っていたんだろう？

参考文献

- Robbins TH: Rectus abdominis myocutaneous flap for breast reconstruction. Aust N Z J Surg 49: 527–530, 1979
- McCraw JB, et al: Clinical definition of independent myocutaneous vascular territories. Plast Reconstr Surg 60: 341–352, 1977
- Mathes SJ, et al: A rectus abdominis myocutaneous flap to reconstruct abdominal wall defects. Brit J Plast Surg 30: 282–283, 1977

光嶋先生と Allen の DIEP flap

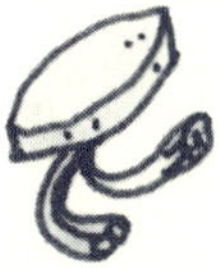

自家組織による乳房再建は、1979 年の Holmström の遊離腹部皮弁、1982 年の Hartrampf の有茎 TRAM、そして 1985 年の Friedman の遊離 TRAM の流れで、1990 年代には TRAM は全盛期を迎えることになる。だけど、腹直筋を採取する TRAM は、腹壁瘢痕ヘルニアが問題になっていたんだ。

そんな中、光嶋先生は腹直筋皮弁の筋肉を温存して、鼠径部と舌の再建をやったんだ。これが穿通枝皮弁の誕生、1989 年のことだ。Robert Allen は、この深下腹壁動脈穿通枝皮弁を 15 例の乳房再建に応用して、1993 年に発表した。この論文で、DIEP flap という言葉が使われるようになったんだ。

自然な流れで DIEP が生まれたように思うけど、皮弁は筋肉の上に乗せるべしという当時の常識に対して、皮弁を 1 ～ 3 本の穿通枝で生かすっていう発想は、かなりぶっ飛んでたんじゃないかな。そうなると、Allen の論文の 15 年前、光嶋先生の 10 年前に穿通枝に着目した Holmström の先見の明には、改めて驚かされるな。

同時期に Blondeel は、8 例の DIEP flap による乳房再建に成功している。そのうち 4 例は肋間神経知覚枝を利用した知覚皮弁だ。これもまた先見の明だな。

参考文献

- Koshima I, et al: Inferior epigastric artery skin flaps without rectus abdominis muscle. Br J Plast Surg 42: 645-648, 1989
- Allen RJ, et al: Deep inferior epigastric perforator flap for breast reconstruction. Ann Plast Surg 32: 32-38, 1994
- Blondeel N, et al: Refinements in free flap breast reconstruction: the free bilateral deep inferior epigastric perforator flap anastomosed to the internal mammary artery. Br J Plast Surg 47: 495-501, 1994

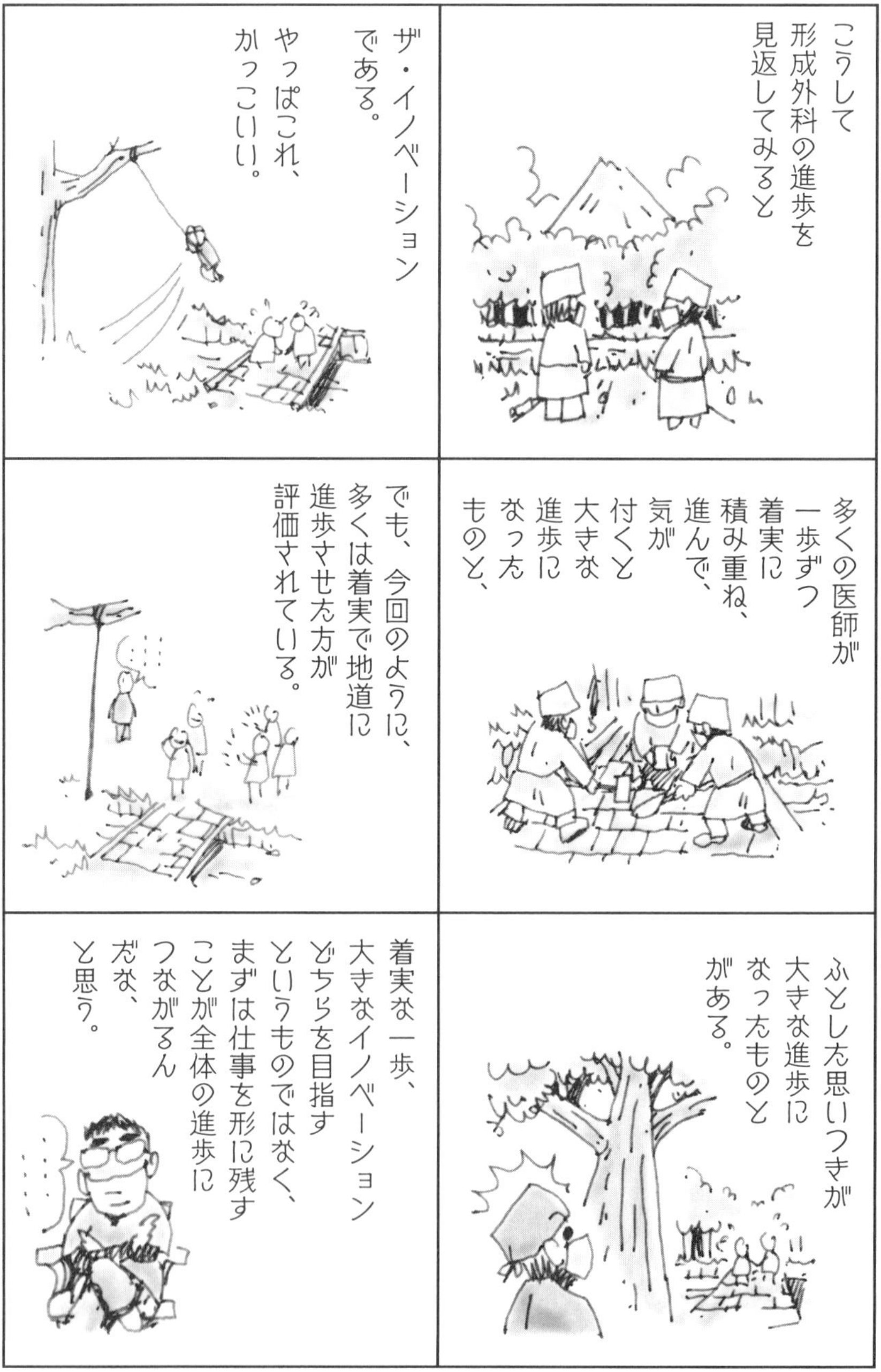

こうして
形成外科の進歩を
見返してみると
多くの医師が
一歩ずつ
着実に
積み重ね、
進んで、
気が
付くと
大きな
進歩に
なった
ものと、
ふとした思いつきが
大きな進歩に
なったものと
がある。
ザ・イノベーション
である。
やっぱこれ、
かっこいい。
でも、今回のように、
多くは着実で地道に
進歩させた方が
評価されている。
着実な一歩、
大きなイノベーション
どちらを目指す
というものではなく、
まずは仕事を形に残す
ことが全体の進歩に
つながるん
だな、
と思う。

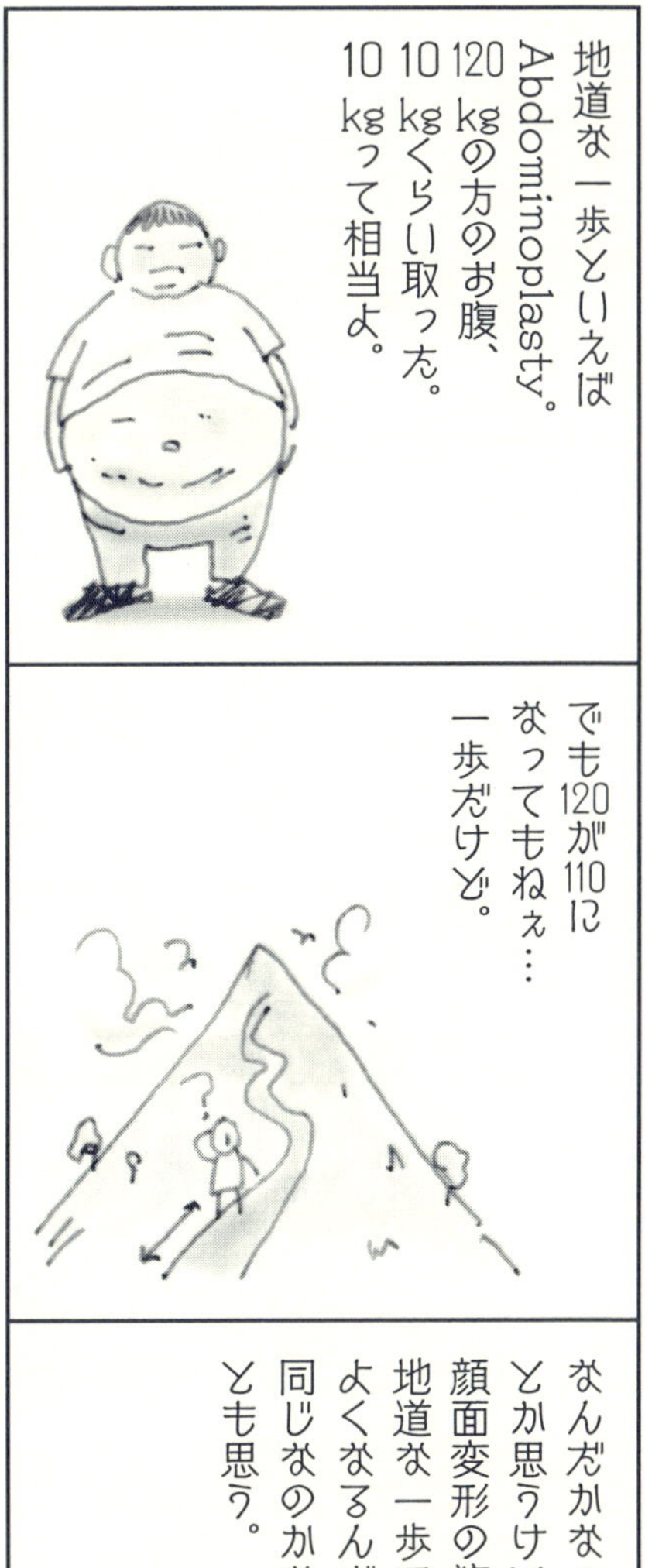
地道な一歩といえば
Abdominoplasty。
120kgの方のお腹、
10kgくらい取った。
10kgって相当よ。
でも120が110に
なってもねぇ…
一歩だけど。
なんだかなぁ、
とか思うけど、
顔面変形の修正術も
地道な一歩で少しずつ
よくなるんだから、
同じなのかな、
とも思う。

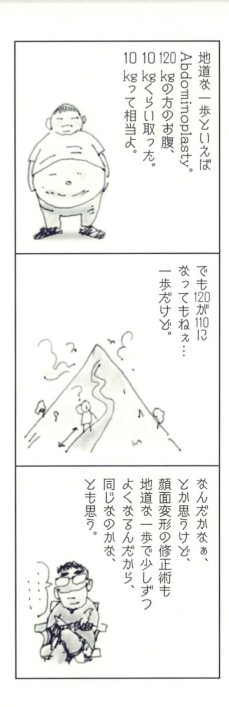

さるすべる
―形成外画―

便利な言葉③

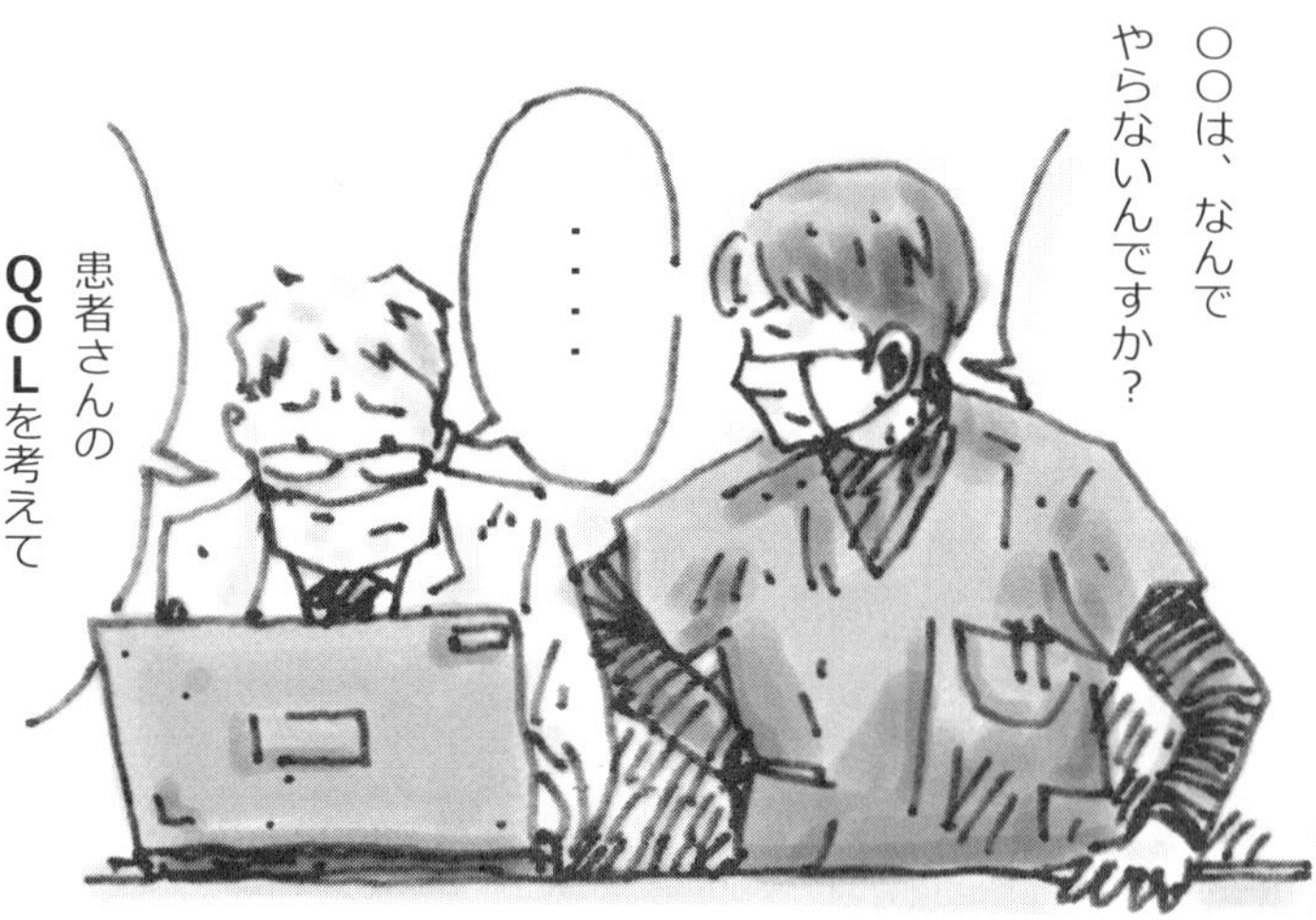
○○は、なんでやらないんですか？
……
患者さんのQOLを考えて

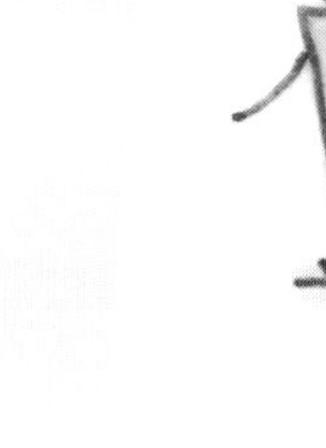
2004
Monkey

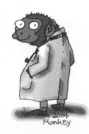

9

下顎矢状分割法

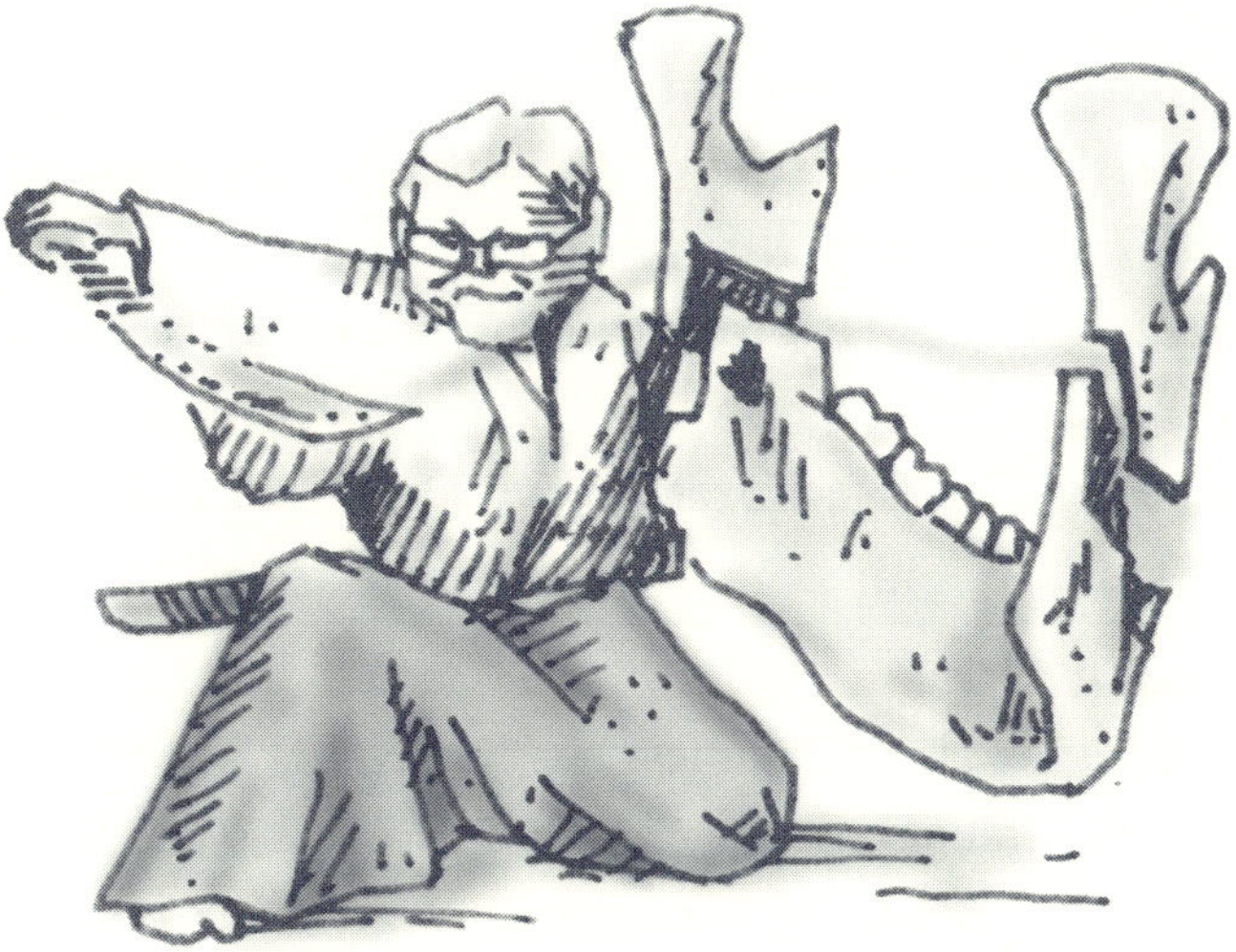

永遠のスタンダード

骨が長ければ切除すればいいし、短ければ足せばいい、という単純な方法では骨癒合が難しいのが下顎骨です。切り方を変えただけで、すべての問題を解決してすべての変形に対応できる、そんな魔法のような手術が誕生しました。

お題

永遠のスタンダード
全方向移動と早期骨癒合

Obwegeser H:
The surgical correction of mandibular prognathism and retrognathia with consideration of genioplasty: Part I. Surgical procedures to correct mandibular prognathism and reshaping of the chin.
Oral Surg Oral Med Oral Pathol 10: 677-689, 1957

SUMMARY

下顎前突症に対して、Trauner は経皮的に下顎枝をＬ字に切る方法を考案した。Trauner 法では、前方骨片の移動により後方骨片と重なった部分に穴を開けることで骨癒合を図った。それに対して、口腔内アプローチが可能な階段状の分割骨切りを考案した。外側は下顎角の頭側で水平に、内側は下顎孔の頭側で水平に、そして前縁からの骨切りで下顎枝を分割するものである。下歯槽神経の温存が容易で、両骨片の接触面積が広く骨癒合が得られやすい。前方骨片の前後の移動で前突症にも後退症にも対応でき、さらに回転させることで開口症も治療できる。

時代背景

- 当時の下顎変形の治療では、経皮的に下顎枝を水平に切断するか、骨頭や骨体部の切除を行っていた。
- 従来の下顎枝の骨切りでは、接合面が薄く長期間の顎間固定を要したが、後戻りも頻発していた。

手術も終わった夕方の医局、激しい雨が窓を叩く。今田は折れた傘の骨を修理しようと悪戦苦闘しているが、手術のようにはうまくいかない。

古：傘の修理って、骨折の治療みたいだな。まるでプレート固定じゃないか。

今：そうなんですよ。ただこの修理キット、簡単なはずなんですけど、うまくいかなくって。

新：手術なら得意なのにな。どれどれ、俺にやらせてみ。

今：じゃ、お願い。ちゃんと直してよ。

古：このキット、よくできてるよな。折れた細い骨をスリット状のプレートでつなぎ合わせれば、すぐにでも強い雨風に耐えられるということか。ヒトの骨だとそう簡単にはいかないよな。

今：骨癒合を待たないとですね。そうなると、癒着や関節拘縮で動かなくなっちゃう。骨癒合のための安静と早期リハビリの匙加減って、難しいですよね。

古：ところが、道具の進化と新しい手技[1]で解決できたものもあるぞ。例えば、来週の下顎前突症の手術だ。

1　道具の進化と新しい手技

下顎骨切りの進化は、道具の進化と共にある。Gigli線鋸で盲目的に行っていた時代から、リトラクターやボーンソーが進化して手技も発展した。固定法も、かつてはワイヤーで下顎枝を縛るか顎間固定しかなかった。Obwegeserの矢状分割骨切りが発表された直後の1958年、スイスで設立されたArbeitsgemeinschaft für Osteosynthesefragen（AO）も、その発展に大きな影響を与えた。

今：矢状分割！

古：そう。それまでの下顎の骨切りは、経皮的に下顎枝を縦や横に切ってスライドさせたり、楔状に切って角度を変えたりしてたんだ。動かしたい方向によって切り方を変えていたんだな。だけど、下顎枝は薄いし、後方骨片には強力な咀嚼筋が付いてるし、前方骨片にも開口筋が付着してるからなぁ。

新：うわっ、接合部が開く方向に回転しちゃうじゃないですか。

今：そんなんじゃ、骨癒合は難しそうですね。

古：だから、長期間の顎間固定が必要だったんだけど、それでも後戻りが結構あったようだ。

今：拘縮で口が開かなくなったり変形が再発したりじゃ、患者さんが辛そう。

古：経皮的にやるには、咬筋も切っていたんだろうしな。顔面神経や下歯槽神経の温存も難しかったようだ。

今：そこで矢状分割ですね。

古：1957年、グラーツ大学のTrauner[2]と、彼の教え子でチューリッヒ大学に移ったObwegeserの共著の論文で発表された。まずTrauner

2　グラーツ大学のTrauner

Richad Trauner．オーストリアの口腔外科医。彼が顎顔面外科の学長を務めたグラーツ大学は、Obwegeserはじめ多くの優れた口腔外科医を輩出。Traunerは詩人でもあり、手術書のみならず詩集も数冊出版している。同じドイツ語圏では、Volkmann拘縮で有名なドイツ人外科医のRichard VolkmannもRichard Leanderのペンネームをもつ童話作家。『不思議なオルガン』などの和訳本もある。森鴎外しかり、医療と文学の二刀流は昔からあったよう。

は、下顎孔を避けるように下顎枝をL字に切って、前方骨片を後方骨片と重ねるように後方にずらす方法を考案した。

今：でも、それじゃあ皮質骨が重なっちゃう。

古：そう。重なった部分の皮質骨をどの程度切除するかは疑問だけど、ドリルで穴を開けるだけでいいんじゃないかって、Obwegeser は書いている。

新：でも、前には出せないですよね。

古：そこで登場したのが Obwegeser の矢状分割術だ。この論文の part 1 として Obwegeser が単著で書いている。口腔内アプローチだから、頬に傷跡が残らないし咬筋なんかの軟部組織の損傷も少なくてすむ。骨断面の接触面積が広いから、骨癒合しやすくて早期リハビリもできる。どの方向にも骨移動ができるから、前突、後退、開口症とあらゆる変形に対応できる、という画期的な手術だね。顔面神経はノータッチだし、下歯槽神経の温存も容易になった。メリットだらけだな。

今：すごーい。それまでの問題点を全部解決しちゃったんですね。

古：70年も前にね。もちろん、長期的な骨の後戻りがないわけじゃない。

Obwegeser は、最初の手術から10年後の論文で、長期的な経過を報告している。骨の状態だけじゃなくて、舌の動きや大きさによっても後戻りは起こり得るってな。ま、当時はワイヤー固定だけだったけど、今はミニプレートも使うから、後戻りは減ったな。

新：ちゃんと長期を評価したんですね。それにしても、食指が動く手術ですなぁ。

古：食指は動かさんでいいから、手指を動かして傘を直しなさいって。

新：大丈夫です。今、補強プレートで後戻りしないように留めてますから。で、70年前からこの手術は変わってないんですか？

古：Dal Pont[3] は、外側の骨切り位置を前方にずらすことで骨切り線を延長して、移動後の接触面積をさらに広くした。Obwegeser-Dal Pont 法として今でもよくやる手技だ。Epker は、内側の骨切りを下顎小舌後方までとした short split 法を開発した。骨膜や内側翼突筋の剥離を最小限にすることができるから、出血を抑えることができるし骨の栄養も保たれるというわけだ。

新：いろいろ改良してるんですね。

古：だけど、基本的な部分は原法のまま、Obwegeser の名前とともに

3 Dal Pont

Giorgio Dal Pont. イタリアの外科医。チューリッヒ大の Obwegeser の下に留学して矢状分割を学ぶ。しかし、イタリアに帰国後は Obwegeser 法をやらなかったらしい。1964 年の Obwegeser の論文では、自らの手法を改良した Dal Pont を同僚として紹介しているが、Dal Pont の論文では、Obwegeser に関しては、Schuchardt の骨切り線を下げて接触面積を広げた、とだけ書かれている。二人の関係はいかに？

ゴールデンスタンダードになってるのがすごい。世界中の口腔外科医や形成外科医にとって、誰もが経験する超定型手術だよ。

今：そんな手術、なかなかないですよね。

新：確かに、よく考えられてますよね。この傘の骨みたいに、接触面積が小さい骨断端を癒合させるのって、無理がありますもんね。矢状分割術かぁ。やってみたいなぁ。

今：ていうか、傘、ちゃんと直ったの？

新：ほら、このとおり開いても…あれ？

古：あーあ、しっかり直さないと早期リハビリに耐えられねーな。新庄は傘の修理のやり直し、今田は矢状分割の準備だな。

参考文献

- Obwegeser H: The indications for surgical correction of mandibular deformity by the sagittal splitting technique. Br J Oral Surg 1: 157-171, 1964
- Dal Pont G: Retromolar osteotomy for the correction of prognathism. J Oral Surg Anesth Hosp Dent Serv 19: 42-47, 1961
- Epkar BN: Modification in the sagittal osteotomy of the mandible. J Oral Surg 35: 157-159, 1977

Obwegeser 以前の下顎骨切り

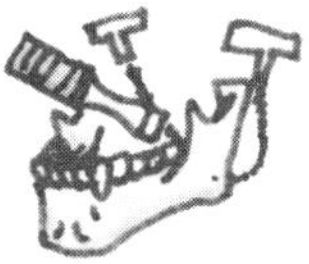

下顎骨切りの最初の記載は 1848 年らしい。前方歯槽部をブロックで切ったそうだ。下顎枝の骨切りは、20 世紀初頭に始まる。ワシントン大学の Blair は、下顎後退症に対して経皮的に下顎枝の水平骨切りをやった。骨の裏に線鋸を通して切ったそうだ。長期間の顎間固定が必要だったし、下歯槽神経は温存されなかった。1922 年、Perthes と Schlössmann は、Blair 法の骨切り位置を下顎孔の頭側にして神経の温存を図った。彼の本の図を見ると、内側から外側に斜めに下がるように切って骨癒合面を広げてるんだけど、線鋸とはいえ皮膚をある程度切らないと難しかっただろうな。で、1931 年に Kostečka は、Gigli 線鋸を picker で誘導することで皮切を小さくした。1951 年には Kazanjian が同じことをノミでやって、外側から内側に向かって頭側に切り上げた。1954 年には Schuchardt が骨切り面を階段状にしている。

だけど、Obwegeser はこうした改良に満足しなかった。接触面積が少ないことで後戻り率が高く、経皮的アプローチで顔面神経麻痺や耳下腺漏が問題になっていたんだ。これまでの歴史の流れと、なお残る問題点から、矢状分割は生まれたんだな。

参考文献

● Böckmann R: Modification of the mandibular split based on a physical model: experimental animal and clinical studies. Universitaire Pers Maastricht: 9-24, 2017

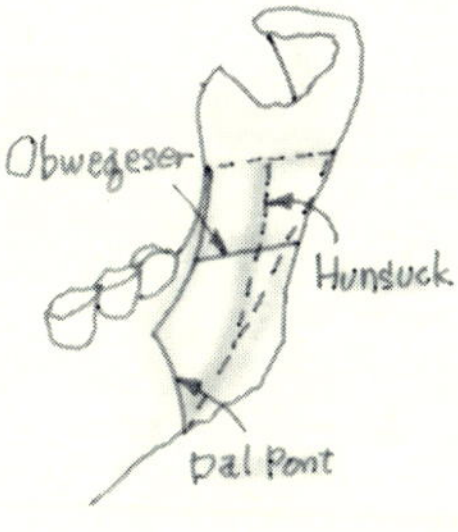
Obwegeser
Hunsuck
Dal Pont

Hugo Obwegeser
1920-2017
2010年にお見かけした時は
さすがにおじいさんでしたが、
まさに顎顔面外科の神！

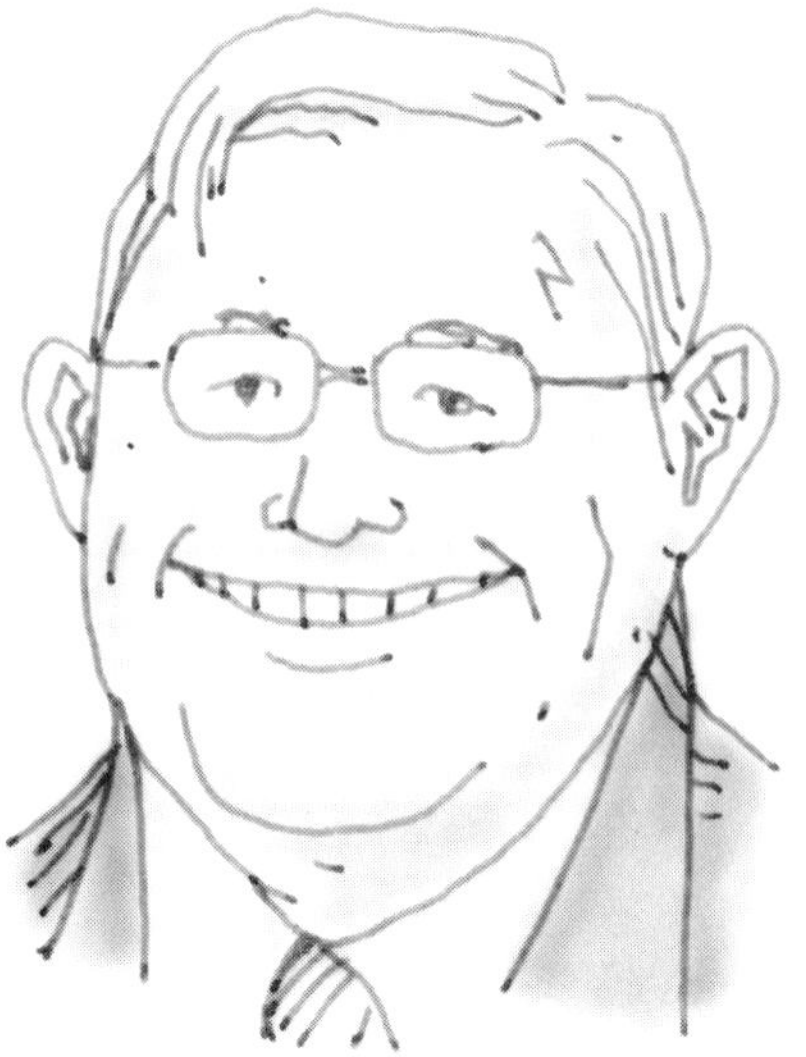

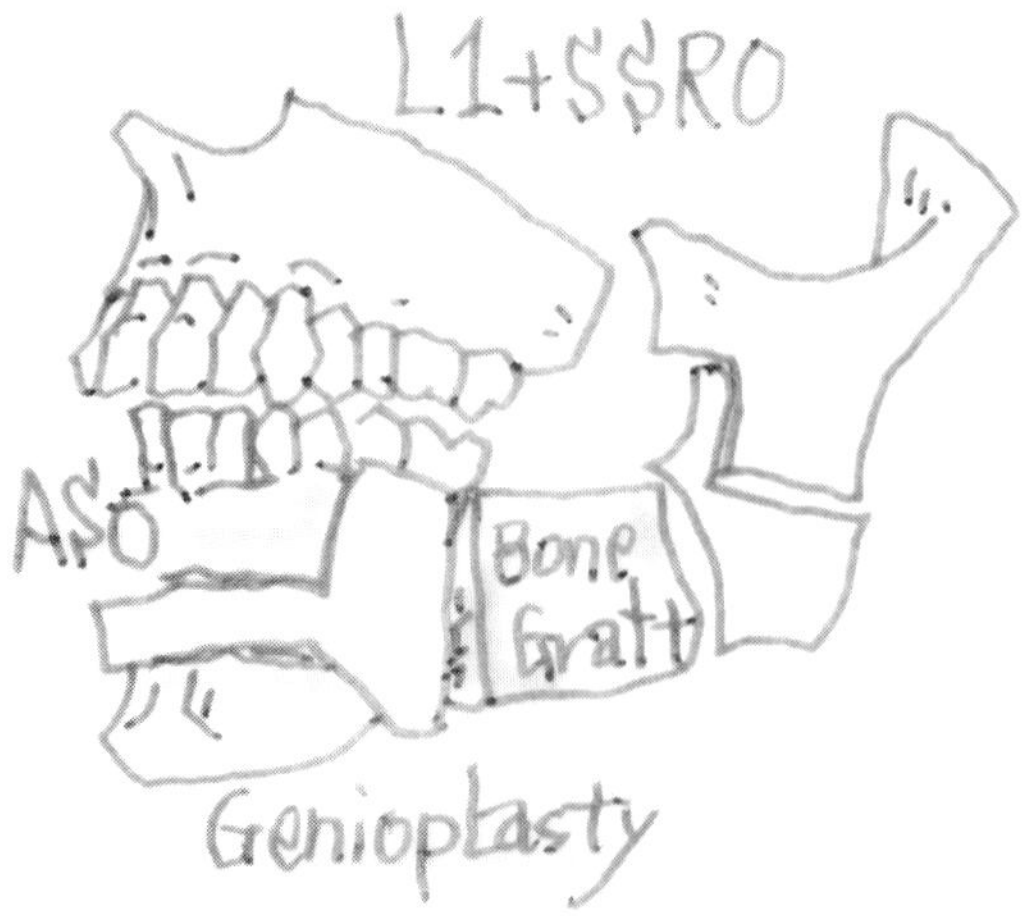

最近の形成外科では馴染みがないようですが、
今回のSSROだけでなく、
数多くの顎顔面外科の手術手技を
確立しました。

SSROも骨切り線によって、
いくつかの呼び名があります。

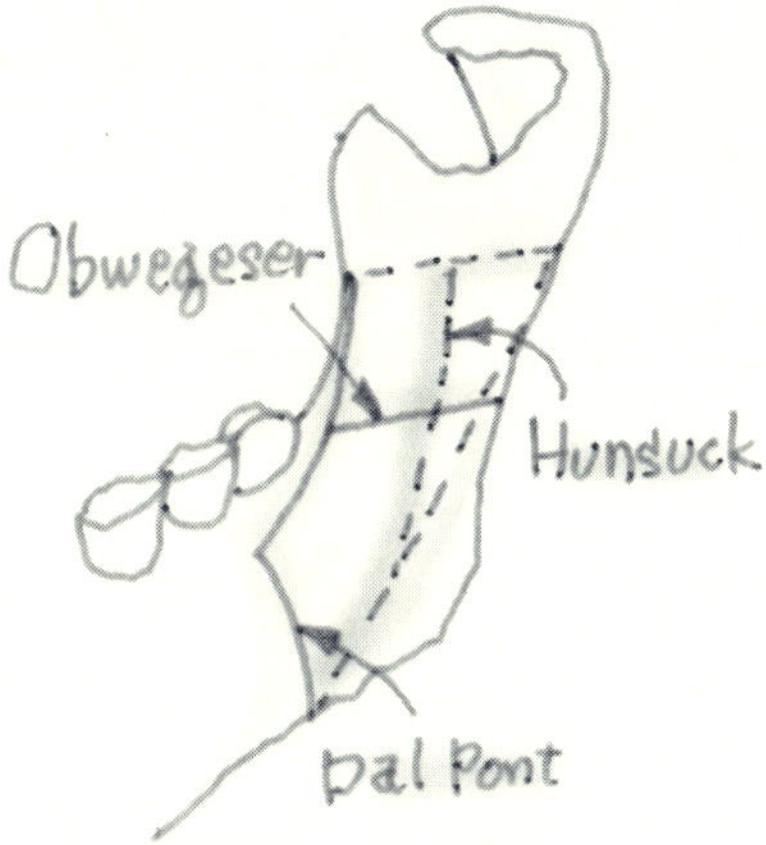

Dal Pontのイラスト風に
描いてみました。
どことなく力が抜けていて、
僕は好きだなー。

SSROって、術中よく見えないうえに
神経は?
筋肉は?
って分かりにくくて、
研修医泣かせの術式だよね。
僕も苦労したなー。

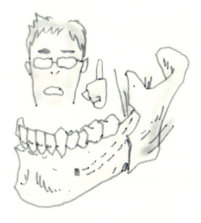

さるすべる
―形成外画―

憧れた

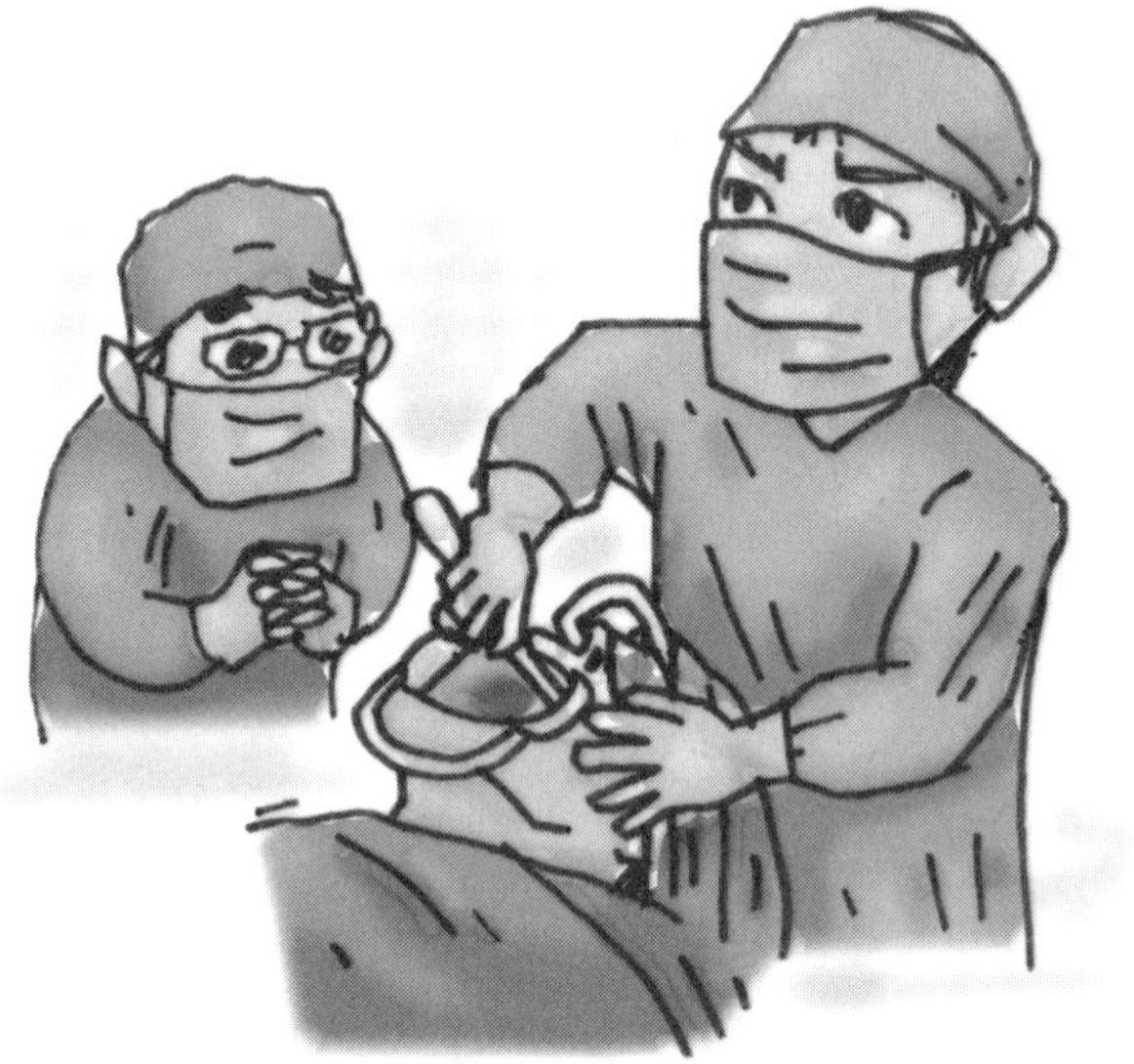

骨膜剥離子の感触だけで手術をする
CMF サージャンの姿に、すごく憧れた。

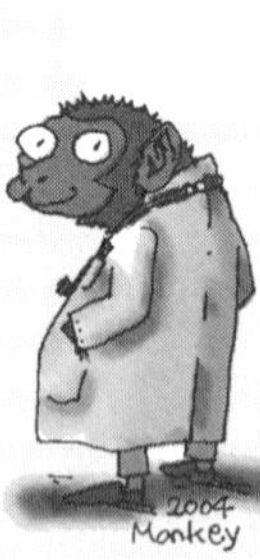

初掲：形成外科■61 巻 11 号　2018 年 11 月

10

母指多指症分類

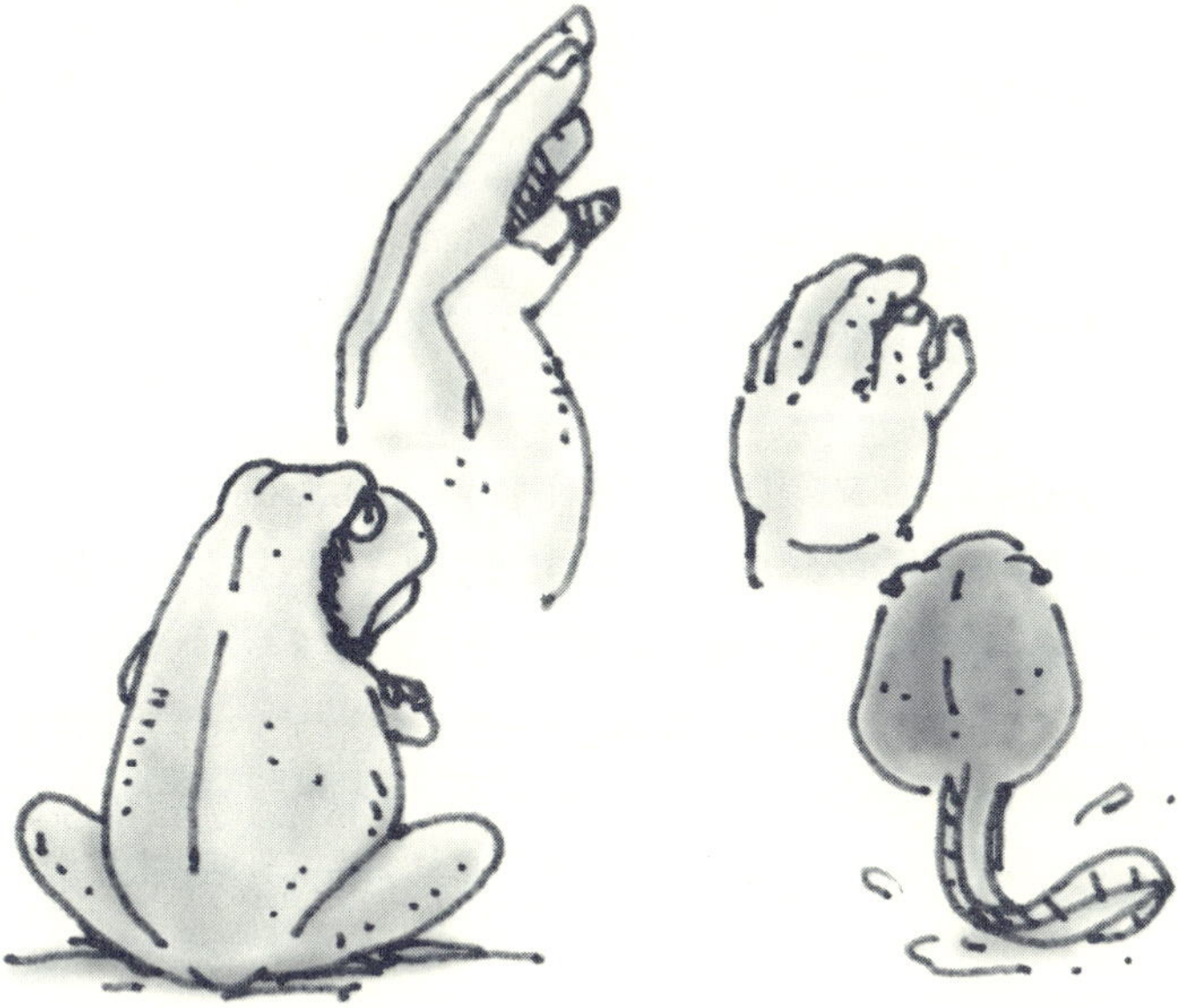

長期観察から見えるもの

余分な部分を取れば、残った部分はきれいになると思われていたようです。しかし長期経過を見てみると、機能や整容性に問題が生じていることが分かりました。それが、正しい手術へとつながっていきました。

お題

長期観察から見えるもの
師弟で紡いだ記録

Wassel HD:
The results of surgery for polydactyly of the thumb. A review.
Clin Orthop Relat Res 64: 175-193, 1969

SUMMARY

上肢先天異常 778 例のうち、母指多指症 70 例 79 手を骨所見で 7 つに分類した。Type IV（基節と末節の重複）が 43% と最も多かった。長期経過を診察できた 18 例 22 手に関して、機能と整容性などを検討した。手術時年齢は平均 23.4 か月、術後期間は平均 7.7 年。手術は主に単純切除で、15 度以上の軸変位は 14 手（30 度以上 8 手）に見られた。分裂タイプは、過剰指切除によって残存指の骨端線にダメージが及ぶため、手術は 3 歳まで待つべき。重複タイプは、手術が遅れると軸変位が進むので、早期に切除すべき。解剖学的構造を再現するために、側副靭帯の再建などを行うべきである。

時代背景

●単施設あるいは多施設での統計的な検討が十分行われていなかった。
●過剰指を単純に切除すれば、良い結果が得られると思われていた。

今田と新庄は電子カルテとパソコンを交互に見ながら、患者データを入力していた。データベースの更新は彼らの大事な仕事なのだが、新庄のペースは一向に上がらない。

古：新患情報だけじゃなくて、フォローアップの情報も頼むよ。

新：ふぁ～い。それにしても、長期観察している患者さん、結構いるんですね。

今：手術から5年、10年と経過した患者さんの状態って、貴重な情報ですよね。

古：それを知らないと、手術に説得力が持てないからね。でも、手術の準備もしっかりしとけよ。

今：はい！　来週の多指症の手術、Wassel分類のⅣ型で、ジグザグ切開で、低形成の橈側指を切除して、短母指外転筋の移行、ですよね。

古：ざっくりだけど、まぁ、そんなとこだ。

新：Wassel分類かぁ、専門医試験で出るからな～。

古：1969年、Wasselは70例79手の母指多指症を7型に分類した論文を世に出した。今でも世界中の手外科医が引用する秀逸な論文だな。

新：それまでは、分類とかなかったんですか？

古：Wassel の2年前、Millesi は14例の母指多指症を5タイプに分類している。14例では希少な型までは含まれなかったんだろう。治療に関しても、過剰指を切除するとしか記していない。Wassel によると、1950 年代までは過剰指を切除するだけで、特に工夫をしなくても結果は良いと思われていたようだからな。

新：関節の形成とかしなかったんですね。

今：私も Wassel 先生の論文、読みました。長ーい論文ですよね。長期観察ができた18例の case report が丁寧に書かれていて、機能や整容性を詳しく調べているんです。それまでの論文は、遺伝性や余分な指を取るということしか触れていなかったそうで、長期経過の記録はなかったようです。この論文からは、術後をもっとよく知ろうよっていうメッセージが伝わってくるんですよね。

古：お、よく読んでるな。Wassel は、Millesi の症例に見られた関節可動域の制限や温存指の軸変位を自らの症例に重ね合わせて、その原因と対策を論文中で述べているんだ。

今：長期経過を手術にフィードバックしたんですね。

古：そう。彼らが行っていなかったBilhaut-Cloquet法[1]の適応や、側副靭帯の再建の重要性に気付いたんだな。生理的な解剖を再現するために、できる努力は全部やろう、と論文を締めくくっている。分類だけでなく、治療のスピリッツも現在まで受け継がれているんだな。

新：うわっ、case reportだけで10ページもある！

古：最近の統計解析中心の論文とは対極だけど、忘れかけた大切なことを教えてくれる論文だね。この分類に当てはまらない症例[2]もあるけど、これからも使われ続けるんだろうね。

今：ところで先生、この論文、Wassel先生の単著で書かれているんですけど、この時はまだアイオワ大学のフェローだったって知ってました？

古：…そうだったっけ？

今：それで気になって調べたら、アイオワ大のボスだった先生の追悼記事を見つけたんです。2017年に96歳で亡くなっていたんですね。

古：Adrian Flatt[3]か。手外科界の至宝だな。イギリス出身で、Bunnellの下で手外科を学ぶためにアメリカに渡って、手外科の発展に尽くした偉人だよ。アメリカ版のHand Surgery誌も、Flattが中心に

1　Bilhaut-Cloquet法

1889年にBilhautによって発表された二分併合法。重複指や分裂指がいずれも低形成で、過剰指を切除したら残存指が小さくなってしまう場合、両指の内側を切除して外側をつなぎ合わせる方法。指のボリュームが得られ、変位も起きにくいが、再建指が大きくなりがちで、爪の変形や関節可動域制限などが問題となる。

2　分類に当てはまらない症例

Wassel分類はX線所見を基にしているため、浮遊指などの分類不能症例もある。Wassel以降、いくつかの亜分類や新しい分類が考案されたが、その原点にWassel分類があることが、この分類の合理性と簡便性を物語ってる。

なって創刊したんだよ。

今：その雑誌に、Flatt 先生の追悼記事を見つけたんです。真の巨人って書いてありました。読んでみると、Flatt 先生の業績や半生を紹介する中に、Wassel 先生のことが出てきたんです！

古：ほう、なんて？

今：やった！　先生も知らないことがあるんですね。んじゃあ、教えちゃいます。

古：お、お願いします。

今：Flatt 先生は、論文はその研究に最も貢献した人が筆頭著者になるべきだという信念を持っていたそうです。その最たる例として、Wassel 分類の論文を挙げていました。Flatt 先生の長年の診療を基に書かれた論文なのに、Wassel 先生の単著なのはそういう配慮があったからだそうです。

古：そういうことだったのか。

今：詳しい長期経過を報告したのも、手術が機能に及ぼす影響をよく調べて次の手術に生かす、っていう Flatt 先生のスピリッツが受け継がれていたんでしょうね。

3　Adrian Flatt

イギリス出身の手外科医。ケンブリッジ大学で医学を学び、米国に渡って Bunnel や Littler らに師事した。先天異常の治療にも大きな功績を残し、『The care of congenital hand anomalies』という有名な教科書を出版した。大統領や映画俳優、スポーツ選手の石膏手形のコレクションでも有名。人間味あふれる多才な人物評は、石膏が固まるのを待つ間の会話から形成されたのかも？

古：なるほど。医師としても教育者としても素晴らしい。術後経過も後進育成も、長期的なビジョンが重要ってことだな。

今：論文って、学術的な内容以外にも、掘り下げて読んでいくといろいろ見えておもしろいですね。

古：おっ、分かってきたじゃないか。今日は今田に教えられたな。新庄も、鍵となる論文は読んでおけよ…おい、聞いてるか？

新：そうか～。よし、このデータベースからおもしろいことを発見したら僕の功績になるんですね。俄然やる気がでてきたぞ。

参考文献

- Millesi H: Deformations of the fingers after surgery of polydactylia. Klin Med Osterr Z Wiss Prakt Med 22: 266-272, 1967（コラム参照）
- Green DP: In Memoriam; Adrian E. Flatt, MD. J Hand Surg Am 43: 75-78, 2018

Millesi の分類

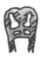

Hanno Millesi（1927–2017）はオーストリアの形成外科医で、末梢神経外科でも活躍。1967 年の論文で 14 例の母指多指症を 5 つのタイプに分類した。Millesi の type Ⅰと type Ⅱは、Wassel では type Ⅱになるんだけど、末節の発達具合で 2 つに分けたんだ。Type Ⅰは両末節とも縦軸からずれていて、type Ⅱでは末節が縦軸と一致しているものとした。Type Ⅲと type Ⅳは Wassel 分類と同じ、type Ⅴは Wassel の type Ⅶに相当する。Wassel 分類では type Ⅳが 43% と最も多いんだけど、Millesi 分類では 21% しかなく、その代わりに type Ⅱが 42% と一番多かった。そして Wassel の type Ⅰと type Ⅴ、Ⅵは Millesi 分類にはない。

2 つの分類の差は、79 手と 14 手の差なんだろうな。でも、Millesi が末節の重複を 2 つに分けたのは、結果的には意味があった。Type Ⅰは両方の末節が縦軸からそれていたから、単純切除では残存指の変位が目立ってしまった。Wassel は自らの type Ⅱの症例に同じ所見を認め、腱の付着修正や側副靱帯の再建の重要性に気付いたんだ。一方 Millesi も、そのような症例には Bilhaut 法を行うべきと記している。いずれにしろ、長期経過から手術法が確立していったのがよく分かる。

参考文献

● Millesi H: Deformations of the fingers after surgery of polydactylia. Klin Med Osterr Z Wiss Prakt Med 22: 266-272, 1967

Bunnell と no man's land

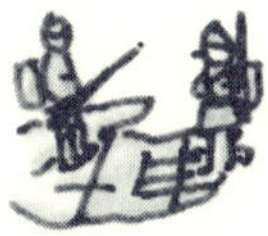

Sterling Bunnell（1882–1957）は米国の手外科医で、腱縫合法にその名を馳せている。1944 年に出版した『Surgery of the Hand』は、当時世界中の手外科医のバイブルだったようだ。彼の手外科への関心は、戦地で目の当たりにした戦争外傷と無関係ではなさそうだな。

Bunnel は、手術に関するエピグラムにも長けていた。例えば、"atraumatic surgery" や "no-man's land" という言葉も彼が初めて手術に使ったんだ。彼は第一次世界大戦中の 1917 年にフランスに出兵したんだが、そこでは連合国軍とドイツ軍の塹壕線の間に広がる平地を " 立ち入ってはいけない場所 "、つまり no-man's land と呼んでいたらしい。何しろ、両側から射撃されて何千人もの兵士が命を落としたそうだからな。戦地から戻った Bunnell は、1934 年に遠位手掌皺と PIP 関節遠位の間の領域を no-man's land と呼んだ。ここで腱縫合をすると癒着を来たすから手を出すな、ということだ。連合国軍の地図に示された、2 本の塹壕線の間を貫く連合国軍の偵察トンネルの線は、no-man's land に通す腱移植を彷彿とさせるんだ。

今では no-man's land は zone II と呼ばれ、手外科を習得した医師に手術が許される someone's land となった。世界中で、人が立ち入れない危険な場所もなくなるといいんだが。

参考文献

● Hage JJ: History off-hand: Bunnell's No-Man's Land. Hand 14: 570-574, 2017

1926年からの手先天異常778例から79例の多母指を抽出して分類、1.5~20年(!)フォローのとれている18例は症例報告と、可動域、ピンチ力、整容性などの評価を加えている19頁に及ぶ大作。

すごくないか？

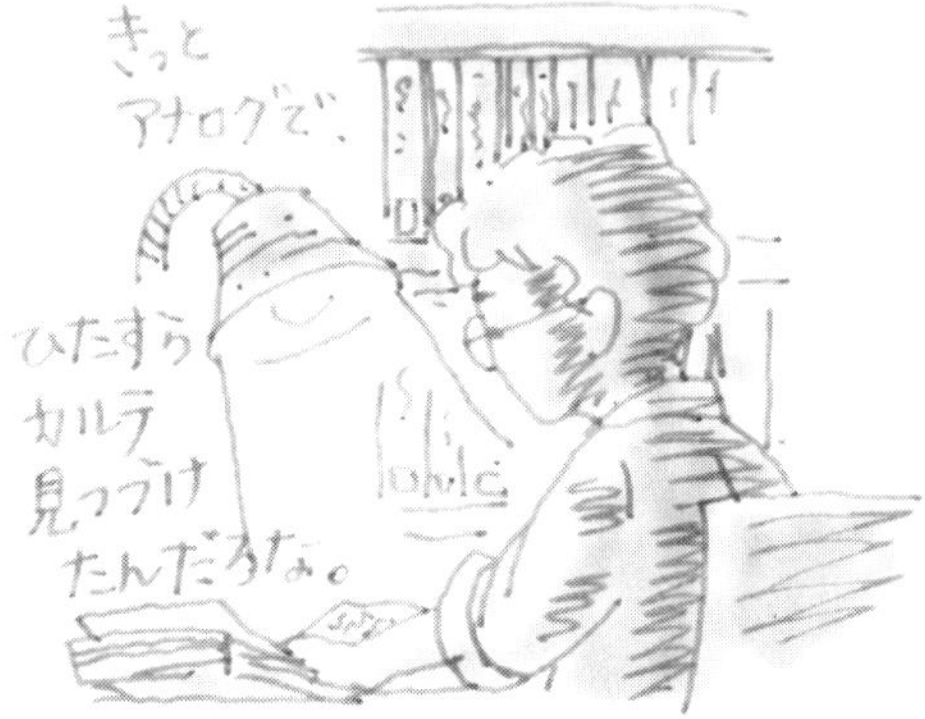

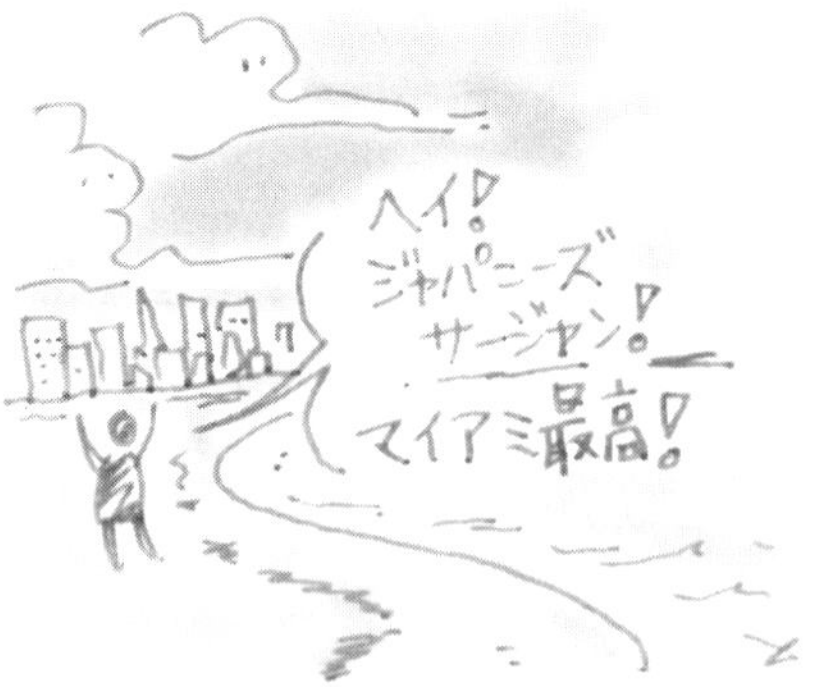

ところで、
Wassel先生はというと、どうやらフロリダで開業されているようだ。
日本の形成外科研修医にまでその名が知れているとは、ご本人もご存知かしら。

ということで、Wassel分類のおさらいです。
私もすごく久しぶりに見直しました！
（表中の％は、論文中の79例の内訳）

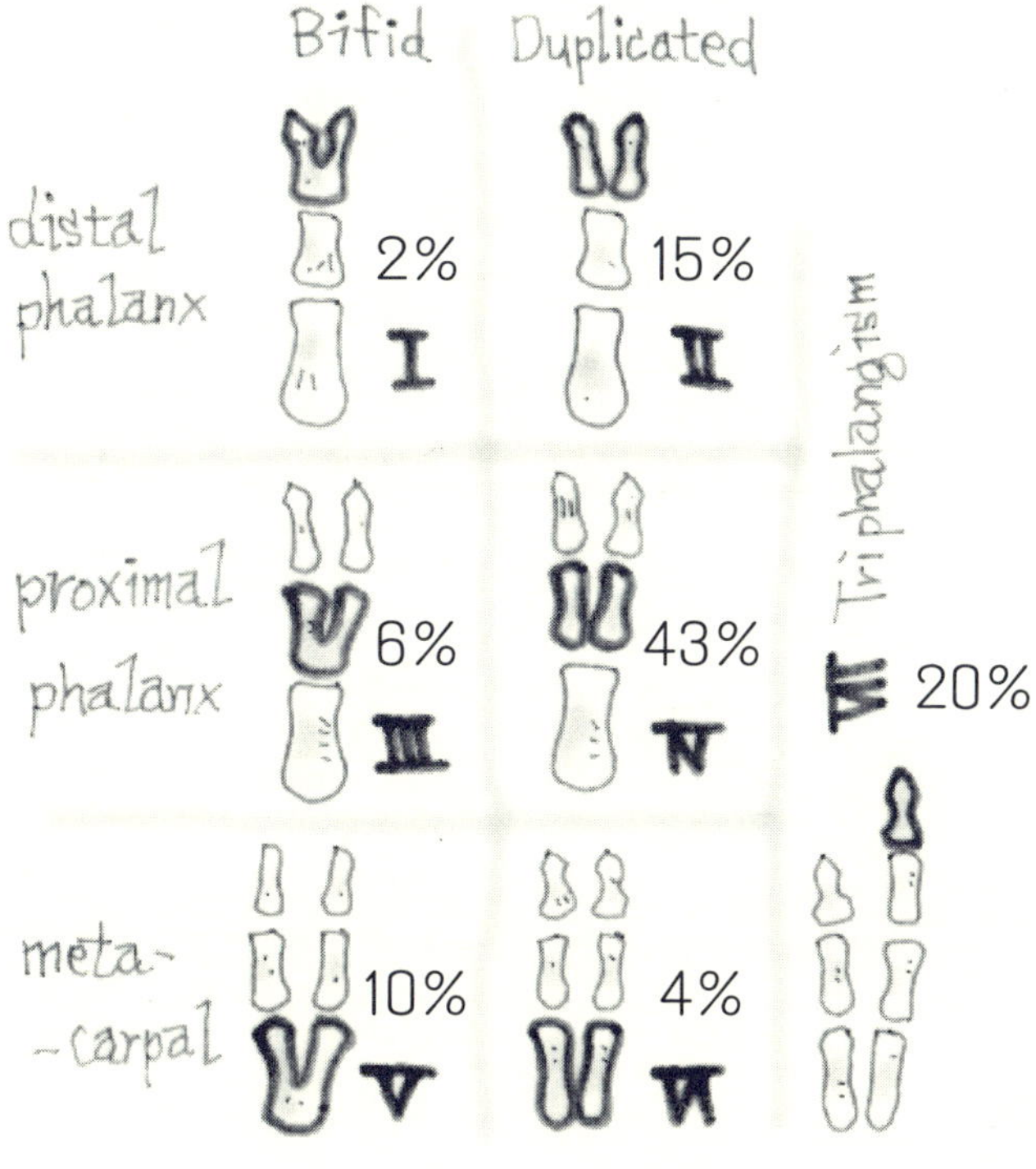

さるすべる
ー形成外画ー

ルーティン

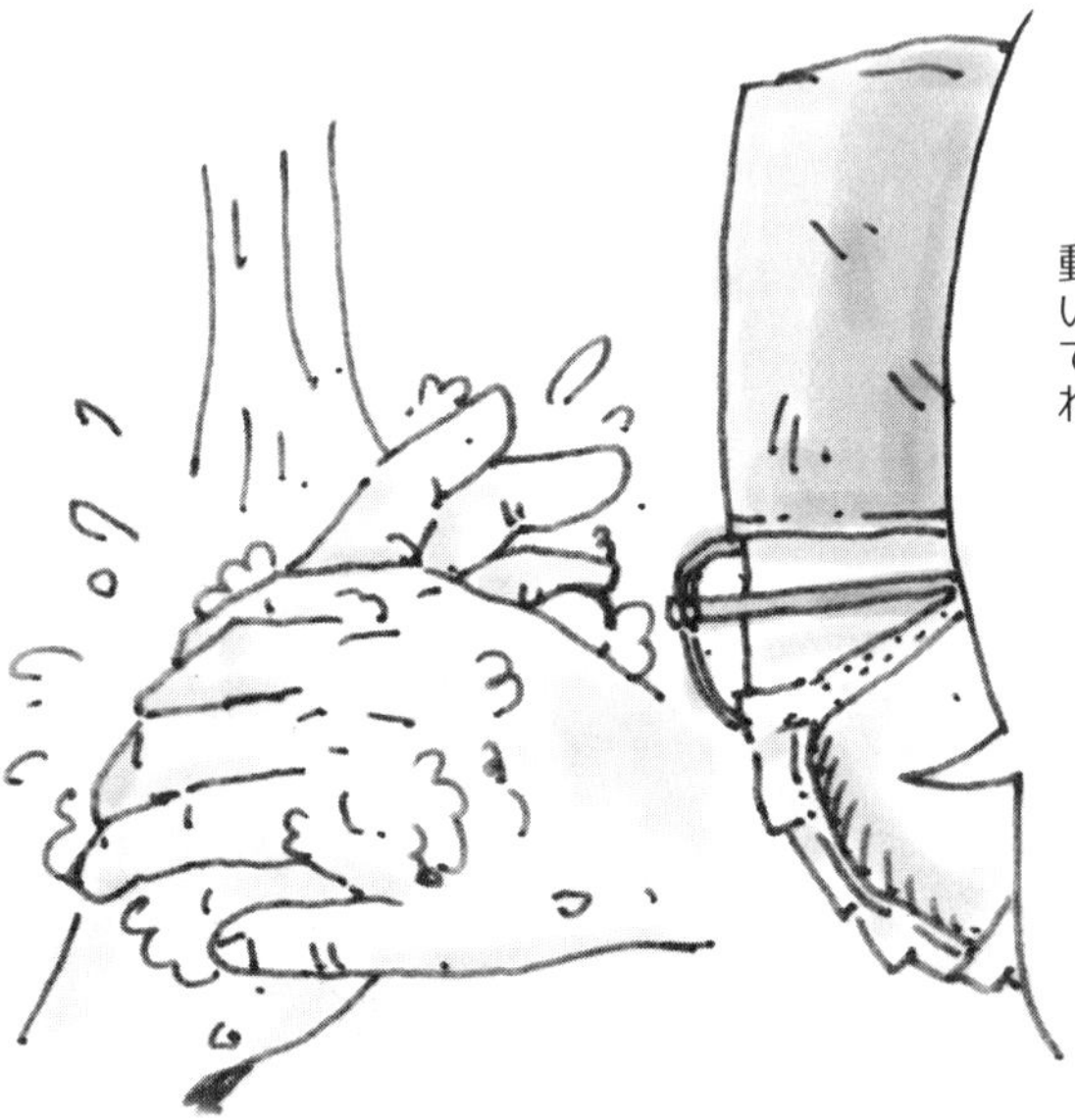
今日も思ったように
動いてね。

手術前の手洗いは、自分の手との対話の時間。

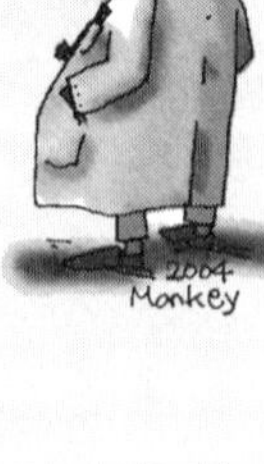
2004
Monkey

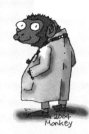

11

Gilliesの教え

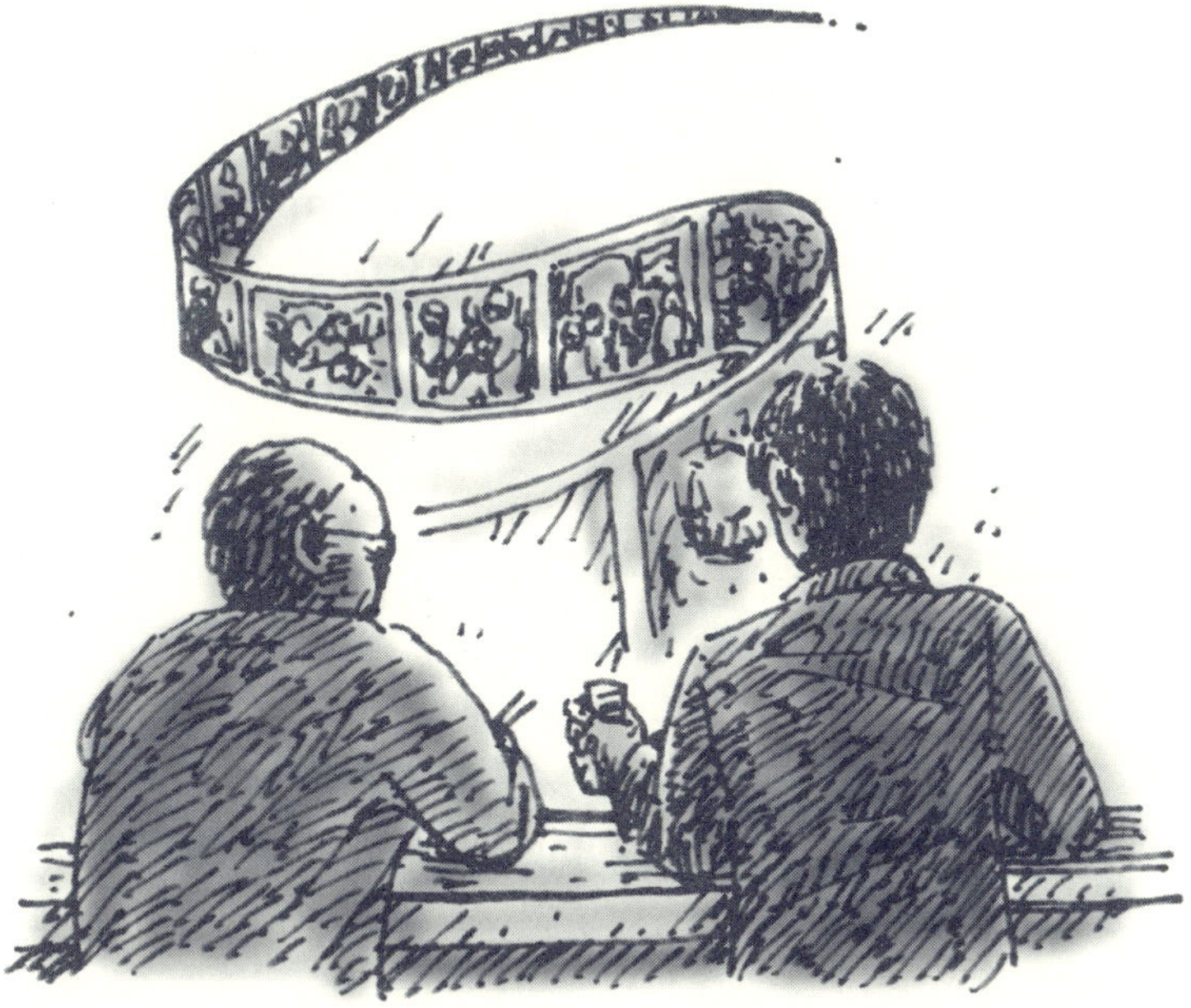

近代形成外科の父

新しい技術や概念を確立しただけでは、その分野の「父」や「母」と呼ばれる存在にはなれません。次世代にprincipleやphilosophyが脈々と受け継がれた結果、翻って創始者になるのだと思います。

お題

近代形成外科の父
Sir Harold Delf Gillies が伝えたもの

Gillies HD, Kilner TP, Stone D:
Fractures of the malar-zygomatic compound : with a description of a new X-ray position.
Br J Surg 14: 651-656, 1927

SUMMARY

顔面骨骨折の治療はこれまで言及されてこなかったが、頬骨骨折は競技中の殴打や交通事故で生じやすく、さまざまな合併症を起こす。骨折部は頬骨と前頭骨・眼窩骨・上顎骨・頬骨弓との接合部に多い。診断にはX線が不可欠で、われわれが考案したsuperior-inferior view撮影法は、malar zygomatic compoundの観察が可能である。治療はこれまでの方法とまったく異なり、側頭部で毛流に沿った1.5 inchの皮膚切開と側頭筋膜切開から、側頭筋上にエレベーターを挿入して骨折部を持ち上げる。この方法の利点は、瘢痕が隠れる、切開が骨折部と離れているので感染しにくい、顔面神経損傷がない、力学的に骨折部を持ち上げやすい、というものである。

時代背景

- 当時は四肢の骨折の治療は行われていたが、顔面骨骨折に関しては関心が払われていなかった。
- 治療としては、指や歯科用鉗子での挙上、直上小切開や口腔内アプローチからの挙上などが行われていたが、多くは無治療だった。

カンファで外鼻再建を巡って今田と新庄が意見を交わす中、古谷は色褪せた手術記録をめくっていた。丁寧に描かれた外鼻再建の記録を二人が覗き込む。

古：二人の方針と同じだろ。30年前の手術だ。

今：ほんとだ！ イラストがすっごく分かりやすい。先生の師匠の手術なんですね。

古：欠損をよく観察する、紙で皮弁を作って移動[1]させる、術後に正確な記録を残す。師匠には形成外科の基本を厳しく教えてもらったな。

今：どんな先生だったんですか？

古：俺にとってはGillies みたいな存在かな。さっきの師匠の教えは、実はGillies が言ったものだよ。もっとも俺は、Millard のような優秀な弟子じゃないけどね。

新：その二人って、筒状皮弁での乳房再建の話で出てきましたよね。師弟関係だったんですね。Millard は唇裂のミラード法の、ですよね。Gillies って、頬骨骨折のあのギリスですか？

古：そうだよ。1927年、顔面骨骨折の治療が軽視されていた時代に、

1　紙で皮弁を作って移動

Gillies の原則の1つ。"Make a plan and a pattern for this plan (Use paper or bandage shaped to the defect and carry out a pretense operation in reverse. Do not rush in with a piece of skin hoping it will fit)"。筒状皮弁を数か月かけて移動して、皮弁が足りなかったでは目も当てられない。

直上切開じゃなくて傷跡が隠れる側頭部切開[2]からのアプローチを考案したんだ。この手術がGillies の代名詞だけど、彼の業績をもっと知るべきだな。形成外科の父と言われるぐらいだから。

新：そうなんですか！　どんな手術をしたんですか？

古：形成外科のすべてだよ。彼の業績は1917年の顔面外傷に始まる。熱傷、骨折、組織欠損とあらゆる外傷の手術をやって論文に報告したんだ。1940年代には性転換手術で陰茎再建をやったり、1950年にはクルーゾン症候群に対するLe Fort Ⅲの骨切りを報告したり、業績を挙げたらキリがない。持針器とかの手術器具も開発してるしな。それらは、その後の多くの形成外科医に受け継がれているんだ。

今：どうしてそんなに多才だったんですか？

古：才能と熱意、あとは戦争だろうな。

今：…？

古：Gillies は1882年にニュージーランドに生まれて、イギリスに渡ってケンブリッジで医学を学んだんだ。第一次世界大戦中の1914年に英国陸軍医療部隊としてフランスに赴き、顔面外傷の治療に携わるんだけど、そこでGillies はその惨状に悲観するんだ。

2　側頭部切開

Gillies のオリジナル法では毛流に沿って切開するが、現在では毛流に直交する方向に切開して、瘢痕を毛髪で隠す。Blush up は後人の務め。

新：どういうことですか？

古：それまでの戦闘外傷は、主に切傷や熱傷だったけど、武器の進化によって組織の欠損を伴うような外傷が増えたんだ。ただ、戦地では縫合することしかできなかった。

今：それじゃあ、機能障害やひどい変形が残っちゃう。

古：そこで、イギリスに帰国後の1917年、兵士の顔面外傷に特化したクイーンズ病院を設立したんだ。さまざまな顔面外傷に対して、局所皮弁や筒状皮弁を駆使して再建を行ったらしい。ロンドンの国立陸軍博物館では、治療の資料や顔面のあらゆる皮弁を挙上したワックスモデル[3]もあっておもしろいぞ。

今：その後、Millard先生が弟子になったんですね。

古：二人が1957年に残した『Principles and Art of Plastic Surgery』は不朽の名作だ。1972年のBJPSにMillardが投稿した「Gillies memorial lecture」を読むと、二人の強い絆がよく分かる。出会いから最後の会話まで、心温まるエピソードが書かれているんだ。

今：なんだかステキ。

新：Gilliesに関する最近の資料はないんですか？

3　ワックスモデル

1917年に教育用に作られたもの。男性の顔に10以上の筒状皮弁や局所皮弁がデザインされ、めくれ上がったものや筒状になっているものが混在していてとてもシュール。国立陸軍博物館のホームページは、Gilliesの功績を分かりやすく解説している。

古：比較的新しいところでは、彼が設立したクイーンズ病院の医師が書いた2006年の論文が分かりやすい。Gillies の原則も載っているし。

今：原則、ですか？

古：『Principles and Art of Plastic Surgery』の中に書かれている形成外科医の心得だ。俺の師匠の教えも、これのパクリだ。

新：先生、言い方！　インスパイアとかあるでしょ。

古：ふふっ。師匠には、おざなりの手術プランを立てるとよく言われたもんだ。“Routine methods must be mastered, but never let them master you”ってな。

今：それ、先生がいつも言ってるやつ！

古：そうだよ。Gillies の教えは俺たちの中に生きている。だけど、ブラッシュアップも必要だ。

新：と言いますと？

古：例えば筒状皮弁。Gillies は、尺取虫のように時間をかけて確実に移動する筒状皮弁を兎と亀の昔話に例えた。当時の形成外科医はこの格言に、とらわれすぎたんだろうな。1946年に Shaw が浅下腹壁動脈を含む筒状皮弁で一期再建を実現したんだが、この皮弁の真価はすぐには理解されなかったんだ。

新：さっきの、ルーティンにとらわれるなっていうのと同じですね。

今：Gillies 先生は、Principles and Art を受け継いで発展させる後進がいて、形成外科の「父」になったんですね。

古：そうだな。俺も少しは師匠の意志を継げたかな…久しぶりに師匠と酒でも飲むか。

参考文献

- Millard DR Jr: Gillies Memorial Lecture: Jousting with the first knight of plastic surgery. Br J Plas Surg 25: 73-82, 1972
- Bamji A: Sir Harold Gillies: surgical pioneer. Trauma 8: 143-156, 2006（コラム参照）
- National army museum HP: https://www.nam.ac.uk/explore/birth-plastic-surgery

Gillies's principles

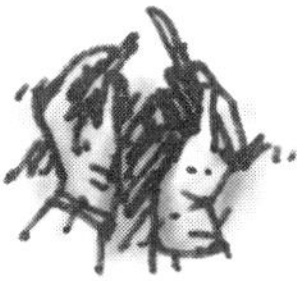

Gillies の著書である『Principles & Art of Plastic Surgery』には、いくつかの手術原則が出てくるんだ。“Diagnose before you treat” や “Make a record”、“The lifeboat（It is well to have a reserve plan)” なんかの基本的なものから、“Treat the primary defect first（Borrow from Peter to pay Paul only when Peter can afford it. When Mahomet is a long way from the mountain, try to move the mountain to Mahomet)” というものもある。これはマホメット喚山(預言者マホメットが山を呼んでも来ないなら、マホメットが山に行く)という説話をもじったものだ。欠損から離れた部位からの遠隔皮弁ならではの教えだな。

もちろん、当時の再建技術を前提に考えられたものだから、そのまま現代で通用しないものもある。でも、“Never throw anything away until you are sure you do not want it” は、形成外科医なら誰でも守っている教えなんじゃないかな。

参考文献

- Bamji A: Sir Harold Gillies: surgical pioneer. Trauma 8: 143-156, 2006

技術の変化とともに、治療原則も変化する

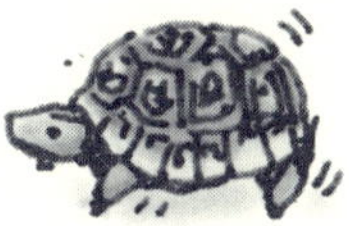

“Speed in surgery consists of not doing the same thing twice” も Gillies の原則に出てくるんだが、慌てて同じことを繰り返すより、ゆっくり確実に前に進んだ方が早いってことだ。Gillies はこれを、兎と亀の話に例えている。“It’s the old story of the hare racing back and forth at terrific speed while the tortoise without retracing one step, slowly crosses the finish” ってね。

当時、再建のイノベーションとして登場した筒状皮弁は、random な血行の遠隔皮弁だったから、確実に血行を得てゆっくり進まなくてはならない。だからこその原則だが、1946 年に Shaw が発表した浅下腹壁動脈を含む筒状皮弁は、axial pattern だから長い皮弁が一期的に作れて、亀ほどゆっくりやる必要がない。新しい技術がそれまでの principle を変える、ということを俺たちは柔軟に受け入れないとな。

このことは McGregor が 1972 年の鼠径皮弁の論文に書いているんだ。Shaw の論文から McGregor の鼠径皮弁まで 26 年、亀のようにゆっくりと兎のような遠回りをしたのかもな。

参考文献

- McGregor IA, et al: The groin flap. Br J Plast Surg 25: 3-16, 1972
- Shaw DT, et al: One stage tubed abdominal flaps. Surg Gynecol Obstet 83: 205-209, 1946

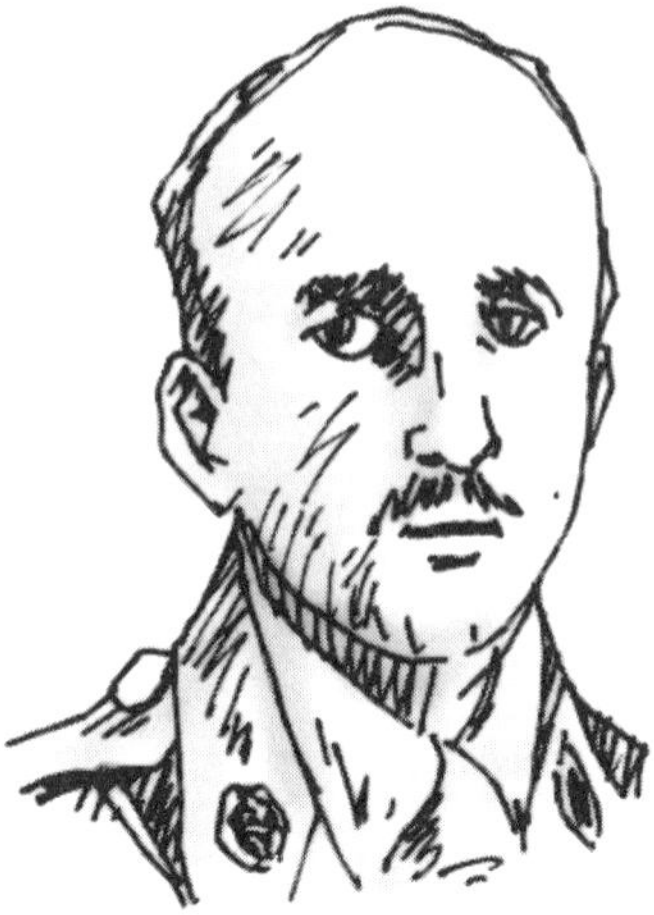

Harold Gillies
1882–1960
“Father of Modern Plastic Surgery”

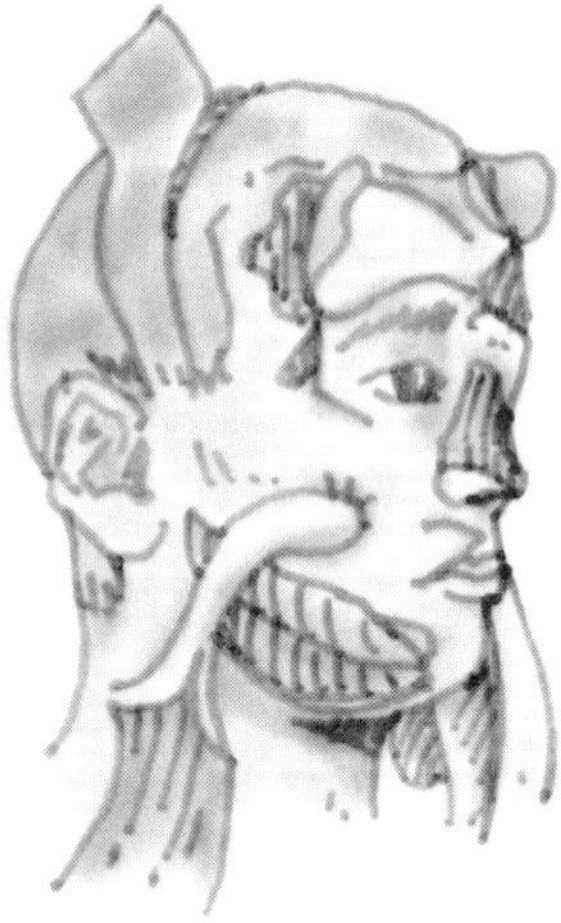

National Army Museum の HP には、顔と頸部の皮弁の Wax Model が掲載されてますが、1917 年のオリジナルに比べて 2016 年の復元モデルのしょぼいのなんのって。3D プリンターらしいんだけど、最先端技術に頼ってこれか!?　いやまて、僕らの手術もそうなってないか…？

復元といやー、
最近のヨーロッパの芸術品
の復元もひどいもんなー。
こういう技術や美的センス
が劣化してるのかなー。

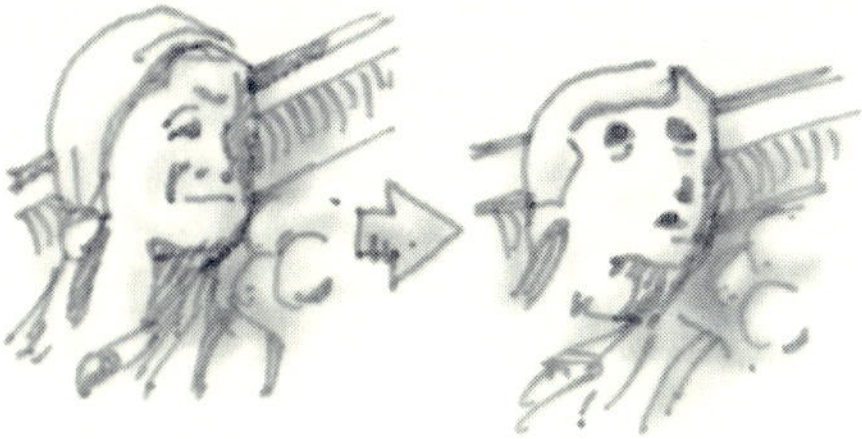

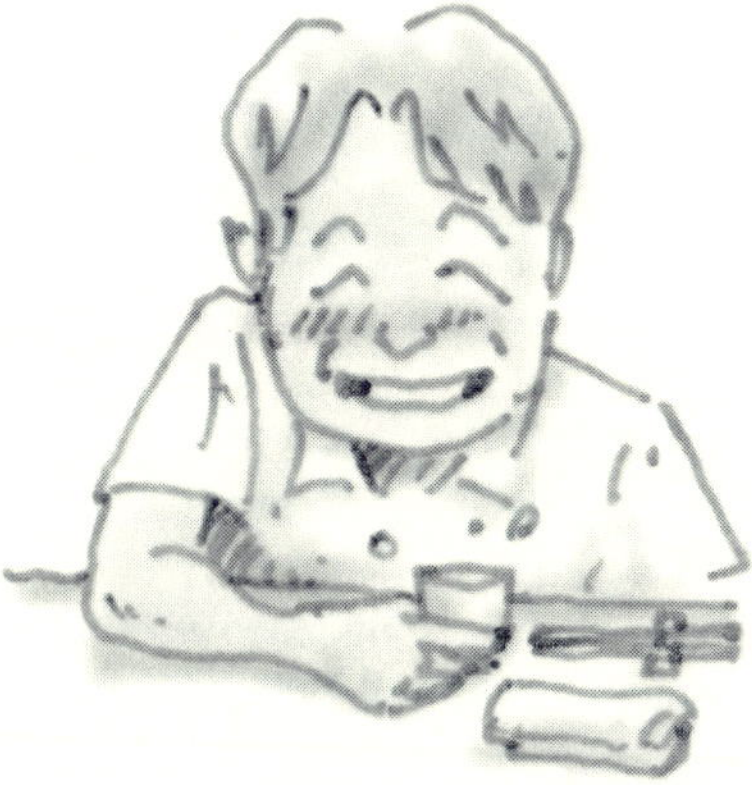

お師匠と弟子；寺尾先生も
坂東先生の話をする時は
うれしそうだもんなー。

さるすべる
−形成外画−

指示代名詞

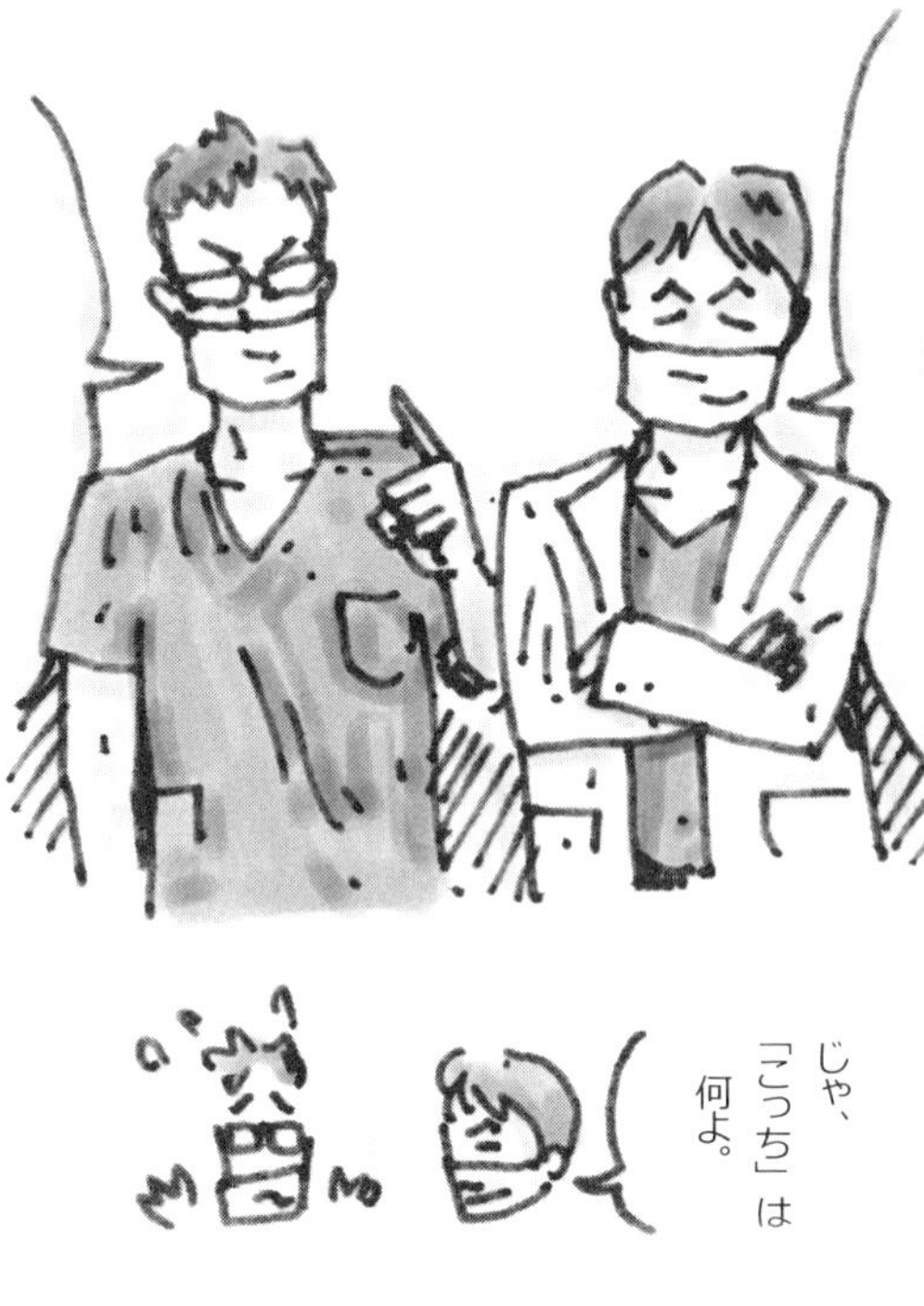
今回は○○皮弁でいくかー。
なるほど、そっちですね。
じゃ、「こっち」は何よ。

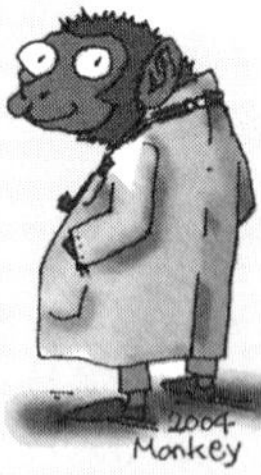
2004
Monkey

12

前腕皮弁

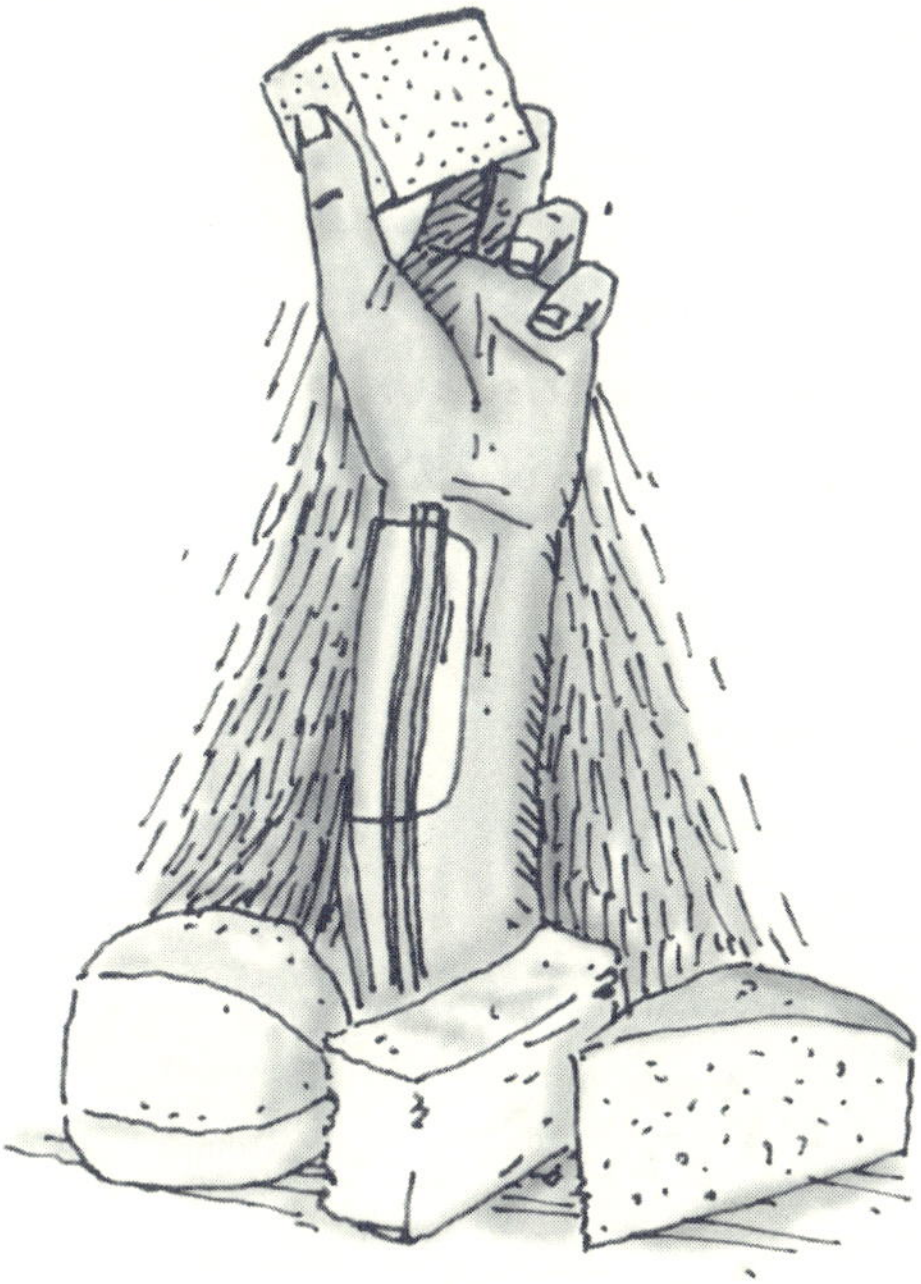

普及の条件とは？

足背皮弁や外側上腕皮弁など、今ではほとんど使われなくなった皮弁があるなかで、皮弁黎明期に生まれた前腕皮弁はいまだに現役です。口腔内という適所を得たことで、露出部であるハンデを上回る利点が生まれたようです。

お題

普及の条件とは？
口腔内に活路を開く

Soutar DS, Scheker LR, Tanner NS, et al:
The radial forearm flap: a versatile method for intra-oral reconstruction.
Br J Plast Surg 36: 1-8, 1983

SUMMARY

Chinese flap と呼ばれる前腕皮弁は、1978 年に Yang らによって報告され、熱傷後拘縮などに使われていた。その後、知覚皮弁や橈骨皮弁として、鼻再建や指再建などに用いられるようになった。この皮弁の薄く柔らかく無毛である特徴は、口腔再建に適していると考えられ、10 例に使用して良好な結果を得た。大胸筋皮弁や僧帽筋皮弁は、信頼性が高いが厚くかさばり舌を圧排する。足背皮弁は、技術的に難しくドナーの侵襲が大きい。空腸移植も侵襲があり、鼠径皮弁も骨を取ると痛みが問題となる。前腕皮弁は、ドナーの痛みや合併症が少なく、薄くしなやかで挙上が容易、知覚皮弁や骨皮弁とすることも可能で、口腔再建としては万能な皮弁である。

時代背景

- 口腔再建は DP 皮弁、大胸筋皮弁、僧帽筋皮弁、胸鎖乳突筋皮弁などの有茎移植が行われれていた。
- 薄い DP 皮弁は瘻孔が問題となり、厚い筋皮弁は口腔内に収めるのが困難だった。

夕回診を終えて、今田と新庄は学会発表の準備をしていた。そこに外勤帰りの古谷が、スイーツの差し入れを持ってきた。

古：外勤先で、今流行のスイーツとやらをもらってきたんだけど、食べるか？

今：わっ、いろいろ入ってる！　私はマリトッツォかな。テリーヌチーズケーキもある！

新：何すか、それ？

古：ティラミスはないのか？

今：…。

古：スイーツって、定番もあるけど毎年のように流行があるよなぁ。

今：定番には飽きない美味しさを求めるけど、流行には美味さだけじゃなくって、これまでにない特別感とか贅沢感とか、新しい魅力を期待しちゃいます。

古：手術手技も、需要を満たす魅力的な方法は流行るからな。需要が続き、適度な難易度で多くの施設でできるなら、流行に終わらず普及するだろうね。

今：新しい魅力に需要と安定供給、これが普及の条件なんですね。

古：たとえば前腕皮弁。この皮弁は中国の Yang らが 1978 年に開発したんだが、しばらく報告されていなかった[1]。最初の論文は 1981 年、National Medical Journal of China に中国語で掲載されている。いきなり 56 例 60 皮弁の報告だ。当初の論文が中国からの発表だったから、前腕皮弁は Chinese flap と呼ばれてたんだ。

新：中国語の論文？ 残念。それじゃあ読めないかぁ。

古：ん？ 英語なら読むのか？ 安心しろ、Yang の原著は英訳されて 1997 年の BJPS に載っている。

新：…読みます。

古：Yang たち中国の医師は、前腕皮弁を熱傷後の瘢痕拘縮の治療に使ってたんだけど、そのままでは他の皮弁が登場するまでの一時的な流行で終わっただろうな。前腕皮弁が普及して今でも使われているのは、1983 年の Soutar の口腔再建への応用があったからだと思うよ。

新：どういうことですか？

古：それまでの口腔再建はといえば、小さな欠損でも取り回しの難しい

1　報告されていなかった

当時、中国の医師は英語での論文発表に疎かったように思える。世界初の遊離皮弁の論文は、1973 年 8 月の PRS に掲載された Daniel による鼠径皮弁（同年 1 月の手術）で、これが世界初であるとされた（実際は 1972 年施行の波利井先生の頭皮皮弁が世界初）。Daniel の論文の“編集者による補足”によると、1973 年 3 月 26 日に上海の Yang が遊離 SIEA flap を成功しているのを編集者が見学していて、これが世界 2 番目、同年 3 月 28 日の O'Brien の遊離鼠径皮弁（翌号の PRS に掲載予定と記載）が 3 番目と紹介している。

大胸筋皮弁や僧帽筋皮弁の有茎移植だったり、高度な技術を要する足背皮弁や鼠径皮弁の遊離移植だったりで、術後の口腔機能という需要への対応と、容易な手技という供給の条件を両立していなかったんだ。

今：そうか。前腕皮弁は薄くしなやかな再建材料という需要を満たすし、遊離皮弁という新しい魅力的な技術ではあるけど鼠径皮弁なんかに比べればやさしい皮弁ですもんね。

古：そういうこと。Soutar は鼠径皮弁を開発した McGregor の弟子[2]なんだけど、くだんの論文では薄くしなやかで無毛である利点を挙げて、師匠の鼠径皮弁より、難易度が低くて採取部の痛みも少ない versatile method と謳っている。まぁ、鼠径皮弁より痛みが少ないかどうかは微妙だけどな。

新：だけど、前腕皮弁は露出部だし、閉鎖に植皮が必要だし、橈骨動脈は犠牲にするしで、大胸筋皮弁や鼠径皮弁なんかに比べると欠点はありますよね。

古：橈骨動脈の犠牲は静脈移植で補えるとしているけど、実際にはそこまでやらないよな。そういったデメリットを上回る大きなメリット

2　McGregorの弟子

英国グラスゴーのCanniesburn病院は、1940年にグラスゴー王立病院の形成外科ユニットとして設立。Gilliesに師事した医師たちによってスタートした。歴代のコンサルタントにはMustard, McGregor, Soutarらがいる。その他Ian Jacksonら、その後米国などで活躍する形成外科医が多数在籍していた。惜しくも2003年に閉鎖。

が得られる口腔再建だからこそ、普及したんだろう。今では前外側大腿皮弁とか選択肢が広まったけど、症例によっては、前腕皮弁はいまだ現役だ。特に再建が本職ではない耳鼻科医や口腔外科医が再建[3]をする時にはな。

今：その後、新しい展開はあったんですか？

古：Soutar は前腕皮弁の適応を広げようと、橈骨を部分的に付けて下顎再建に応用した。

新：残った橈骨は骨折しないんですか？

古：橈骨の60％以上を残して船底型に採取することで、橈骨骨折を予防できるとしている。だけど、下顎再建では骨切りが必要ない限局的な側方欠損とかに適応が限られる。だから下顎再建としては、一時的な流行の域を出なかったんじゃないかな。鼻骨を含めた外鼻再建とかにはいい方法なんだけど。

今：その後に肩甲骨皮弁や腓骨皮弁での再建も発表されましたしね。

古：新しいものが出てきても輝きを失わないものこそが、スタンダードとして残るんだ。

新：前腕皮弁は舌半切や口腔底の再建として、40年以上も使われ続けて

3　耳鼻科医や口腔外科医が再建

頭頸部科の医師が再建まで行う場合、所属する施設で慣れ親しんだ皮弁を用いることが多い。口腔外科医による下顎再建では、肩甲骨皮弁を使う傾向にある。

ますもんね。

古：よし、俺も流行に流されずに、この昔ながらの銘菓長崎カステラを頂くことにしよう。

今：先生、それ、今流行りの台湾カステラですよ。

参考文献

- Yang GF, et al: CLASSIC REPRINT: Forearm free skin flap transplantation: a report of 56 cases. Br J Plast Surg 50: 162-165, 1997（コラム参照）
- Soutar DS, et al: Immediate reconstruction of the mandible using a vascularized segment of radius. Head Neck Surg 8: 232-246, 1986（コラム参照）

Yang らの Chinese flap

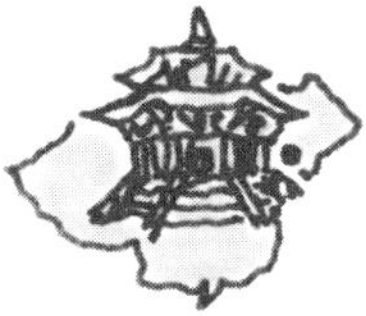

瀋陽の Yang らは、1981 年に中国国内誌に遊離前腕皮弁を発表した。Soutar の論文では、Yang の最初の症例は 1978 年になってるけど、Yang の論文では、1979 年から 1980 年の間に 56 例に 60 の前腕皮弁を移植したとしている。熱傷後の瘢痕拘縮が 42 例、外傷 10 例、凍傷 1 例で、腫瘍切除後の再建は 3 例で口腔再建はなかった。12 例で血管茎の末梢側もレシピエント血管と吻合して、9 例で末梢側の動静脈を吻合してシャントを作っているのがおもしろい。糸は 8/0 か 9/0 で、皮弁全壊死は 1 例だけだった。

35 肢の解剖では、前腕の皮膚が橈骨動脈と尺骨動脈、骨間動脈の細い穿通枝で栄養されることを示して、橈骨動脈の穿通枝は末梢側が 7 ～ 12 本で、中枢側の 0 ～ 10 本より多いとしている。静脈は伴走静脈より皮静脈を重要視している。

当時の中国では、口腔癌の手術が普及していなかったのかもな。Yang も 40 年以上の先の未来に、自分が開発した前腕皮弁が口の中で生きているとは、思わなかっただろうな。

参考文献

- Yang GF, et al: CLASSIC REPRINT: Forearm free skin flap transplantation: a report of 56 cases. Br J Plast Surg 50: 162-165, 1997

橈骨前腕皮弁による下顎再建

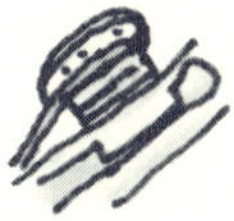

血管柄付骨移植による下顎再建は、1977 年の Serafin や原科先生の肋骨移植に始まり、1979 年の Taylor の腸骨皮弁、1980 年の Bell の中足骨皮弁と続くんだが、どれも普及したとはいえない。口腔の狭い場所での取り回しという需要と、挙上や血管吻合がやさしいという安定供給の条件が、どれも十分ではなかったんだな。

で、1986 年の Soutar の橈骨前腕皮弁の論文だ。14 例の区域切除に使って、13 例で成功している。難易度という点では一番やさしいんじゃないかな。口腔底を作るのにも、薄くて柔らかい皮弁は適しているし。だけど橈骨は部分採取だから、残る骨も移植する骨も、どちらも折れずに機能させるってのが難しい。下顎骨の辺縁切除であれば、onlay 移植として使えそうだけどね。

だから、同じ 1986 年に Swartz が報告した肩甲骨皮弁の方が使いやすかっただろうし、1989 年に Hidalgo が腓骨皮弁による下顎再建を報告すると、流れは完全にそっちに行った。実際、90 年代中ごろには、Soutar も橈骨前腕皮弁をやらずに、腓骨皮弁で再建していたからね。

参考文献

- Soutar DS, et al: Immediate reconstruction of the mandible using a vascularized segment of radius. Head Neck Surg 8: 232-246, 1986

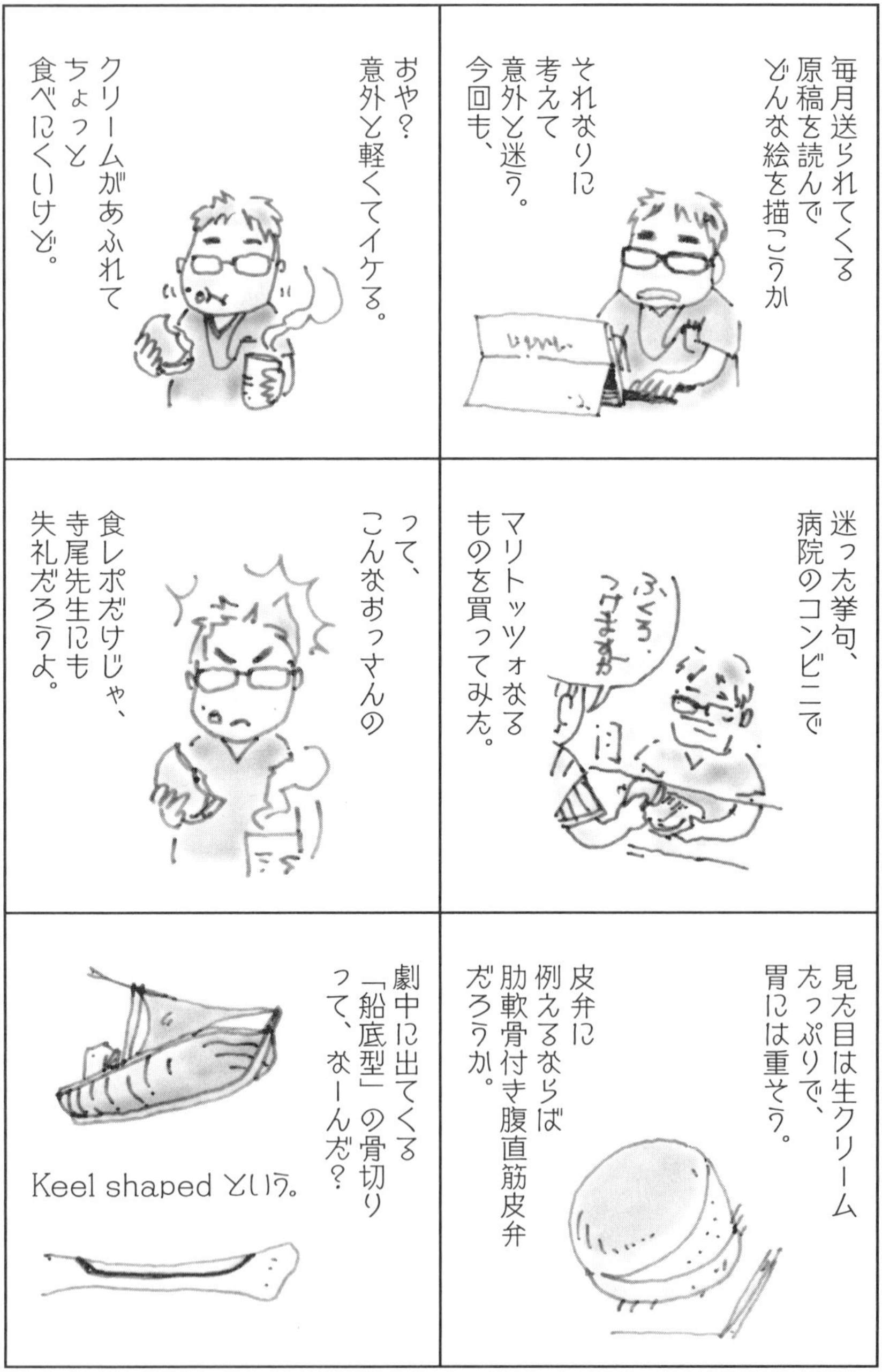
毎月送られてくる原稿を読んでどんな絵を描こうか
それなりに考えて意外と迷う。今回も、
迷った挙句、病院のコンビニで
ふくろ、つけますか
マリトッツォなるものを買ってみた。
見た目は生クリームたっぷりで、胃には重そう。
皮弁に例えるならば肋軟骨付き腹直筋皮弁だろうか。
おや？意外と軽くてイケる。
クリームがあふれてちょっと食べにくいけど。
って、こんなおっさんの
食レポだけじゃ、寺尾先生にも失礼だろうよ。
劇中に出てくる「船底型」の骨切りって、なーんだ？
Keel shaped という。

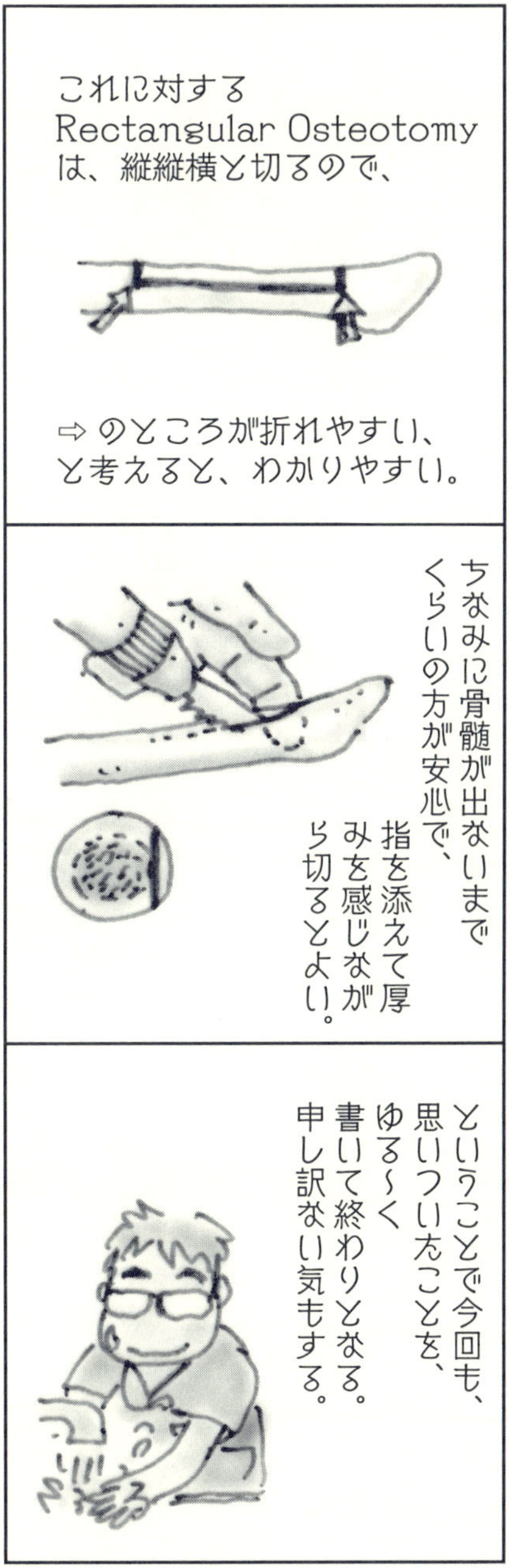
これに対する
Rectangular Osteotomy
は、縦縦横と切るので、
⇨のところが折れやすい、
と考えると、わかりやすい。
ちなみに骨髄が出ないまで
くらいの方が安心で、
指を添えて厚
みを感じなが
ら切るとよい。
ということで今回も、
思いついたことを、
ゆる～く
書いて終わりとなる。
申し訳ない気もする。

さるすべる
ー形成外画ー

手術室流行語大賞ノミネート作品①

日和る【hiyo-ru】

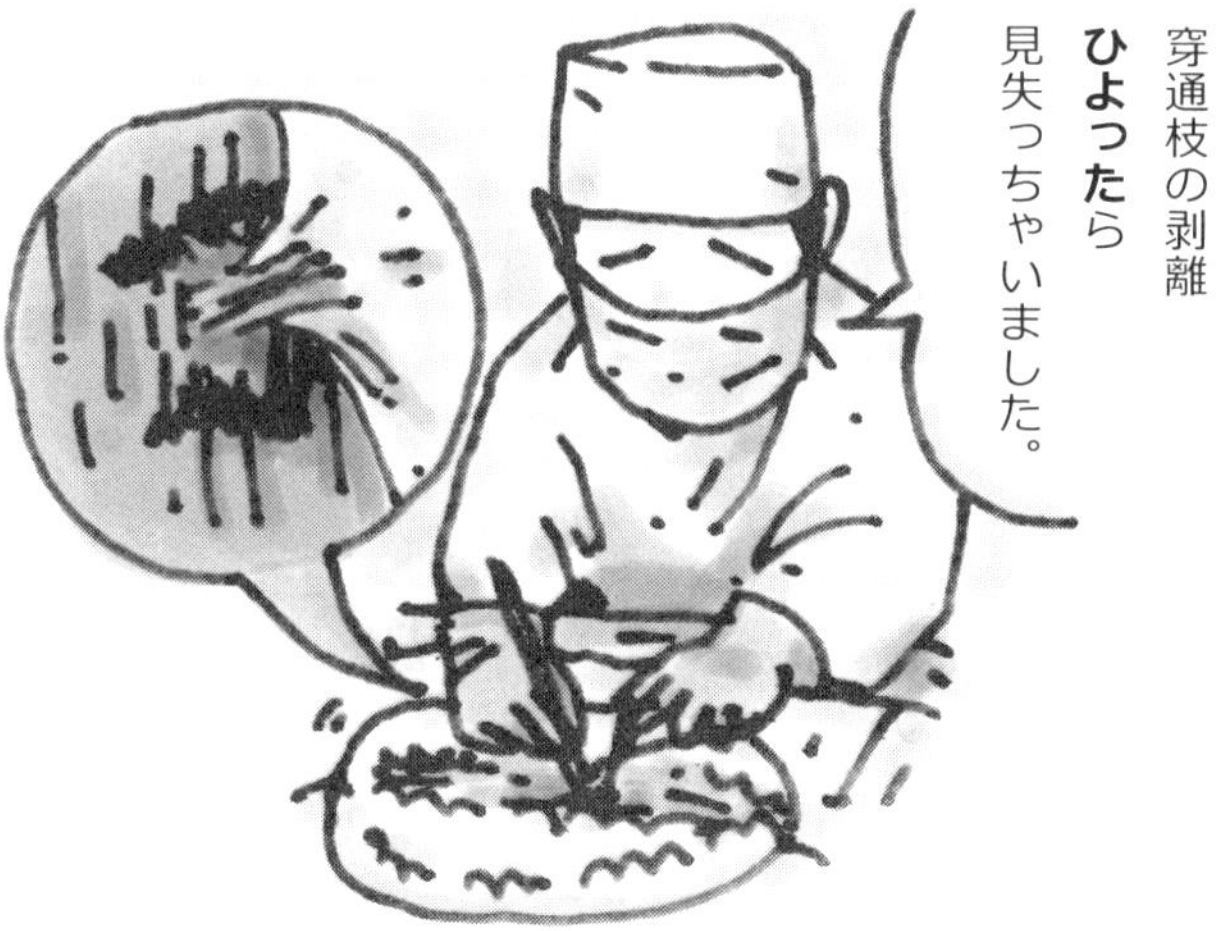
穿通枝の剥離
ひよったら
見失っちゃいました。

①日和見した態度をとる。
②妥協的になる。長時間手術フラグのひとつである。

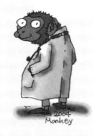

13

遊離足趾移植

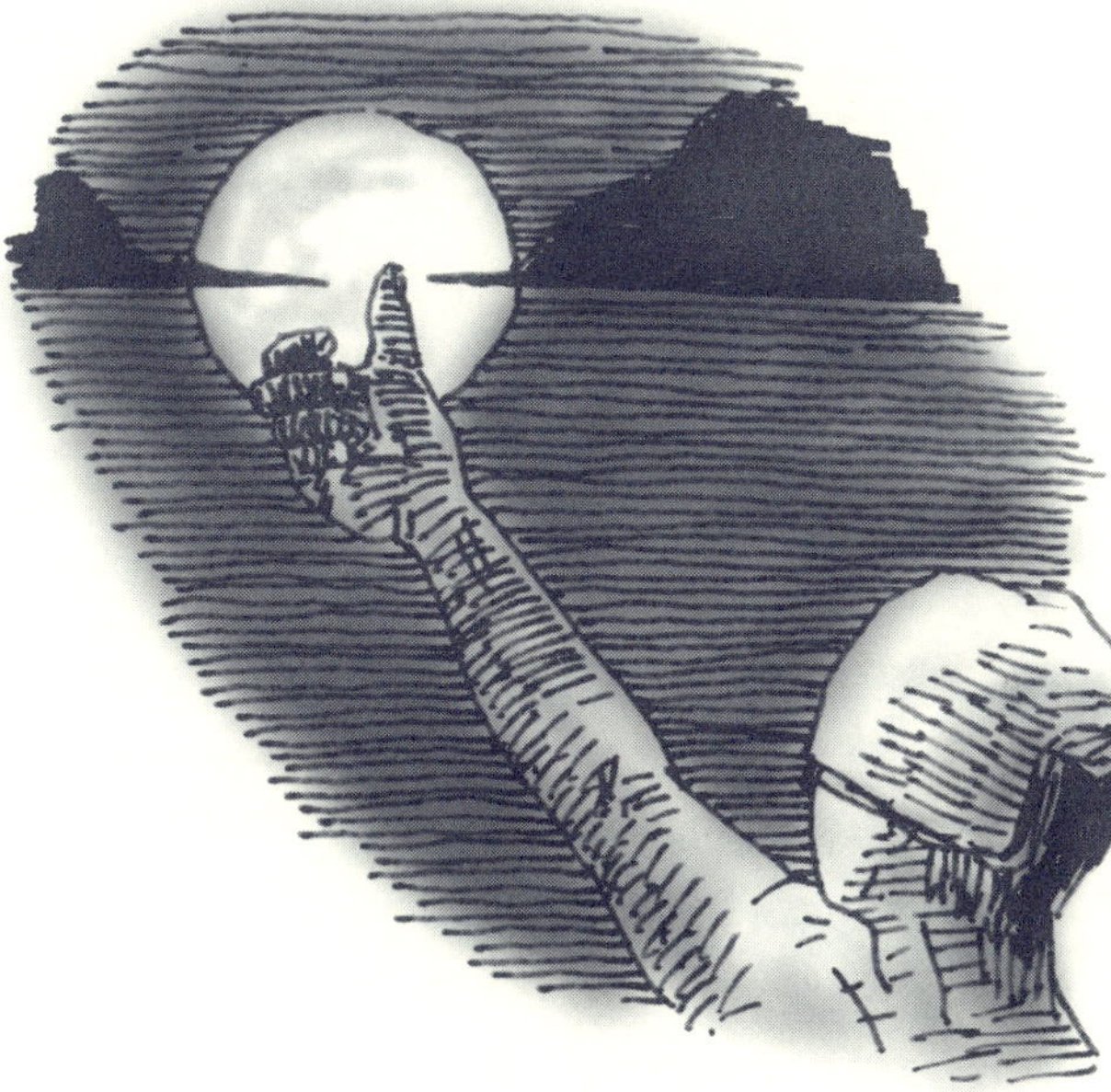

発想と技術革新がもたらすもの

できたらいいな、という夢のような発想を形にするのは簡単ではありません。しかし、時代を経て道具が進化すると、突拍子もない発想が実現することもあるようです。

お題

発想と技術革新がもたらすもの
夢は叶う！

Buncke HJ Jr, Buncke CM, Schulz WP: Immediate Nicoladoni procedure in the Rhesus monkey, or hallux-to-hand transplantation, utilising microminiature vascular anastomoses. Br J Plast Surg 19: 332-337, 1966

SUMMARY

母指欠損の再建法には 1953 年の Littler の母指化術、1964 年の McGregor の遠隔骨皮弁移植がある。この研究は、1897 年に Nicoladoni が発表した遠隔足趾移植を一期的に行うものである。

3 匹のアカゲザルの第 1 趾を母指に移植した。中足骨と舟状骨をワイヤーで固定し、足背動脈に続く伏在動脈と橈骨動脈、足背静脈から続く伏在静脈と背側皮静脈を吻合、さらに EHL と EPL、FHL と FPL の腱縫合を行い、趾神経につながる内側足底神経を指神経と縫合した。血管吻合には Zeiss の双眼顕微鏡と 10 ミクロンのナイロン糸を用いた。

最初の 2 例は成功、3 例目は動脈血栓で失敗した。成功例はバナナを患手で保持することができた。

時代背景

- 当時行われていた母指化術は機能的に優れていたが、すでに障害のある手の他指が犠牲になった。
- この論文の 12 年前の 1953 年に、ツァイス社は世界初の手術顕微鏡を発表した。

仕事を終えて病院を出た古谷たちは、澄んだ夜空を見上げる。白い吐息の向こうに満月が浮かんでいた。

今：私たちもいつか月に行けるのかなぁ。

古：この分だと、あっという間に月旅行の時代がくるかもな。

今：昔の人は月に行くなんて想像もしなかったでしょうね。

古：行きたいっていう思いが数多の発想や技術を生んで、徐々に安全性を高めていったんだ。今日の toe to hand みたいなもんだな。

今：どういうことですか？

古：足趾移植以前は母指化術[1]や筒状皮弁[2]で母指再建をやっていたんだけど、やっぱり…

新：足の指がくっついたらなぁって、思いますよね。移植の技術がない時代なら夢みたいな話だけど、考えてみたら誰もが思いつく発想ですよね。

古：その思いを実際にやったのが19世紀のイタリア人外科医、Nicoladoniだ。主にウィーンで活躍したんだけど、消化器外科をBillrothに学んで、多くの世界初の手術をしたそうだ。整形外科でも活躍して、

1　母指化術

示指を母指の位置に移植して、対立機能を再建する方法。母指化術の元祖は1952年のBunnellだが、彼の指導を受けたLittlerは翌年に母指化術の詳細な報告をPRSに発表した。関節機能と知覚を有するため、ピンチ機能に優れている（「19 島状皮弁」参照）。

2　筒状皮弁

鎖骨部の皮膚をU字に切って、鎖骨の一部を採取して埋めておく。適正なdelayの後に、二期手術でU字皮弁と鎖骨を筒状皮弁として、母指切断端に骨固定と皮弁縫合を行う。3週後に皮弁を切り離し、その断面の指腹に他指から神経血管付き島状皮弁を手掌皮下経由で移植する、という方法。それまでの筒状皮弁の骨と知覚という問題を解決した。

筋肉移植による機能再建とか独創的な業績を残している。そのNicoladoniがtoe to handの元祖だ。

今：19世紀に？　どうやったんですか？

古：遠隔皮弁だよ。母指のデグロービング損傷を胸壁皮弁で治療してたぐらいだから、第2趾の移植を思いついたんだろうな。そのあたりのことはAnn Surgに詳しく載っている。

新：手を足にくっつけておくんですよね？　そんな格好を何日も続けたんですか？

古：2週間だ。彼自身も、この不便な姿勢を受け入れる患者であれば行うべき手技だと言っている。だからNicoladoni法は一般化しなかったんだな。でも、多くの医師の胸の中には、Nicoladoni法が一期的にできたらいいなぁっていう思いがずっとあったんだろうね。そこに手術用顕微鏡やマイクロ用の糸なんかの技術革新が重なったんだ。

新：一気に月に行っちゃったんだ！

古：いやいや、遊離移植が確立されていない時代だったから、そう簡単にはいかない。それに足趾移植はドナーの犠牲が大きいし、関節機能と知覚の再建も必要になる。初めてのことだらけだったから、まずは動物実験から始まったんだ。

今：いつごろのことだったんですか？

古：1965年、世界最初の遊離皮弁の8年も前だ。サンフランシスコのBunckeは、アカゲザルで遊離足趾移植をBJPSに発表した。

新：サル？

古：MP関節、IP関節を含む第1趾を長母趾屈筋腱、長母趾伸筋腱、内側足底神経を含めて移植した。ヒトにはない伏在動脈と伏在静脈の内果枝を吻合したそうだ。ヒトよりはるかに難易度が高かったんだろうな。

今：人間で言えば幼児の手術みたいなもんですよね。で、どうなったんですか？

古：3例中2例は成功、再建した母指を使ってバナナをつかんでいる写真が掲載されている。

今：すごーい！　そのあとに臨床応用ですね。

古：残念ながら、1967年にBunckeが行った初めての母趾移植の臨床例は成功しなかった。世界初は1969年のCobbettによるもので、

2例目が1972年のBunckeだ。1973年のBJPSにはBunckeの成功例の報告とMcGregorの皮弁血流のaxial patternとrandom patternを解説する論文が並んで掲載されている。この号を読むと、マイクロサージャリーの夜明けを感じるし、足趾移植がいかに先進技術だったかがよく分かる。

今：で、今日のwrap-around flap[3]に繋がるんですね。アイデアといいネーミングといい、魅力的な手術ですよね。

古：そうだな。Bunckeは足趾移植を確立させただけじゃなく、マイクロサージャリーの一時代を築いた。でも、やっぱり足趾は5本残したいし、ちょうどいいサイズの指を再建したいよね。そういう思いに対して、1980年にMorrisonのwrap-around flapやFoucherのtwisted toe flap[4]が登場したんだ。足趾移植は進化を続けて、カスタムメイドの時代になったってことだね。

新：この先はどうなるんだろう？　月に行ける近未来には同種移植や再生医療も進歩するんだろうな。可能性が広がるぶん、医師や患者の選択も難しくなりそう。

古：技術に取り憑かれるんじゃなくて、Nicoladoniがそうだったように、

3　wrap-around flap

母指には第1趾では大きすぎ、第2趾では小さかった。メルボルンのWayne Morrisonが1980年に考案したwrap-around flapでは、第1趾から爪を含む皮膚を部分的に採取して、指骨状に成形した腸骨に巻き付けた。足には骨と皮膚の一部を残した。再建指の太さを自由に調節でき、第1趾も温存できるこの方法は、世界中を席巻した。

4　twisted toe flap

フランスのFoucherはさまざまな指欠損に対応すべく、趾腹部や趾尖部のpartial toe移植を発表した。その中で、母指末節の全欠損に対してtwisted toe flapを紹介している。第1趾間に連続する母趾の爪と末節骨と皮膚の一部、第2趾の皮膚の一部を180°回転させて縫い合わせた。ただし、足趾も残った2本を組み合わせるので第2趾は欠損する。

目の前の患者さんをどうにかしたいっていう思いが一番大事なんじゃないか？　視野が狭くなると大局が見えなくなるぞ。月にでも行って悩んでこい。

今：先生は行きたくないんですか？　月に。

古：俺は温泉にでも入って、お前たちを見上げているよ。

参考文献

- Gurunluoglu R, et al: Carl Nicoladoni（1847-1902）: Professor of surgery. Ann Surg 239: 281-292, 2004
- Buncke HJ Jr, et al: Thumb replacement: Great toe transplantation by microvascular anastomosis. Br J Plast Surg 26: 194-201, 1973
- Morrison WA, et al: Thumb reconstruction with a free neurovascular wrap-around flap from the big toe. J Hand Surg 5: 575-583, 1980
- Foucher G, et al: Microsurgical free partial toe transfer in hand reconstruction: a report of 12 cases. Plast Reconstr Surg 65: 616-627, 1980

空想的で実践的な足趾移植

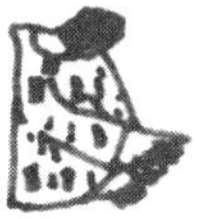

Nicoladoni はイタリア人の両親の下、1847 年にウィーンで生まれた。消化器外科や整形外科の分野で、多くの独創的な手術を開発したんだ。当時のウィーンは、空想的精神活動に支配されていたドイツ・オーストリア医学から、実践的な新ウィーン学派の時代へと移りつつあったらしい。そんな時代の潮流が、Nicoladoni に空想的でありながら実践的な仕事をさせたのかもな。

Nicoladoni も当初は胸壁皮弁を使って母指を再建していたんだけど、ぶよぶよして大きすぎたり指に乳首が含まれていたりで、イマイチだったようだ。骨の再建には脛骨の移植を計画したけど、これは患者に拒否されたらしい。そこで思いついたのが足趾移植だ。第 2 趾基部の足背の皮膚をめくって手の母指断端をくっつけた。その姿勢をギプスで固定して、2 週間後に足底側を切り離したんだ。彼自身も、この 2 週間の試練を課しても機能的な親指を再建したいという患者に適応があると言っている。

論文の考察で、形成外科医であればこの手術はできる！　と感嘆符で締めくくっているところに Nicoladoni の人間味を感じるな。

参考文献

● Nicoladoni C: Daumenplastik. Wien. Klin. Wochenschr. 28: 663, 1897

光の中の生命を求めて

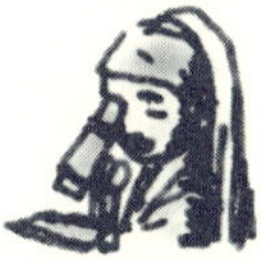

カールツァイスの歴史は、1846 年にドイツに設立された顕微鏡工房に始まる。1866 年に市販された光学顕微鏡は、コッホが結核菌やコレラ菌を発見する際に使ったことで有名だ。一方、顕微鏡手術は 19 世紀末から行われていたけど、性能が不十分だった。そこでツァイスは、高倍率、適正な作業距離、立体視、光度とかを課題に手術用顕微鏡の開発を進めて、1953 年に世界初の手術顕微鏡 OPMI1 を発表した。

顕微鏡の歴史をさらに遡ると、17 世紀のレーウェンフックに辿り着く。1632 年、オランダのデルフトに生まれたレーウェンフックは、倍率 200 倍を超える単式顕微鏡を製作した。あらゆるものを観察して、その発見を英国王立協会に送ったんだ。そのスケッチは「光」の中で輝く微小な生命を繊細なタッチで描いていて、生物学者の域を超えていたという。ところが、1676 年以降のスケッチは単純な線の描写となり、生命力が失われてしまったらしい。

レーウェンフックと、同郷で同年同月に生まれた「光」の画家フェルメールとの親交はたびたび話題になるが、それを証明するものはないらしい。フェルメールが 1675 年に生涯を終えた事実と、その翌年からレーウェンフックのスケッチのタッチが変化したことは、想像力を掻き立てるな。

参考文献

● 福岡伸一：フェルメール光の王国．木楽舎，2011

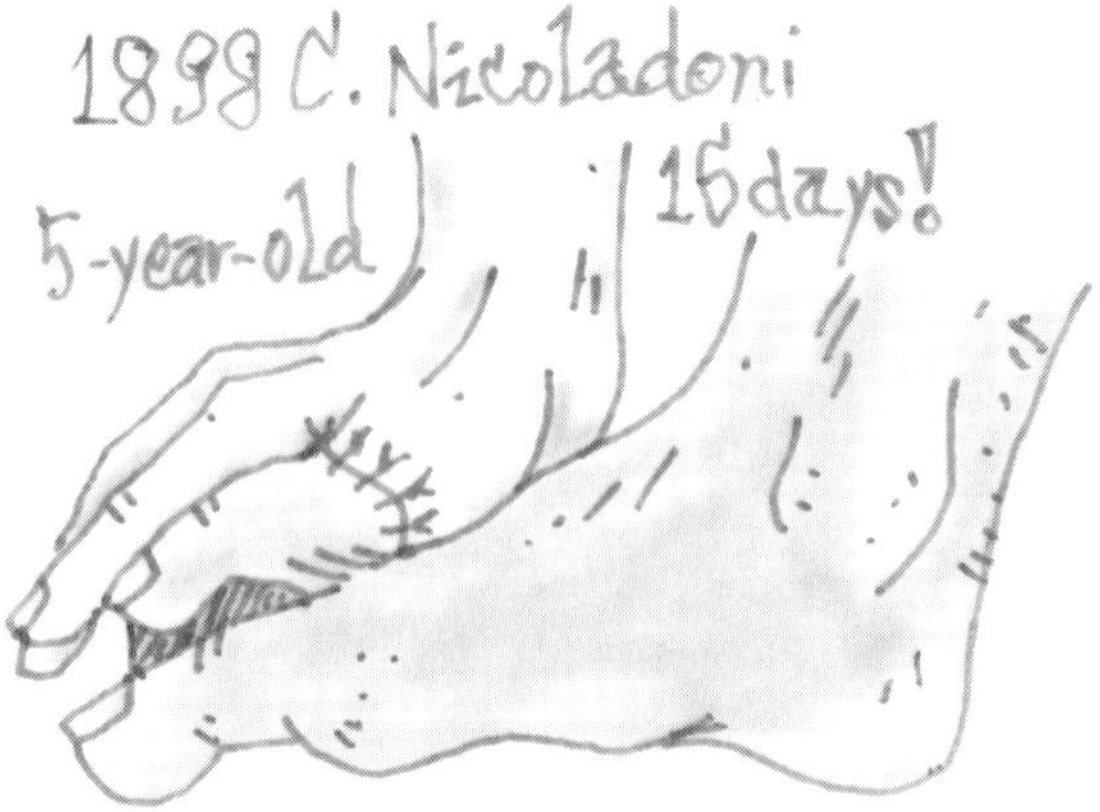

Br J Plast Surg 44: 306, 1991 によると、この手術、フードカッターで 3 指切断の 5 歳(!)の男の子に施行、16 日後に切り離したところ指尖皮膚と爪は落ちたとのこと。

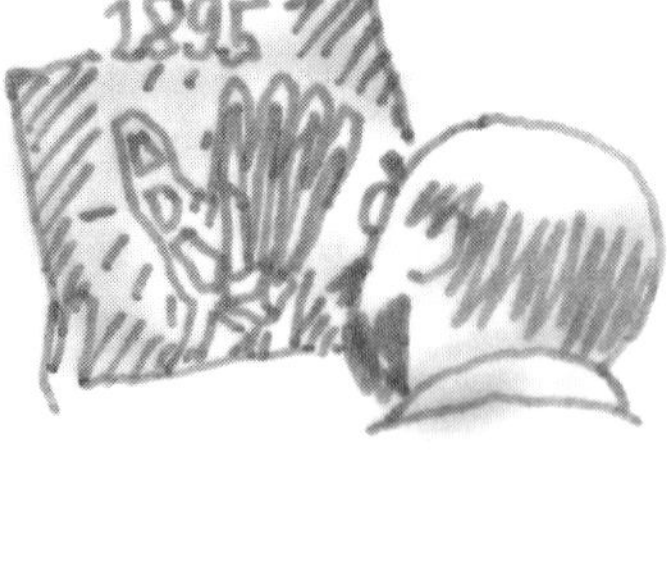

術後 4 か月の X 線で骨癒合ありと確認したとのこと。その X 線もたった 4 年前の 1895 年に発明されたばかり。

Toe-to-fingerが世界初で
成功したのは、月面着陸と同じ年！
今回の物語、夢を感じます！

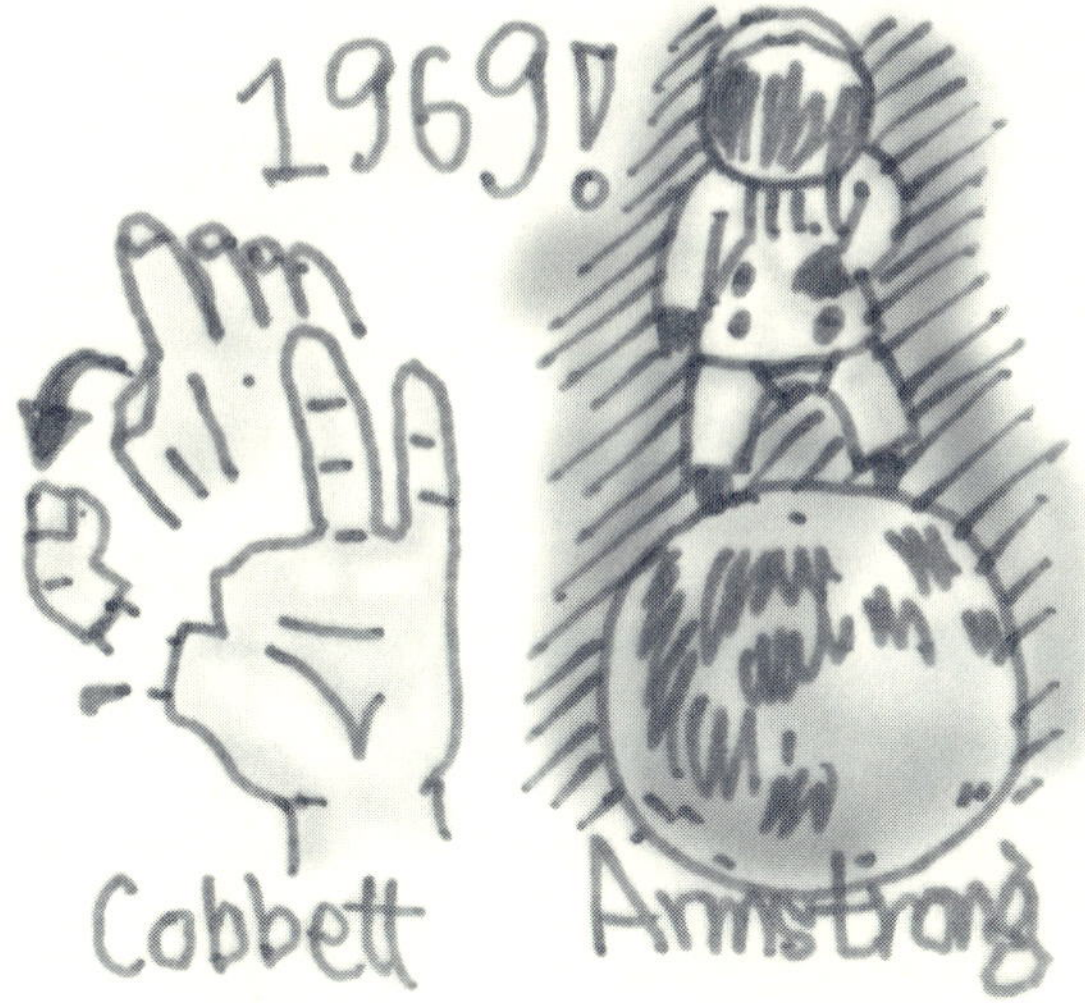

ここまでを読み返すと、
綺羅星のような歴史の上に、
今の遊離組織移植術があるこ
とを実感します。
もちろん、ほかの手術も同じ
ように、今があるんだろうな。

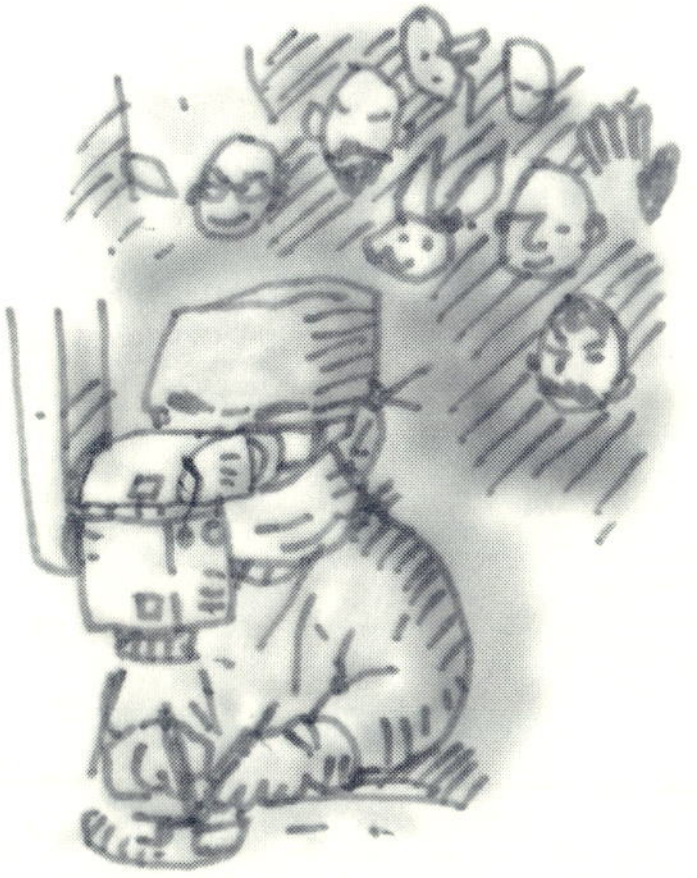

さるすべる
－形成外画－

手術室流行語大賞ノミネート作品⑦

ワン・チャン
【one-chan】

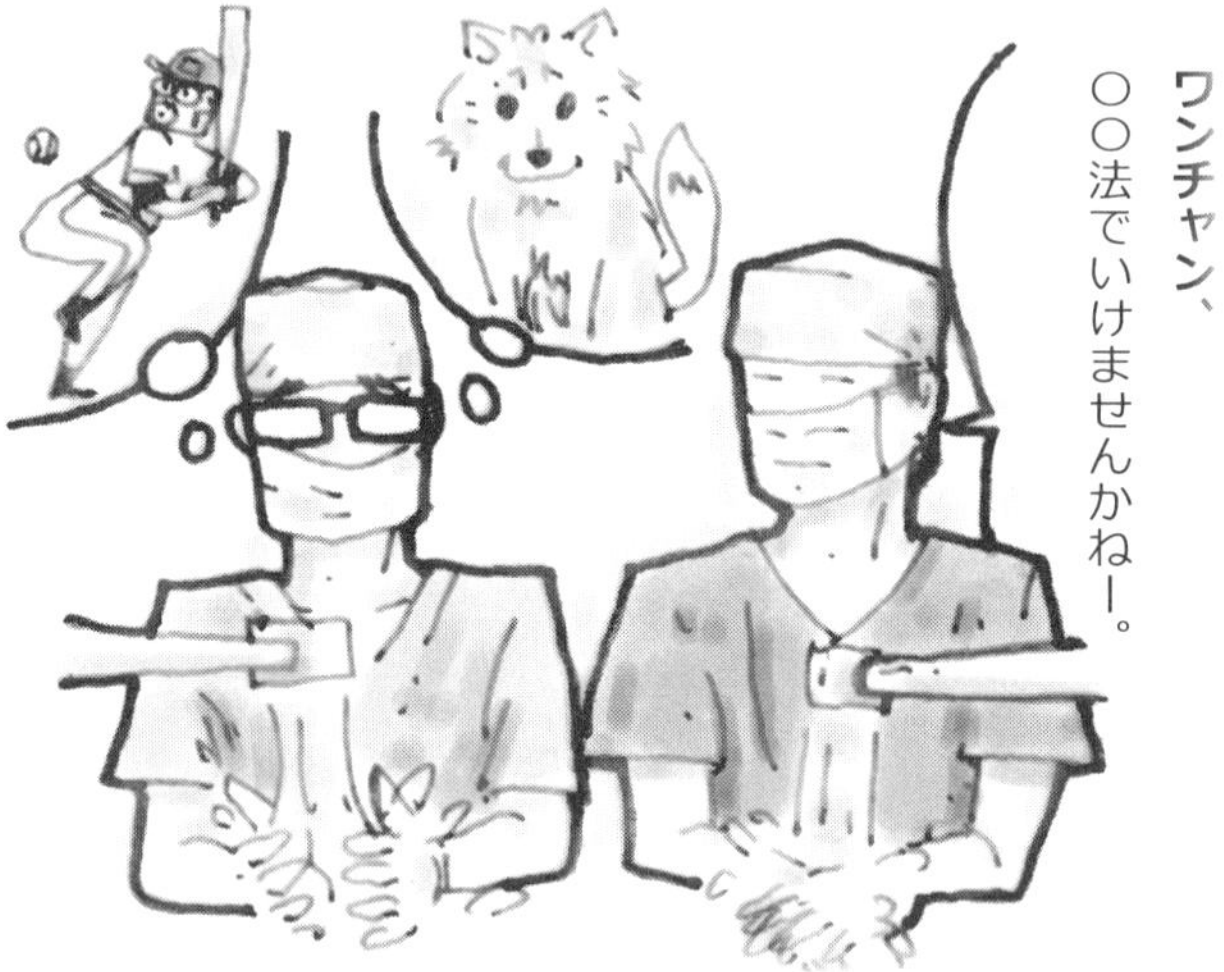
ワンチャン、
〇〇法でいけませんかねー。

One chanceの略。もしかして。
強い挑戦意欲を感じるが、近年の大袈裟な
若者言葉のひとつなので、フラグではない。

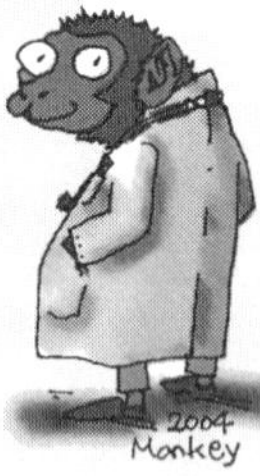
2004
Monkey

14 口唇裂手術

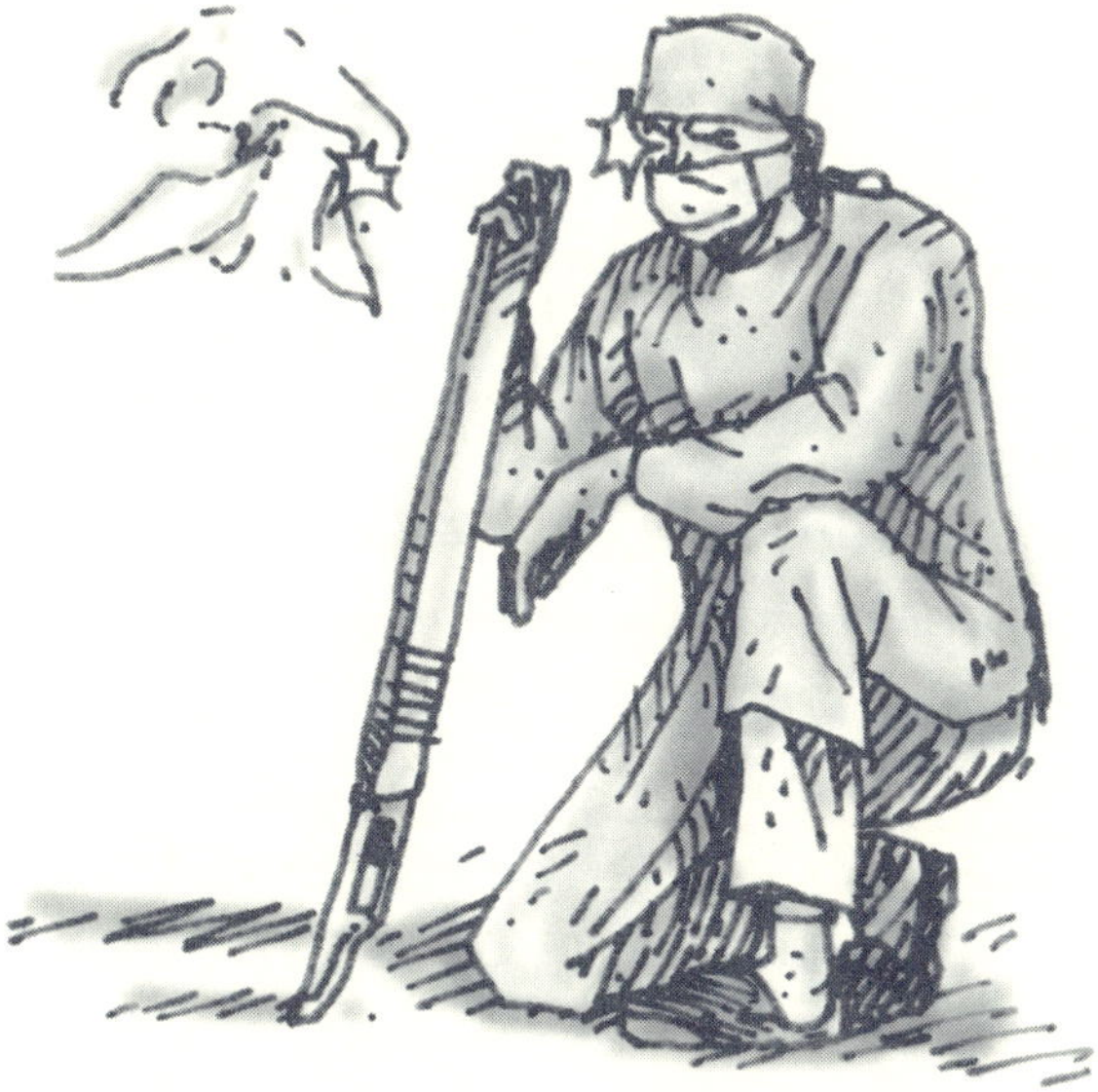

手術の principle と procedure

欠損や変形は症例によってさまざまです。術前の評価や計測は必要ですが、術中所見によって調整が必要になることもあります。術者の目による術中判断には、術後長期を見通した経験も必要になるようです。

お題

手術の principle と procedure Cut as you go !

Millard DR Jr:
A radical rotation in single harelip.
Am J Surg 95: 318-322, 1958

SUMMARY

標準化された唇裂の治療に失望していた私は、患者個々の治療においてルーティンにとらわれるなというGilliesの原則に刺激され、口唇の個性を再現する方法を考えた。目的は鼻柱、鼻孔、鼻孔底、キューピッド弓、人中、white skin rollなどのランドマークを正常な位置に戻し、筋肉のバランスを保つことである。キューピッド弓と人中のユニットを頭側に隙間を残して回転し、横方向から組織を前進することで隙間を埋めて鼻孔の形を整える。この際、A点、B点、C点は数学的に決めるのではない。人間の目より優れた尺度はない。このcut as you goテクニックには自由度があり、ランドマークを正常位置に戻すことができる。

時代背景

- 20世紀前半はRose, Tompsonらの直線法が主流だったが、赤唇の上方牽引により変形が生じた。
- 1843年のMiraultの外側皮弁は1945年のLe Mesurier法につながり、キューピッド弓の作成が意識されるようになった。1951年にTennisonの三角弁法が登場し、Millard法が生まれる土壌が成熟した。

空いた時間にパソコンに向かい専門医試験の問題に挑戦する今田と新庄。口唇裂に関する問題を解いては、その結果に一喜一憂するのだが…。

古：選択問題をそこまで間違えるのも才能だな。

新：受験はまだまだ先ですからね。ボクはギリギリになって集中するタイプなんで。

古：付け焼刃タイプってことだな。

今：ところで、口唇口蓋裂の発生率って500人に1人ぐらいですよね。比較的多いのに、昔の人の治療ってどうしてたんですか？

古：昔の唇裂手術といえば、16世紀のフランスの外科医、Ambroise Pare[1]が書いた大外科全集の挿画が有名だけど、日本の唇裂手術はPare の手術が伝わる18世紀の少し前、1600年代には始まってたそうだ。

今：江戸時代！

古：ポルトガルやオランダから伝来した南蛮医学と中国伝来の医学に学んだんだ。直線的に縫い合わせる単純な方法だけどね。

新：おっ、直線法ですね。そこから三角弁法やらMillard 法やら進化し

1　Ambroise Pare（1510-1590）
フランスの外科医。当時の外科は主に銃創などの外傷の治療を行っていたが、止血は創面を煮え油で焼く焼灼止血だった。Pare は床屋外科医出身で正式な医師ではなかったが、軍医の経験から血管を糸で縫う結紮法を考案した。これを外科手術全般に応用し、近代外科学の祖といわれる。1582年に、当時の外科手術を網羅した『大外科学全集』を出版。その中に掲載された唇裂の木版画（裂縁に直針を通して、針を8字縫合で固定することで皮膚を引き寄せた）が有名。

たんですね。おかげで覚えるのが大変…。

今：確かに唇裂のデザインって複雑ですよね。小さな術野に定点が多くて。

新：明日の舌亜全摘の再建なら、隆起型に作ればいいだけだからシンプルなんだけどな。

古：そうか？　隆起型という原則があるだけでデザインが決まっているわけじゃない、ということは隆起の程度や方法は術者のセンスが問われるってことだぞ。ま、それは唇裂でも同じことなんだけどな。

今：えっ？　唇裂はデザインが決まっているじゃないですか。

古：決まっているのは principle だけだよ。例えば Millard の rotation-advancement 法。キューピッド弓と人中のユニットを正常位置まで下げて、できた欠損に披裂側から組織を進展させる、という principle があるだけで、そのための定点は症例ごとに術者が決めるんだよ。

今：確かに唇裂の程度は症例ごとに違うし、人中や鼻孔底の形も人それぞれですしね。でも定点を術者が決めるって、計測して決めるんじゃないんですか？

古：1958年のMillardの論文を読んでみたらいい。客観的な理論とMillardの主観を織り交ぜて書かれた叙情的な論文だ。最近はこういう論文、ないからなぁ。

今：叙情的？

古：Millardの師匠であるGilliesの「ルーティンにとらわれるな[2]」っていう教え、覚えているか？

新：あっ、先生の師匠がパクった、いやインスパイアされたやつですね。

古：Millardは従来どおりの方法で口唇裂の手術をやって、その結果に失望していたんだ。

今：当時のやり方にとらわれていたんですね。

古：だから限界があったんだろう。Gilliesの言葉に刺激を受けていたMillardは、症例ごとに変形の度合いが違っていても、すべての構造を正しい位置に戻す方法がないかなぁと考え続けた。で、閃いたぞ！　というのがこの論文の冒頭だ。

今：なるほどぉ。恩師の教えに励まされてブレイクスルーっていう導入なんですね。それは確かに叙情的かも。そこからrotation-advancementを考案するんですね。

2　ルーティンにとらわれるな

『Principles and Art of Plastic Surgery』などに記されたGilliesの格言の一つ（「11　Gilliesの教え」参照）。Never allow routine methods to become your master. Routine methods should be mastered, but never let them dominate you. The answer to the question, “how do you make this or do that?” should be, as in all surgery, ‘Show me the case !’. 症例を見ないことには始まらない。

古：でも、そのprincipleだけではすべての症例に対応できない。症例ごとの問題点に対応するprocedureが必要になるわけだ。そこで、ルーティンにとらわれるなというGilliesの教えにつながるんだな。

今：で、Millard先生はどうしたんですか?

古：キューピッド弓を適切な位置にrotationするためにA flapの基部をどこまで切開するのか、生じた欠損にadvanceするB flapの長さをどうするのか、nostril sillを作るためのC flapのトリミングをどの程度行うのか、これらを症例ごとに考えて調整しなければならない。だからABCの定点は計測値だけで決めるんじゃなくて、術者の感性も必要になるとしている。これを"cut as you go"と言い表したんだ。

新：計測して決めるんじゃないんだ。

古：計測は重要だけど、自分の目による判断に勝るものはないと言っている。もちろん、経験に基づく目が必要だけどな。

新：それが"cut as you go"ということなんですね。

古：三角弁法は、ワイヤーを折り曲げて大きな三角弁をデザインしたTennison法から正確な計測で小さな三角弁としたRandall法へと進化したけど、三角弁での延長という principle は変わらない。Millard 法も口唇長を伸ばすために三角弁を組み合わせるようになったけど、rotation-advancement の principle は同じだ。その後の Onizuka 法や Fisher 法にも、rotation と三角弁という principle は引き継がれている。"Cut as you go" の考え方もな。

今：Principle を理解して症例ごとにアレンジすることが procedure なんですね。

古：そういうこと。だから明日の舌再建も切除状況や再建の目的に応じて procedure を変えないとな。誤嚥予防のためのしっかりした隆起を作るか、生理的な嚥下のための適度な隆起にするか、残存機能や皮弁の厚さとかも考えて皮弁のデザインを決める。あとは術中にトリミングや縫い方で調整するんだな。

新："Cut as you go" ですね。よし、明日は臨機応変に切るぞ。

古：大丈夫か？ 付け焼刃は切れそうに見えても、なまくらだからな。

参考文献

- Tennison CW: The repair of the unilateral cleft lip by the stencil method. Plast Reconstr Surg 9: 115-120, 1952
- Randall P: A triangular flap operation for the primary repair of unilateral clefts of the lip. Plast Reconstr Surg Transplant Bull 23: 331-347, 1959
- Onizuka T: A new method for the primary repair of unilateral cleft lip. Ann Plast Surg 4: 516-524, 1980

唇裂手術は
江戸時代初期に始まった

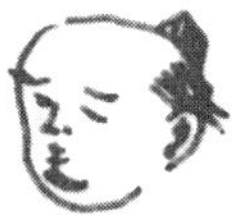

昔の患者は治療されずに苦しんだんだろうな。984年の日本最古の医学書『医心方』に兎缺（いくち）として唇裂が記載されてるんだけど、治療の歴史は1543年、ポルトガル船の種子島漂着に始まる。伝来したのは鉄砲やキリスト教だけじゃなく、紅毛医学といわれた西洋医学もあったんだ。それを学んだ鷹取秀次は、1581年の『外療新明集』で兎缺に触れ、1606年の『外科細漸』では薄く削いだ皮膚断面に膏薬を塗って縫い寄せる（布を介して縫い寄せた？）と治療法を紹介している。

1639年の鎖国で、医学の情報源はオランダに移る。出島で南蛮流外科を学んだ中村宗興は、1684年の『紅毛秘伝外科療治集』で唇裂の治療を報告してるんだけど、縫合法は口伝として秘伝のままだ。詳しい術式の記載は1687年の嵐山甫安の『蕃国治方類聚』で、いわゆる直線法で絹糸による皮膚縫合をしている。次いで琉球王国の高嶺徳明は、1688年に中国に渡って秘伝の唇裂手術を授かり、1689年に当時10歳だった琉球国王に手術を行った。驚くべきは、この手術が曼陀羅華（チョウセンアサガオ）などを成分とした麻沸湯による全身麻酔で行われたことだ。同じ曼陀羅華を使った華岡青洲の通仙散の115年前、Motonのエーテル麻酔の157年も前のことだ。

参考文献

- 星栄一：形成外科史ノート（3）江戸時代前期の唇裂手術．形成外科 19: 310-316, 1976
- 赤川徹弥：唇裂手術の歴史．形成外科 22: 262-268, 1979

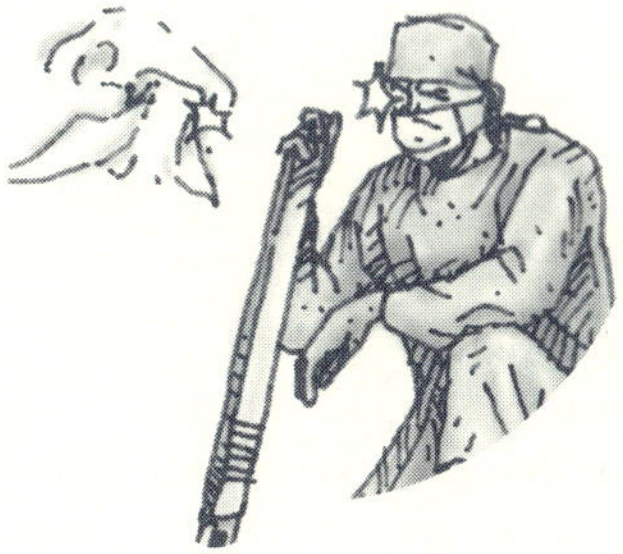

Top 10 Plastic Surgeons of 20th Century

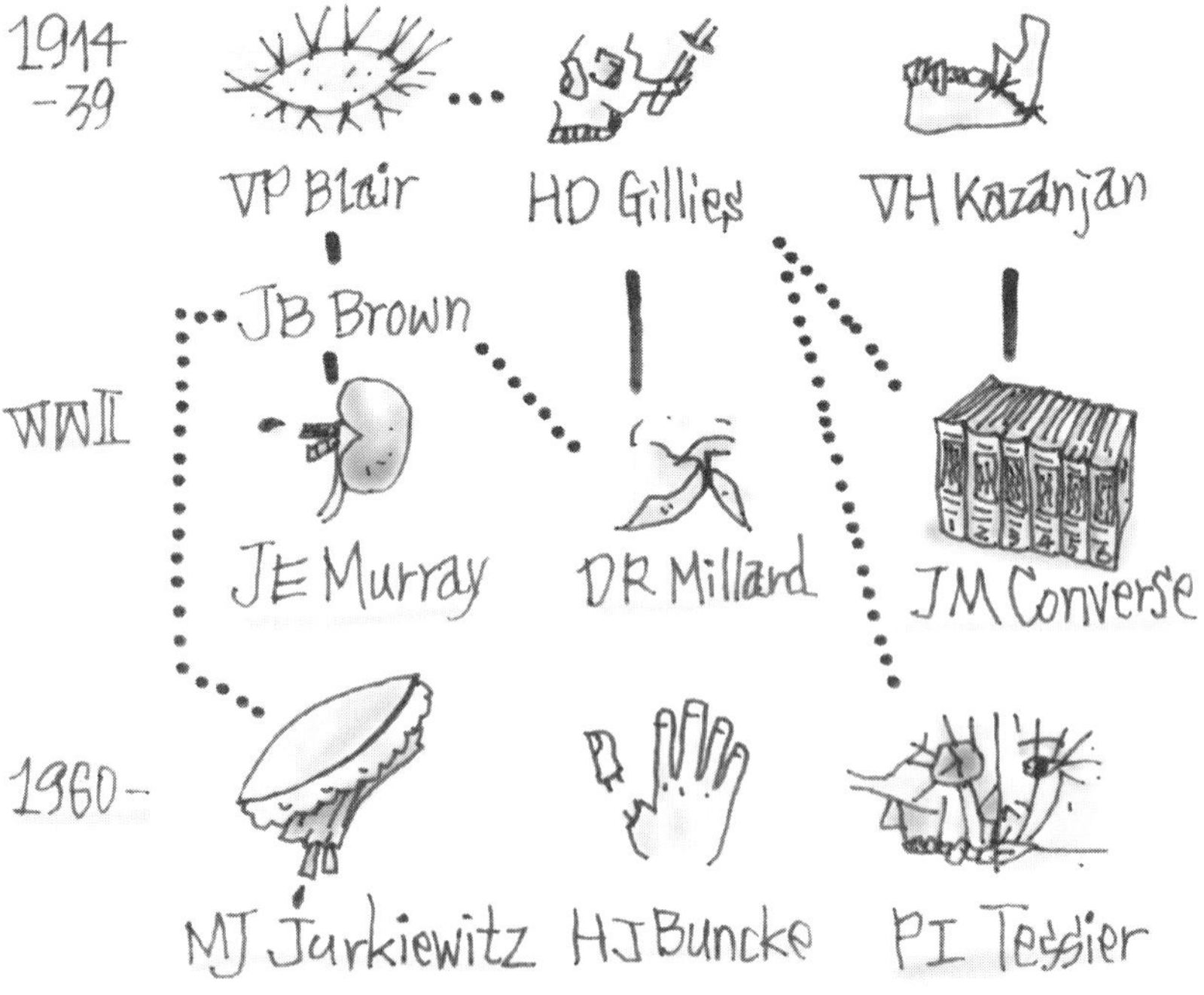

Millard 先生を検索して調べてみると、

「10 Plastic Surgeons of the Millenium」by ASPS と、出てきます。

当然、他の9人も知りたくなって、ようやく見つけました。

出典は、PRS 107: 1014-24, 2001.

これまで取り上げてきた Gillies 先生，
Buncke 先生に加えて、腎移植でノーベル賞の Murray 先生も入っているあたり、さすが ASPS です。
アメリカの形成界に大きな役割を担った方もいるようで、正直言うと、お名前を存じ上げなかった先生もいらっしゃいました。

右図は論文からの改変です。実線は師弟、点線は影響みたいです。

日本の形成界だとどうなるのかしら？

さるすべる
ー形成外画ー

手術室流行語大賞ノミネート作品③

フラグ

【frag(ment)? flag?】

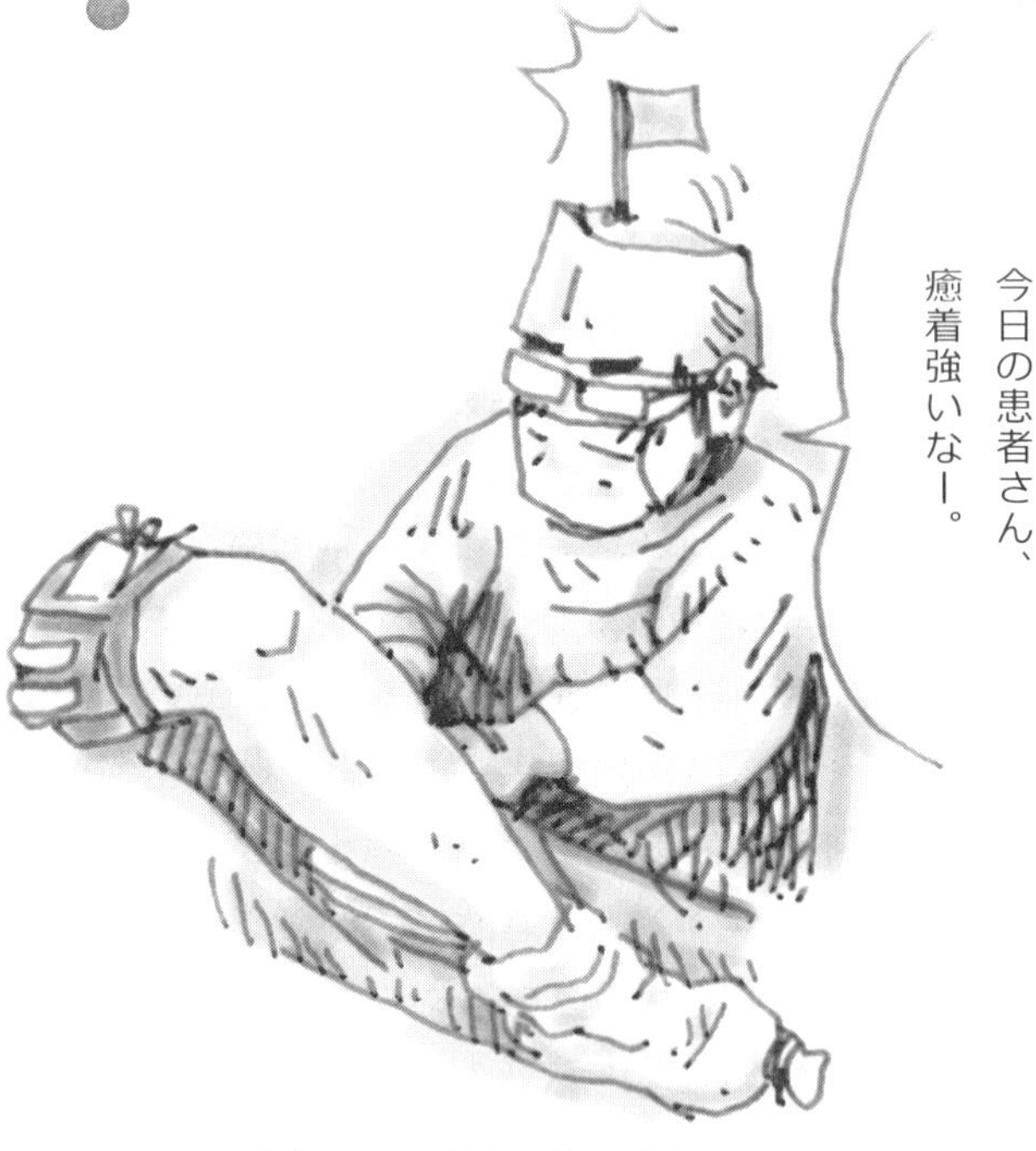
今日の患者さん、癒着強いなー。

前振り、伏線。「—が立つ」
研修医などが隠語で使う場合、「今日の手術も長くなるなー」程度の意味合いのようである。

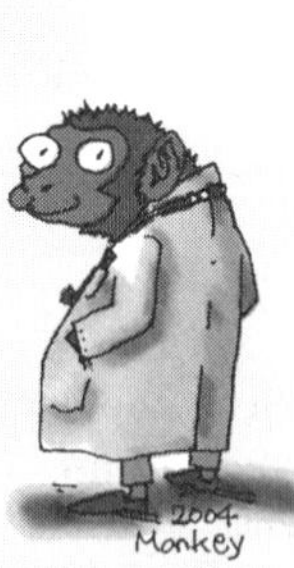
2004
Monkey

15

骨延長

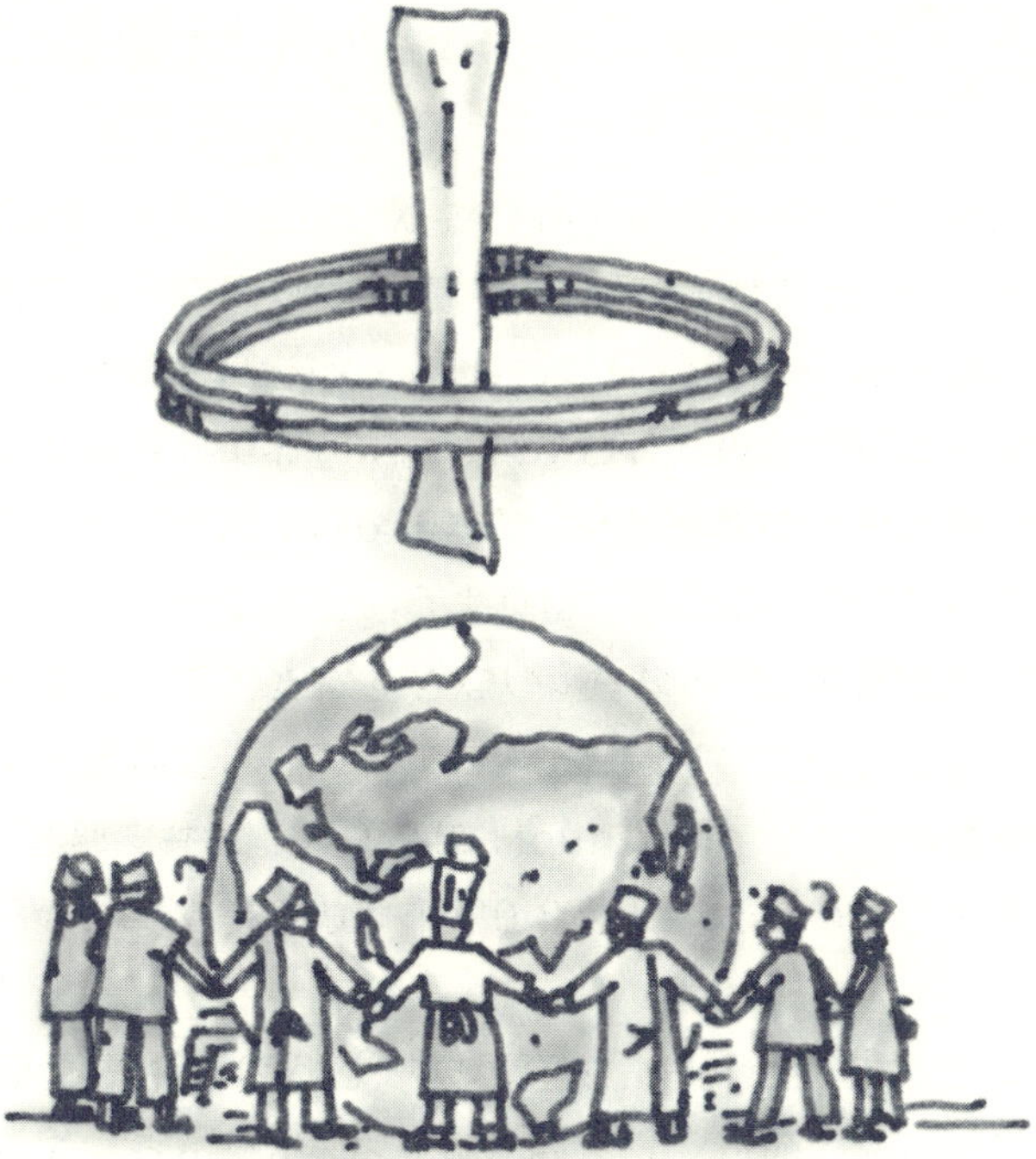

From Russia with Love

世界の分断は医療の普及を妨げます。分断は国家間の戦争や政治的対立だけじゃなく、地域や施設、個人の間にも起こります。20 世紀の中ごろ、小さな分断を乗り越え、最後には世界をもつないだ医療の物語がありました。

お題

From Russia with Love
世界をつなぐ手術手技

Ilizarov GA:
The tension-stress effect on the genesis and growth of tissues. Part I. The influence of stability of fixation and soft tissue preservation.
Clin Orthop Relat Res: 249-281, 1989

SUMMARY

整形外科、外傷外科領域における臨床および基礎実験から、組織の牽引は組織構造の再生と成長を促すという tension-stress の法則の発見に至った。この現象は荷重効果と血流供給に依存する。四肢の骨延長の最適条件と軟部組織の変化を 480 匹の犬の脛骨を用いて調査した。イリザロフ創外固定器を使用し、固定法と骨の血流の条件を変数とした。安定した骨固定と骨周囲および軟部組織の血流の維持により骨形成は促進された。骨新生は張力方向と水平に形成された。骨髄損傷モデルでは骨形成が妨げられたのに対し、皮質欠損モデルは骨形成が見られた。骨延長には、安定した骨固定と骨髄の温存、骨周囲の血流維持が重要である。

時代背景

- 創外固定の概念が普及していなかった 1960 年代までは、開放骨折の治療は難しく骨の短縮や切断に至ることも少なくなかった。
- 大腿骨の延長は 1905 年、脛骨の延長は 1927 年に試みられたが、合併症などで十分な効果は得られなかった。

朝の医局、テレビから大国の隣国への侵攻を伝えるニュースが流れる。古谷たちは多くの民間人が犠牲になっている状況に重いため息をつく。

今：病院まで破壊されたら、医療で命を救うこともできないじゃない。

新：負傷した人々に敵も味方もないのに。

古：そもそも敵なんてものは幻想なんだ。なのに人間は大きな力に惑わされて戦争は現実に起こる。悲しいな。

今：分断された世界では医療って無力ですね。

古：何を言ってる。世界をつなげるのも医療だぞ。

今：どういうことです？

古：例えば仮骨延長のイリザロフ法、知ってるか？

今：創外固定器[1]のですよね。

古：Ilizarov は 1921 年にアゼルバイジャンで生まれた。クリミア医科大学を卒業して、モスクワから 2000 km も離れた田舎町のクルガンで整形外科の研修を始めたそうだ。そこでの研修中の 1951 年、若干30歳の時に創外固定器を発明したそうだ。

新：30歳？　ボクとたいして変わらないじゃん！

1　創外固定器
それまで治療に難渋していた四肢開放骨折の骨欠損や感染の問題を解決した。健常な骨にピンを刺し、リングで固定する。骨に張力を加えることで、骨片を安定させて骨形成を促した。馬具からヒントを得たという。

古：それまでの開放骨折の治療に疑問を持ったんだろうな。既存の方法に囚われない感覚を形にできた、という意味では大都市の権威ある医療から遠く離れた田舎の病院だったのがよかったのかもしれない。

今：その創外固定器を骨延長に利用したんですか？

古：Ilizarov の休暇中に、骨折の治療中の患者が誤って骨片間を開いてしまったんだ。で、調べてみると仮骨形成が起こっていたということだ。

新：発明のきっかけって、そんな突発的な出来事だったりするんですよね。

古：奇跡的な偶然だよな。骨延長はすでに報告されていたんだが、メカニズムを組織学的、生化学的に解明したのは Ilizarov だ。代表的な論文は 1989 年のものだな。480 匹の犬を使った実験で、組織像、電顕像、血管造影と実に丁寧なデータを出している。骨だけじゃなく筋肉や神経、皮膚の延長効果にも触れているんだ。

今：地方病院でもいい仕事ができたんですね。

古：しかし、彼が確立した tension-stress の原理、つまり骨や軟部組織は適度な牽引負荷をかけることで組織新生が生じるという概念は、ソ連では受け入れられなかったんだ。モスクワやレニングラードの大都市の権威の前で、地方のクルガンから発信された Ilizarov の理論は、批判と中傷に曝されたそうだ。

新：またですか。権威とかで真実がスルーされる話、前にもありましたよね。

今：不利益を被るのはいつも患者さんなのに。Ilizarov 先生はいつごろ認められたんですか？

古：きっかけは 1964 年の東京オリンピックだ。

新：オリンピック？

古：ソ連代表の走り高跳びの金メダリスト Brumel[2] は、その後オートバイの事故で両下肢の開放骨折を負って、その権威あるモスクワで 20 回もの治療を受けたんだが、治癒せずに骨は短縮してしまうんだ。切断を余儀なくされた Brumel は、クルガンを訪れて Ilizarov の治療を受けることになる。

新：なるほど、そうつながるか。

古：果たして手術は成功、彼は 1967 年に復活して再び 2 メートルのジャンプをするんだ。それ以来多くの有名人がソ連中からクルガン

2　Brumel

1942 年生まれのソ連の走り高跳び選手。1960 年のローマオリンピックでは銀メダルに終わったが、その後 2.28 m の世界記録を樹立し、1964 年の東京オリンピックで金メダルを獲得。翌年のオートバイ事故で右足に複雑骨折を負い切断の危機に面したが、Ilizarov の手術によって完治し、2.06 m まで跳べるようになった。1970 年、事故から 5 年後に引退。

に押し寄せたらしい。作曲家のショスタコービッチとかな。

新：魔法みたい[3]に思われたんでしょうね。モスクワの権威もギャフンですね。で、そこから世界に広まったんですか？

古：いや、ソ連には鉄のカーテンがあったからな。

新：都市の間の壁を越えても、次は国境の壁があったのかぁ。この壁は手ごわそう。

古：国の壁を越えて世界に広まるのは、1980年代になってからだ。

今：10年以上もかかったんですね。きっかけは何だったんですか？

古：下腿開放骨折を負ったのをきっかけにジャーナリストに転身したイタリア人冒険家が、Ilizarovのうわさを聞いてソ連に渡って治療を受けたんだ。彼がこの手術を西側に伝えたのをきっかけに、1981年にIlizarovはイタリアで講演[4]して大喝采を浴びる。そこから、この方法を学びたい世界中の医師の熱意と、広めたいIlizarovの努力で、さまざまな障害を徐々に乗り越えたということだ。

新：すごい！　ソ連の片田舎のグルカンからようやく世界に広がったんですね。だけど、イリザロフ法って下肢以外にも下顎骨や頭蓋骨の延長にも応用されていますよね。そんな手術が国家の理屈で国境に

3　魔法みたい

国内の患者からは「クルガンの魔術師」と言われ、Ilizarovの治療を受けたイタリアの冒険家は「整形外科界のミケランジェロ」と呼んだ。

4　イタリアで講演

1981年のAOイタリア会議。講演後にはスタンディングオベーションを受ける。鉄のカーテンを開いた瞬間だったが、その後はイリザロフ装置の商標登録や製造販売と、イリザロフの発明は商業的な色合いを持つようになる。

阻まれていたなんて、世界にとっては大きな損失ですね。

古：残念だな。その後は東西交流の機運が高まって、1989 年にベルリンの壁が崩壊して 1991 年にはソ連も解体する。こうして生まれた東西交流は文化や医療に大きな恩恵をもたらしたと思うよ。もしかしたら、Ilizarov の創外固定や骨延長も東西交流に一役買っていたのかもしれないな。

今：国を分断するのも人間なら、つなぐのも人間なんですね。

古：そうだな。Ilizarov は論文中で血流があれば組織は再生すると言っている。だから、どんなに破壊されても、どんなに傷ついても、人がつながってさえいれば必ず世界は再生できるさ。

今：傷ついた人たちに、一日でも早く平穏な日々が戻るといいですね。

参考文献

- Paley D: The Ilizarov technology revolution: History of the discovery, dissemination, and technology transfer of the Ilizarov method. J Limb Lengthen Reconstr 4: 115-128, 2018
- McCarthy JG, et al: Lengthening the human mandible by gradual distraction. Plast Reconstr Surg 89: 1-8, 1992（コラム参照）

Ilizarov 法は 適応の壁も超えた

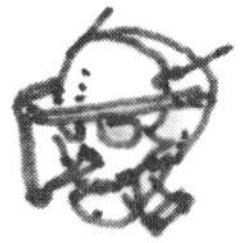

かつては microsomia とかの小児の下顎再建では、骨移植と長期の顎間固定、時に気道確保のために気管切開も必要だったんだ。子供にやるにはハードルが高い手術だよな。そんな時代に、ニューヨーク大の McCarthy は Ilizarov の仮骨延長を下顎に応用しようと考えた。1970 年代から犬を使った下顎骨延長は試みられていて、McCarthy のチームも同様の実験をやって成功可能な手技と確信していたんだ。

かくして 1989 年、McCarthy らは生後 23 か月の男児に手術を行った。骨皮質のみを骨切りして、両骨片に 2 本ずつ刺入したピンを創外固定器に固定した。1 日 1 mm の延長で、最終的に 18 mm も延長したんだ。8 週間維持させてから創外固定を外したということだ。1992 年の PRS に、この症例を含む 4 例を報告している。合併症はなく、最大 24 mm の骨延長と筋肉や神経、血管、皮膚の延長も得られたと書いてある。

1990 年代後半には、骨延長は頭蓋骨にも使われるようになって、今では頭蓋縫合早期癒合症の治療には欠かせない選択肢だ。Ilizarov の骨延長の理論がなかったらと思うと、偶然の発見とは実におもしろいな。

参考文献

● McCarthy JG, et al: Lengthening the human mandible by gradual distraction. Plast Reconstr Surg 89: 1-8, 1992

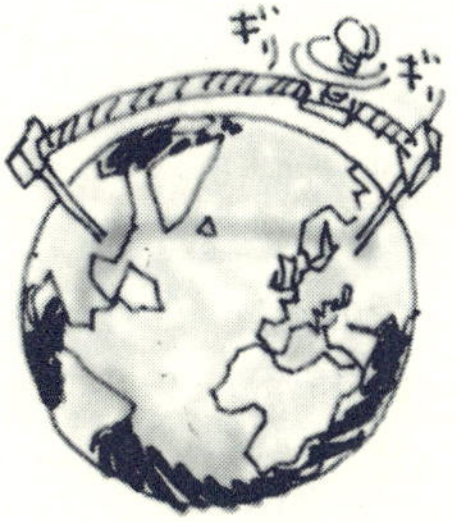
ギリ
ギリ

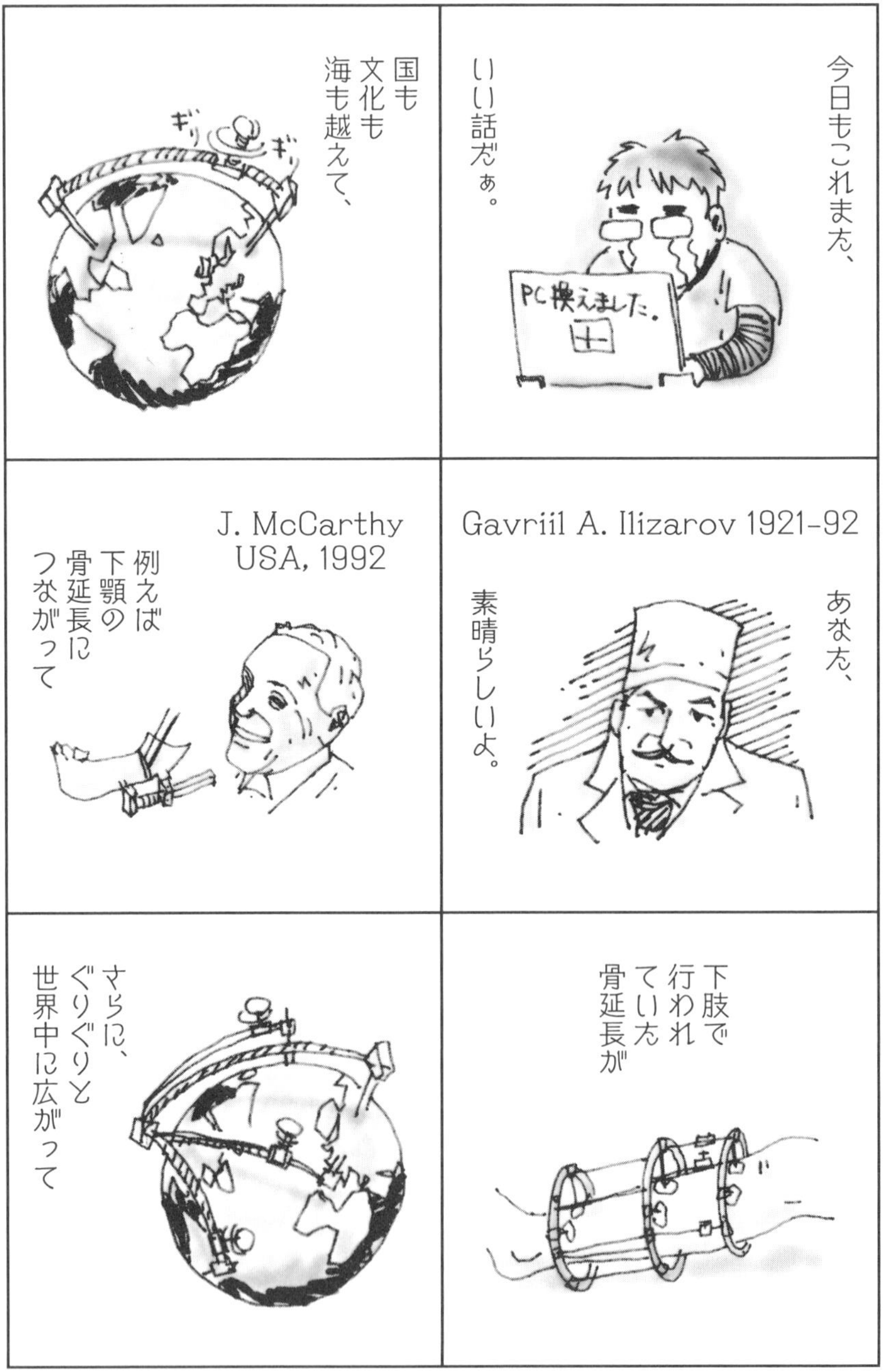
今日もこれまた、
PC換えました。
いい話だぁ。
国も
文化も
海も越えて、
ギリ
ギリ
Gavriil A. Ilizarov 1921-92
あなた、
素晴らしいよ。
J. McCarthy
USA, 1992
例えば
下顎の
骨延長に
つながって
下肢で
行われ
ていた
骨延長が
さらに、
ぐりぐりと
世界中に広がって

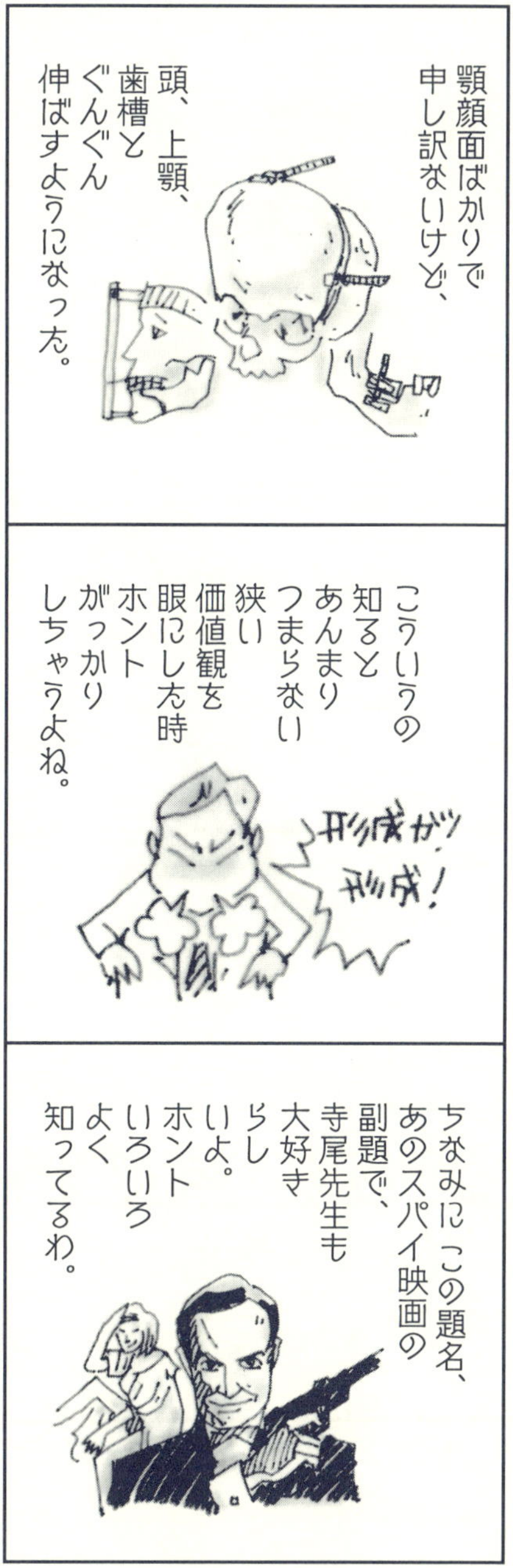
顎顔面ばかりで
申し訳ないけど、
頭、上顎、
歯槽と
ぐんぐん
伸ばすようになった。
こういうの
知ると
あんまり
つまらない
狭い
価値観を
眼にした時
ホント
がっかり
しちゃうよね。
形成が！
形成！
ちなみにこの題名、
あのスパイ映画の
副題で、
寺尾先生も
大好き
らし
いよ。
ホント
いろいろ
よく
知ってるわ。

おとがい

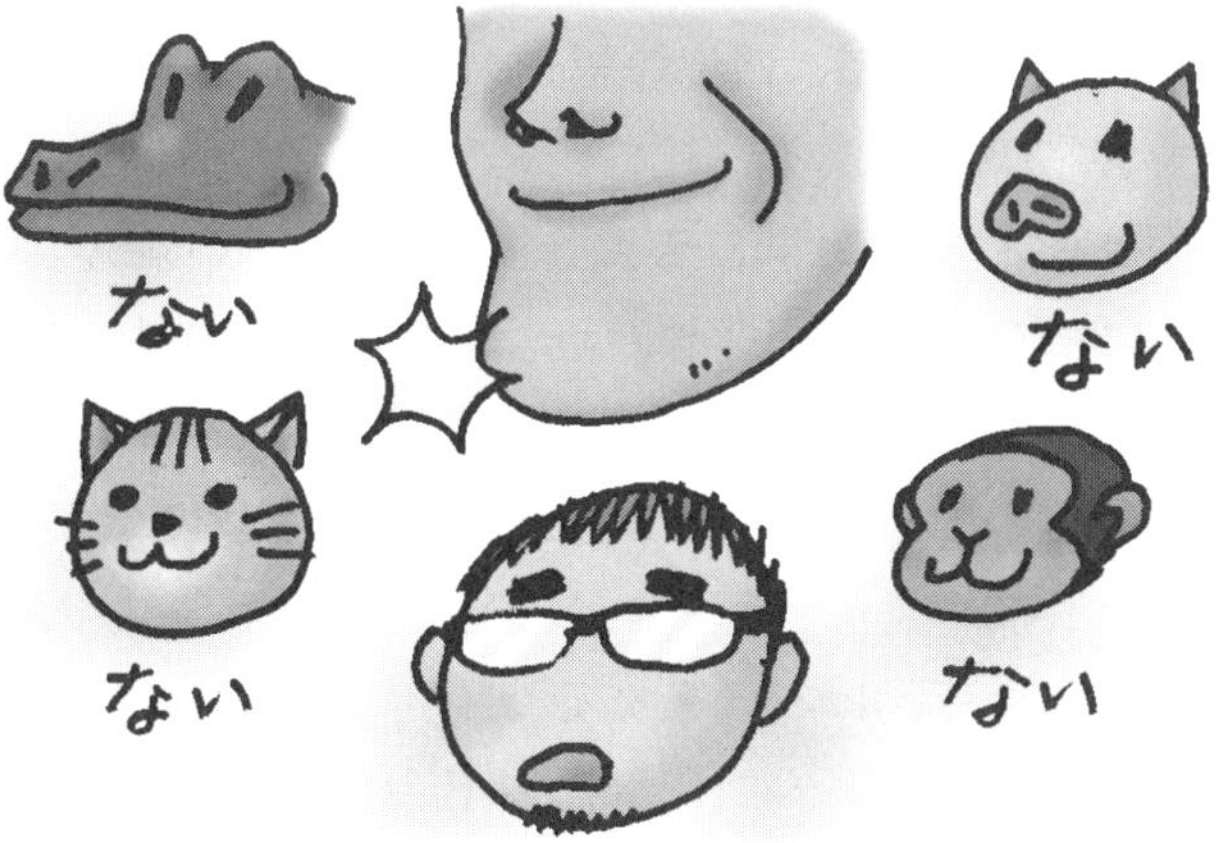

おとがいがあるのは人間だけで、
しかも、なんの機能もないらしい。

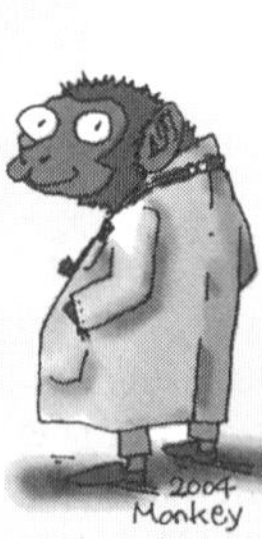

初掲：形成外科■61巻5号　2018年5月

16

鼻再建

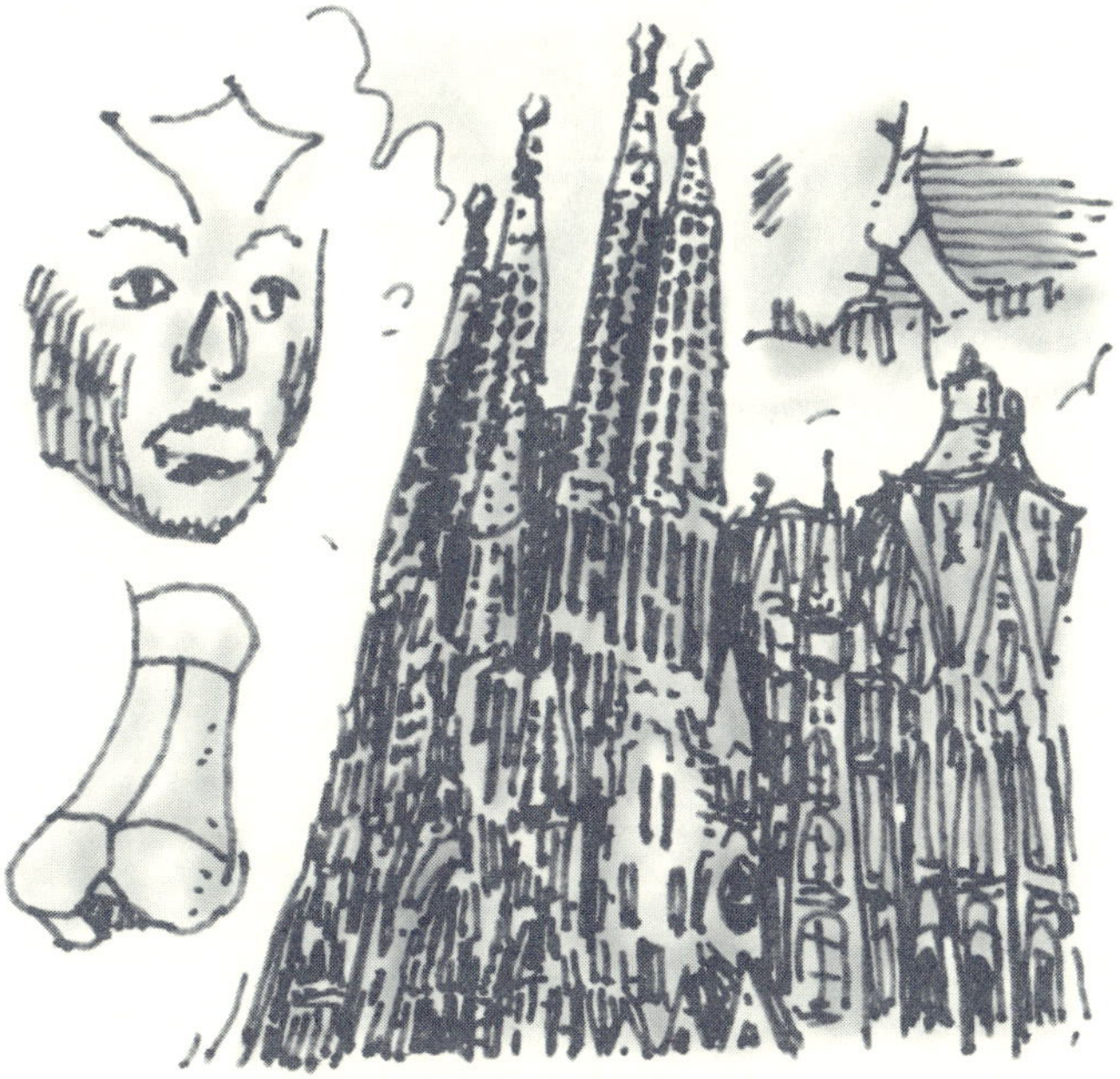

数千年にわたる手術の旅路

長い年月の間に、人を取り巻く環境は大きく変化します。風習の変化や宗教の影響は、時に医療を停滞させ、時に発展させました。鼻の再建は2500年という時の流れに翻弄されながら成熟しましたが、その過程で私たちは大きな宝を得たようです。

お題

数千年にわたる手術の旅路
多くの基本手技を生む土壌

Carpue JC:
THE CLASSIC REPRINT: An account of two successful operations for restoring a lost nose.
Plast Reconstr Surg 44: 175-182, 1969

SUMMARY

2例の造鼻術を紹介するにあたり、インド法に関して私が知る限りの情報を述べる。インドの医師らに連絡を取ってインド式造鼻術の情報を得た。イタリア法との比較も行い、15年の準備の後に1814年に1例目の手術を行った。鼻型を平らに伸ばして額にマーキングをした。額の組織を骨膜から剥がし、180°回転させて鼻に縫合した。平坦化を防ぐために魚の浮き袋を鼻孔に入れて膨らませた。インドと同じ条件にすべく室温を上げたところ患者は卒倒し鼻の血流も悪化した。窓を開けて冷たい空気を入れたら皮弁は正常になった。4か月後に眉間の皮膚を切り離した。軟骨はなかったが、鼻孔は広がり鼻橋の高さも保たれた（原文は1816年の論文）。

時代背景

- 16世紀に誕生したイタリア式造鼻術は、教会の弾圧によってヨーロッパで途絶えていた。
- 1757年の英仏植民地戦争の末、インドは英国植民地となった。英国人であるCarpueは、1794年のGentleman's magazineに掲載されたインド式造鼻術を参考にして追試を行い、1816年にこの論文を発表した。

夏休みの計画に没頭する今田。趣味の世界遺産巡りのサイトを検索するが、候補が多くて絞り切れない。

今：今回は建造物にしようかな。モンサンミッシェルって、数百年もかけて人々の思いをつなげて作ったんですよね。感動するなぁ。

新：サグラダ・ファミリアも19世紀から造り続けてるっていうし。

古：確かにすごいけど、俺たちの手術にも二千五百年の年月をかけて進歩したものがあるんだぞ。

今：えっ!? なんですか、それ。

古：造鼻術だよ。なんと紀元前5世紀のインドの『ススルタ大医典』[1]に紹介されているんだ。当初は頬の局所皮弁だったのが、前額皮弁に変化してインド式造鼻術になったということだ。インドでは刑罰で鼻削ぎが一般的だったから、需要があったんだろうね。

新：目立つ部位ですからね。

古：だからこそ人類は鼻再建に挑み続けてきたんだ。Gillies と Millard も著書[2]の中で、「鼻のない顔は指時針のない日時計のようなもの、その色や大きさ、形はその人の個性であり、鼻再建のためにはどん

1　ススルタ大医典

インド伝統医学アーユルベーダ（生命の聖典）に基づく人類初の医学書で、紀元前5世紀ごろに編纂された。不死王がススルタに手術法を授けるという体で書かれている。総論・病理・解剖・治療など6部からなる。鼻再建や耳垂再建などの詳細な記載には驚かされる。

2　Gillies と Millard の著書

『The Principles and Art of Plastic Surgery』の中に書かれている。Menick は2010年PRS の論文の冒頭で、この一節を引用している。このような巻頭の引用（エピグラフ）は、小説ではよく使われる技法で、論文においても魅力的な導入部として以前はよく使われていた。最近の論文はこのような“遊び”がないのが残念。

な手間も惜しまない」と言っている。鼻再建の本質だな。

新：そのインド法が世界に広まって現在に続くんですね。今でも前額皮弁はスタンダードですもんね。

古：ところが歴史はそんなに単純じゃない。インド法は18世紀までヨーロッパに伝わらなかったんだ。

新：どうして？こんなにいい方法なのに。

古：この手術は最下級カーストの陶芸職人やレンガ職人がやってたんだけど、文字で記録を残せず口伝えで伝承されたから広く伝わらなかったんだろう、と倉田先生が『植皮の歴史』に書いている。

今：それじゃあ、ヨーロッパにはどうやって伝わったんですか？

古：実は15世紀には、地中海のシチリア島まで伝来していたんだ。そこでイタリア人医師のBrancaとその息子は、インド式の前額皮弁の造鼻術を上腕皮弁に改良した。で、その方法が彼らの故郷のイタリアに伝わったんだ。

今：あっ、Tagliacozzi[3]だ。木版画で有名なやつ。

古：そうだね。16世紀、Tagliacozziがこの方法を広めてイタリア式造鼻術となるんだ。だけど、ローマ教会は造鼻術を神への冒涜として

3　**Tagliacozzi**
1543年にボローニャで生まれた外科医。『De Curtorum Chirurgia per Insitionem』（1597）の中で、シチリア島のBranca家が行った造鼻術を詳しく解説している。この手術によってTagliacozziはイタリア最初の形成外科医と称されるようになった。書の中の上腕を頭に固定する装具を描いた木版画は、形成外科の代名詞にもなっている。

弾圧したんだ。以後、ヨーロッパでは造鼻術が途絶えてしまった。

新：で、肝心のインド法は？

古：18世紀後半に歴史は再び動き始める。東インド会社のイギリス人医師がインドで造鼻術を見て、ロンドンの雑誌編集者に手紙を書いた。詳細な手術記録が1794年に記事となり、それを参考に追試したのがCarpueだ。1816年に出された2例の症例報告の論文は、1969年のPRSに再掲載されている。

新：麻酔のない時代の手術ですよね。

古：酒やアヘンで痛みを誤魔化しての手術だ。滑車上動脈も眼窩上動脈も含まない危なっかしいものだったようだけど、成功したらしい。インドと同じ条件にするために患者が気絶するほど部屋を暖めたらしいぞ。

今：そこまでする!?

古：ちなみに、この論文で“flap”という言葉が初めて使われたんだ。1例目は額から剥離した組織をdissected partsと書いているんだけど、2例目ではさりげなくflapと表現している。額から垂れ下がった様子が、まさにflapだったんだろうな。

新：なんだか昔と今をつなぐような論文だなぁ。その後はどうなったんです？

古：刑罰の鼻削ぎと違って、悪性腫瘍とかの欠損では全鼻再建になる。となると何が必要だ？

新：えーっと、粘膜側や支持組織の再建ですか？

古：そうだ。19世紀になると襷は次の世代につながる。眉間の皮弁や鼻唇溝皮弁を折り返す蝶番皮弁で粘膜側の裏打ちをやったり、そこに骨や軟骨を埋め込むプレハブ皮弁で支持組織を再建したり、当時の技術のありったけをつぎ込んで造鼻術を進化させたんだ。複合組織移植や軟骨粘膜弁移植も含めて、造鼻術は形成外科の基本技術を生む土壌となったんだ。「先人医師と患者の痛みによって得られた人類の宝」、と倉田先生も仰っている。

今：最先端の造鼻術はどうなってるんですか？

古：Burget が 1985 年に subunit のコンセプトを発表して、鼻再建はより整容性を追求することになる。Burget の盟友 Menick は、集大成として前額皮弁による段階手術、鼻中隔粘膜弁による lining 再建、耳介軟骨移植による支持再建なんかをまとめた。二人が著した

『Aesthetic Reconstruction of the Nose』は鼻再建の金字塔だよ。

今：たくさんの襷をつないでここまで来たんですね。

古：次の襷は君たちだ。そのためにも夏休みはインドで瞑想してきたらどうだ？

今：シチリア島でワインにします…。

参考文献

- 倉田喜一郎：インド人の鼻と Carpue．植皮の歴史，pp52-60，克誠堂出版，1986
- Burget GC, et al: The subunit principle in nasal reconstruction. Plast Reconstr Surg 76: 239-247, 1985（コラム参照）
- Menick FJ: Nasal reconstruction. Plast Reconstr Surg 125: 138e-150e, 2010（コラムおよび脚注参照）

蝶番皮弁やプレハブ皮弁を生む土壌

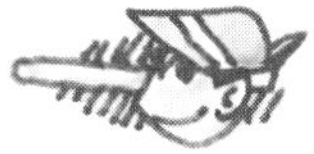

19 世紀には教会の弾圧はなくなったし全身麻酔も開発されて造鼻術は再開したんだけど、鼻の欠損状況も変わってきた。鼻削ぎの刑なら皮弁を被せるだけでよかったけど、戦傷や腫瘍切除後となると鼻腔側再建や支持組織も必要になる。鼻柱や鼻孔は前額皮弁の先端を折り返せばよかったけど、それ以上の欠損だとインド法だけでは無理だ。

そこで 19 世紀後半になると、鼻周囲の皮弁を反転する蝶番皮弁での粘膜再建が始まった。1873 年の Volkmann の眉間の三角弁や 1879 年の Thiersh の鼻唇溝皮弁の hinge flap が代表だな。植皮を使ったのは 1898 年の Lossen が最初だ。

しかし、支持組織がないと鼻はつぶれてしまう。で、人工物を埋め込んだりしたけど露出して失敗。安定した結果を出したのが 1886 年の Konig の前頭骨付き前額皮弁だ。20 世紀に入ると、鼻周囲の皮弁にあらかじめ軟骨を埋め込んでおいて、二期的に移植するプレハブ皮弁が考案される。Gillies は 1943 年の論文で鼻唇溝皮弁と眉間皮弁の下に肋軟骨を埋め込む方法を発表した。

こうして考えると、遠隔皮弁、局所皮弁、蝶番皮弁、プレハブ皮弁、複合組織移植なんかの手技は、鼻再建を通して開発されたとも言えるな。

参考文献

● Menick FJ: Nasal reconstruction: Forehead flap. Plast Reconstr Surg 113: 100e-111e, 2004

鼻再建の双璧

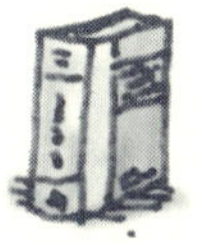

Gary C Burget は、Gonzalez-Ulloa が発表した顔面の aesthetic unit の概念を進化させて、外鼻を鼻尖、鼻背、側壁、鼻翼、soft triangle に分ける subunit を提唱したんだ。この subunit の大部分が欠損した場合、subunit 全体を皮弁で交換した方が整容性に優れているという概念だよ。Burget いわく、違和感のない外見と脳が捉える、ということらしい。論文の症例写真はどれも美しく、再建したとは思えない程だ。

Frederick J Menick は、イギリスのクイーンズ病院やマイアミ大で形成外科を学んだ、ということは Gillies とは直系の師弟関係で、Millard の直属の弟子だったわけだ。彼の論文には二人の引用が多く出てくるんだ。その後 Burget と鼻再建に取り組み、鼻中隔粘膜弁や軟骨移植を駆使して、二期的、三期的に立体的で整容性に優れた鼻を再建した。Menick の症例も素晴らしく、まさに神業と言うほかない。

2 人が出版した『Aesthetic Reconstruction of the Nose』は、彼らの哲学と技術、アイデアを網羅した鼻再建のバイブルだな。

参考文献

- Gonzalez-Ulloa M, et al: Preliminary study of the total restoration of the facial skin. Plast Reconstr Surg 13: 151-161, 1954
- Burget GC, et al: The subunit principle in nasal reconstruction. Plast Reconstr Surg 76: 239-247, 1985
- Menick FJ: A 10-Year experience in nasal reconstruction with the three-stage forehead flap. Plast Reconstr Surg 109: 1839-1855, 2002
- Menick FJ: Nasal reconstruction. Plast Reconstr Surg 125: 138e-150e, 2010

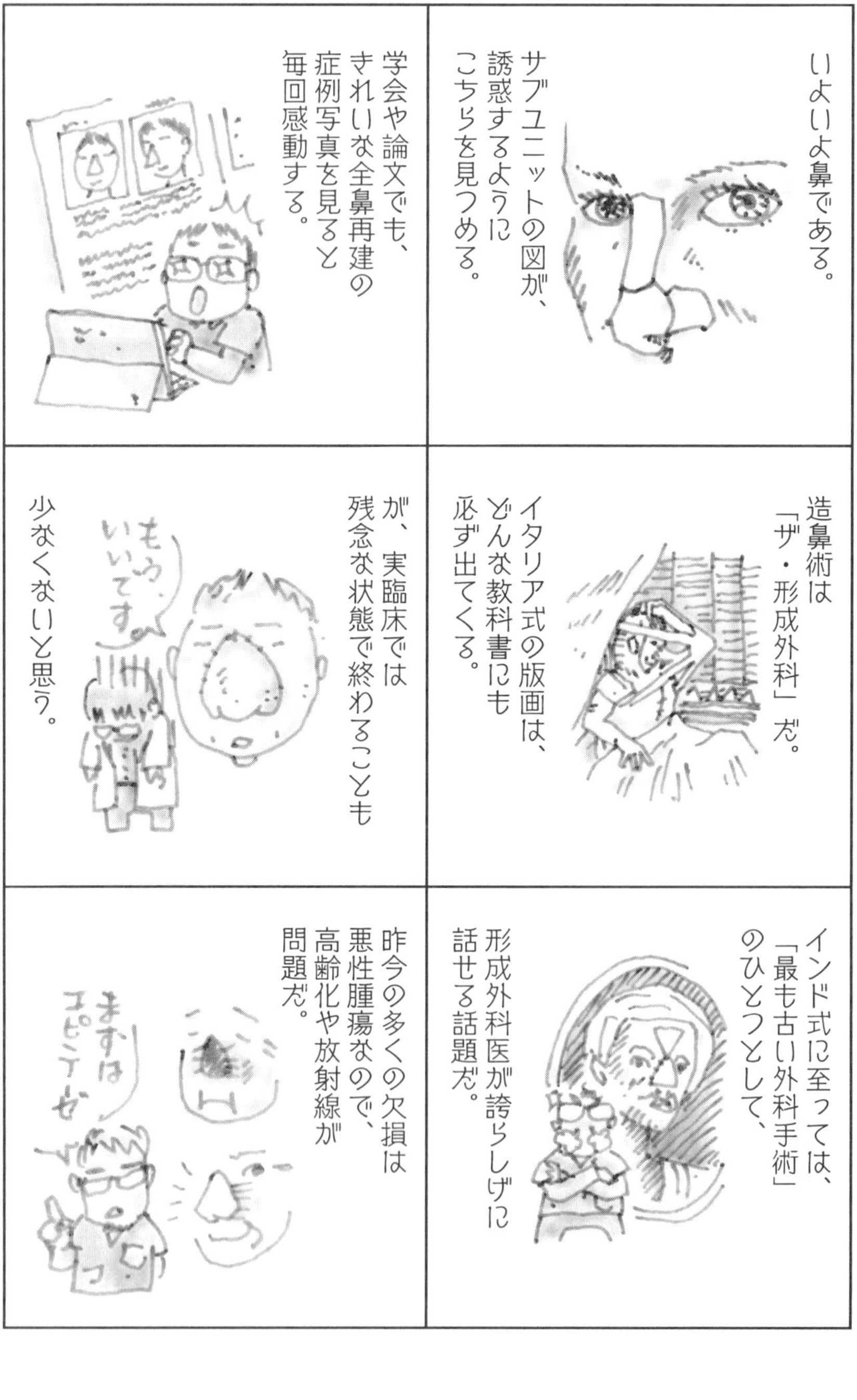
いよいよ鼻である。
サブユニットの図が、誘惑するようにこちらを見つめる。
造鼻術は「ザ・形成外科」だ。
イタリア式の版画は、どんな教科書にも必ず出てくる。
インド式に至っては、「最も古い外科手術」のひとつとして、
形成外科医が誇らしげに話せる話題だ。
学会や論文でも、きれいな全鼻再建の症例写真を見ると毎回感動する。
が、実臨床では残念な状態で終わることも
もう いいです
少なくないと思う。
昨今の多くの欠損は悪性腫瘍なので、高齢化や放射線が問題だ。
まずは エピテーゼ

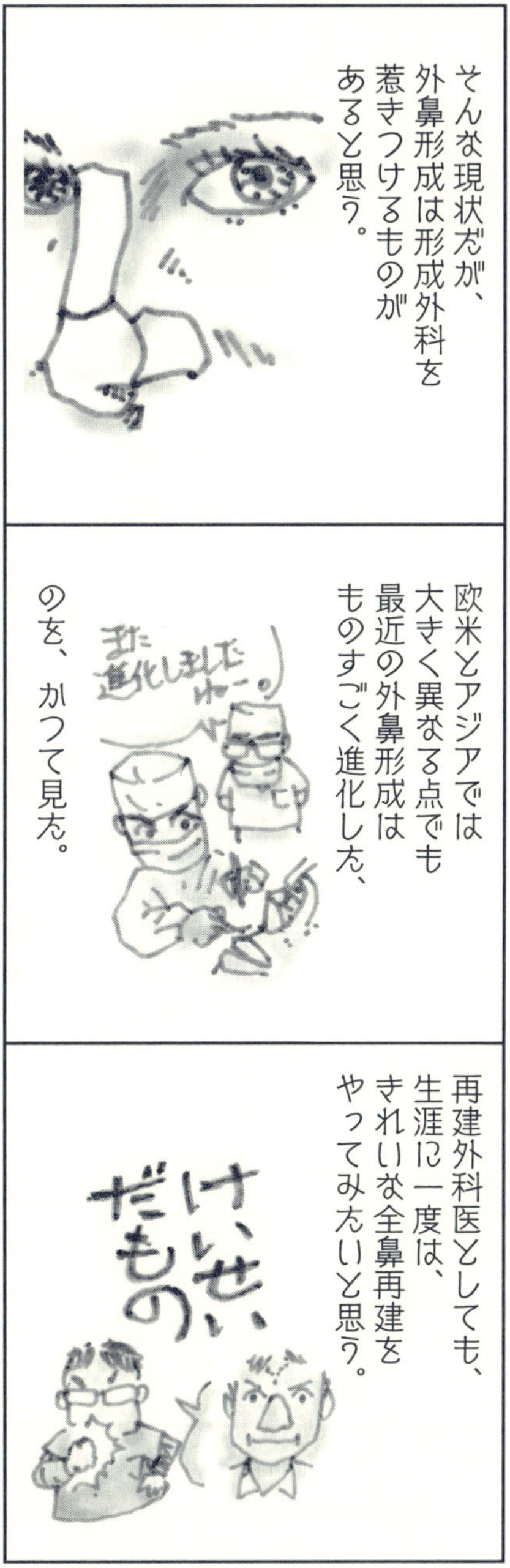
そんな現状だが、
外鼻形成は形成外科を
惹きつけるものが
あると思う。
欧米とアジアでは
大きく異なる点でも
最近の外鼻形成は
ものすごく進化した、
また進化しましたねー。
のを、かつて見た。
再建外科医としても、
生涯に一度は、
きれいな全鼻再建を
やってみたいと思う。
けいせい
だもの

さるすべる
─形成外画─

拡大鏡

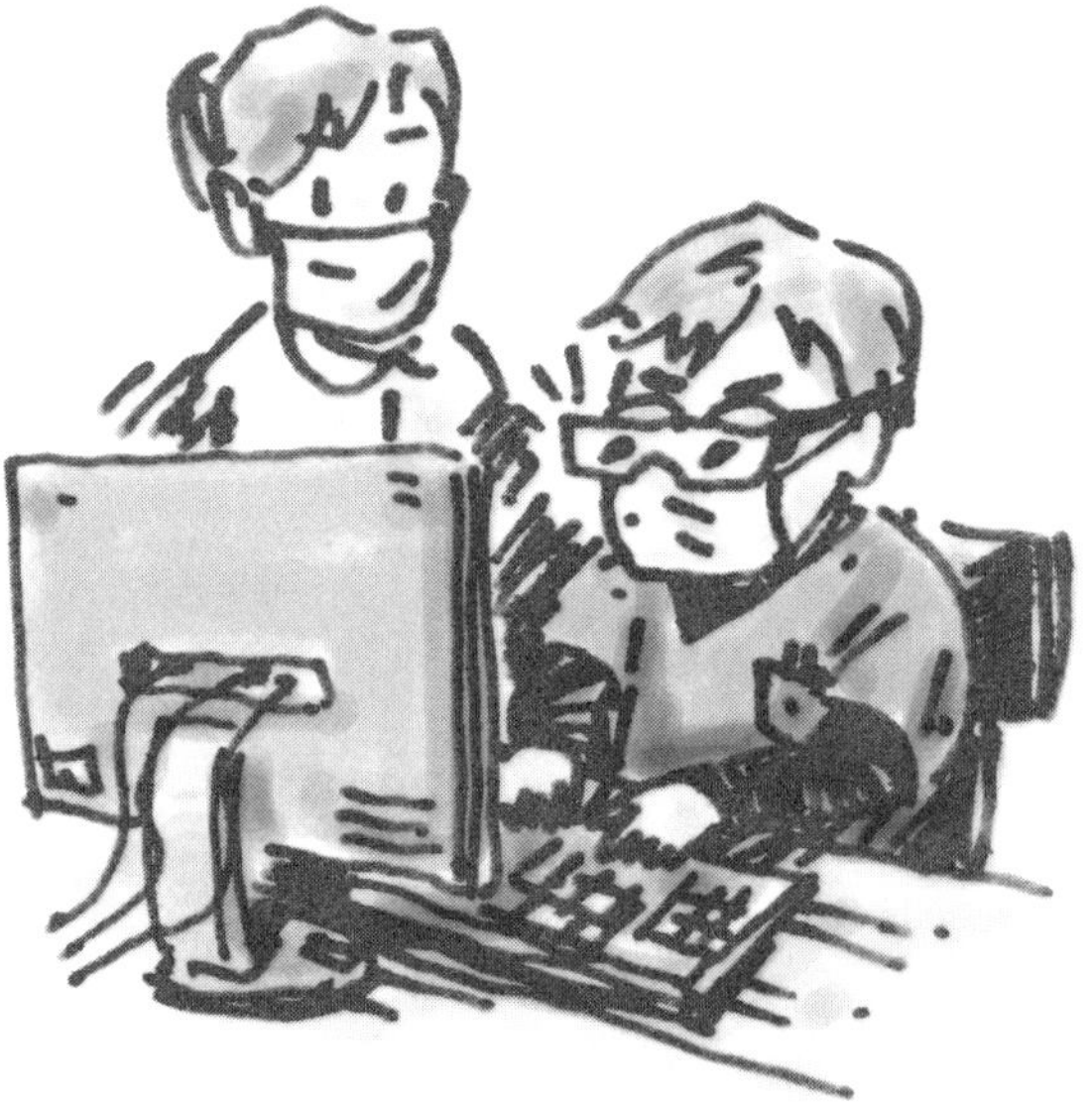

「形成の先生って、デスクワークの時も
拡大鏡使うんですね。」
いやこれ、老眼でハ○キルーペ…。

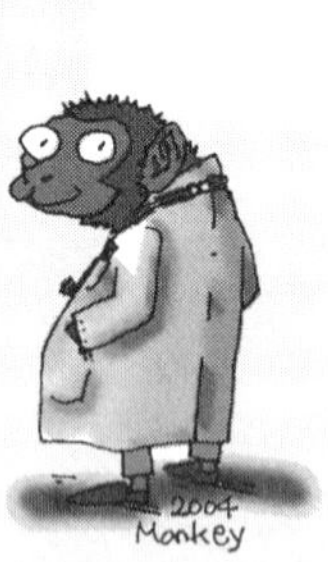

17 下顎欠損分類

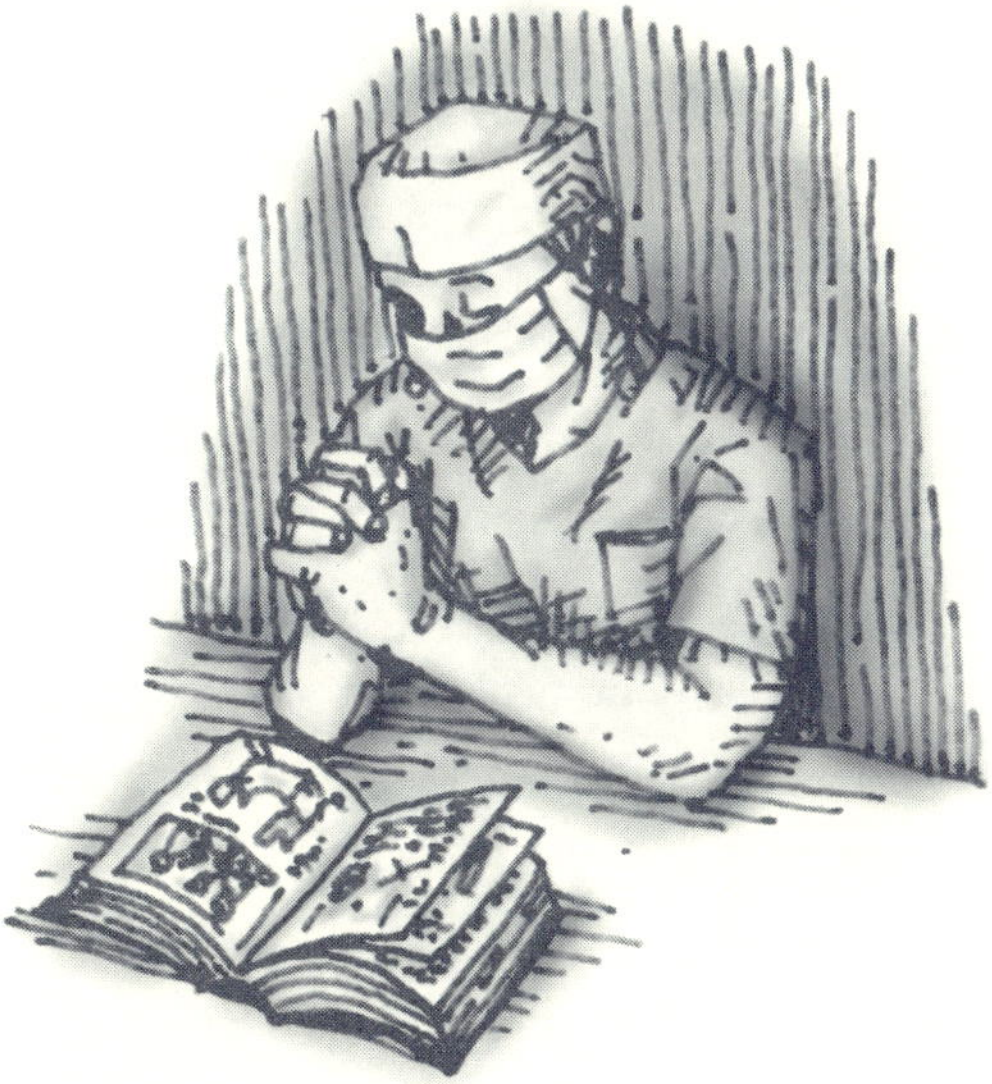

分類の目的と意義

手術に関する分類はたくさんありますが、何に基づく分類かによってその目的も異なります。ある条件下での分類を他の条件に当てはめることはできませんが、本質を突く分類であれば普遍性を得ることもあるようです。

お題

分類の目的と意義
欠損？ 再建？ 機能？

Jewer DD, Boyd JB, Manktelow RT, et al: Orofacial and mandibular reconstruction with the iliac crest free flap: a review of 60 cases and a new method of classification. Plast Reconstr Surg 84: 391-403, 1989

SUMMARY
腸骨皮弁は下顎再建に適しているが、他の有用な骨皮弁も発表されたため、腸骨皮弁の役割を再考した。60例の下顎再建症例を検討する中で、欠損範囲の分類を行った。欠損長より再建の複雑性を考慮した。Cは両犬歯を含む前方欠損で再建には骨切りを要する。Lは正中を越えない側方欠損で関節頭は含めない。体部や下顎枝は直線状に再建し、下顎角は上前腸骨棘の形態を利用して骨切りは行わない。Hは関節頭が欠損するため顎関節の再建が必要になる。下顎欠損はHCLの8通りの組み合わせに分類できた。C欠損に骨切りを要したのは36例、術後機能は骨欠損範囲と軟部組織の欠損に影響を受けた。

時代背景

- 1972年に登場した腸骨皮弁は下顎再建に適していたが、普及には至っていなかった。
- 肩甲骨皮弁による下顎再建は1986年に報告されたが、骨量、体位交換の点で腸骨皮弁に劣っていた。
- 腓骨皮弁による下顎再建はまだ行われていなかった。

論文執筆に悪戦苦闘する新庄。ぶつぶつ独り言ちるが、キーボードの上の手は一向に動かない。

新：データは出てるのに、導入部分が一行も書けない…。つかみは大事だからなぁ。

古：読者を惹きつける言葉で、現状の問題点と目指すべき目標を簡潔に表現するんだな。

今：何の論文を書いてるの？

新：下顎再建術後の機能と整容性の解析。あー、手術してる方がいいな。

今：欠損範囲によって整容性や補綴の適応も違ってくるからおもしろそう。

古：その欠損範囲の分類って、知ってるか？

新：HCL分類やUrken分類[1]、それにCAT分類[2]とかですよね。どれを使えばいいんだろう？

古：何を目的に分類してるのか、分類したことが何を意味するのかが大切なんだ。シンプルで目的が明確なものがいいぞ。

新：Urken分類は複雑なんだよなぁ。その点HCLとCATは基準点が3

1 Urken分類

Urkenが1998年に発表した下顎の欠損分類では、下顎頭C・下顎枝R・体部B・おとがい半側SH・おとがい両側Sを基準点としたため、20通りの組み合わせになる。骨移植で再建する際、体部の骨切り箇所に反映させることが可能。

2 CAT分類

橋川らは、HCL分類ではLやHで表記される欠損のバリエーションが広いこと、腓骨皮弁や肩甲骨皮弁で再建する場合の骨切りに反映されないことを指摘。またUrken分類の煩雑性と曖昧性を問題視した。そこで、下顎頭C・下顎角A・おとがい結節T基準点としたCAT分類を開発した。単純明快であること、欠損と再建結果の相関性、分類が再建方法に反映することを目的としている。

つだから使いやすそう。

古：HCL分類は多くの医師が長年にわたって引用している。犬歯間の欠損をC、正中を越えない側方欠損をL、それに関節頭を含むとHとして、下顎角は問われない。

新：下顎角は重要だと思うんだけど、どうして？

古：さては読んでないな。

新：分類の記載だけ、さらっと…。

古：JewerとBoydは、60例の腸骨皮弁による下顎再建の結果からHCL分類を考案したんだ。下顎角は腸骨の形を利用して骨切りせずに再建したから、基準点にしなかったんだろう。一方、犬歯を越えると骨切りが必要になる。HCL分類は腸骨の骨切りの分類ともいえる。

今：機能に関しては評価しているんですか？

古：口唇閉鎖、食事形態、会話の評価はしているけど、咬合や咀嚼機能自体に関しては詳しく検討されてないな。

今：腸骨皮弁を前提にしてるんじゃあ、腓骨や肩甲骨での再建にはあまり役立たないですよね。

古：1986年のSwarzの肩甲骨皮弁や、この論文の直後に発表された

Hidalgo の腓骨皮弁での下顎再建では、腸骨皮弁に比べて骨切りで正確な顔貌再建がやりやすい。そうなると、下顎前方以外は骨切りをしない腸骨皮弁ありきの HCL 分類より、形態の重要なポイントとなる下顎頭Cと下顎角A、それにおとがい結節Tを基準点にした橋川先生の CAT 分類の方が的確だな。

新：再建方法が進化すると、分類に求められるものも変わるんですね。

古：ところが、今や下顎再建は CADCAM で骨切りする時代だ。形態再建のための分類は必要ないのかも知れんぞ。

新：確かに。画像を見ながら最適な骨切り部位を決められますもんね。

古：となると、分類の目的は形態再建から離れることになるな。下顎頭がないと顎位変形が生じやすい、側方欠損だけだと顎位は保たれやすく健側の咀嚼機能が残る、前方欠損があると整容性と咬合の両立が難しくて口唇が閉鎖しにくくなる、という下顎再建の問題点を端的に表す HCL 分類は、術後の機能を予測する分類として再評価されてもいいのかもな。

今：腸骨皮弁のための分類が、実は術後機能の問題点を突いていたんですね。

古：Jewer たちがそこまでは考えていたかは分からんけどね。
今：ところで、上顎の分類はどうなんですか？
古：Spiro 分類や Cordeiro 分類は、眼窩底と口蓋の欠損の有無で分類してるんだけど、Cordeiro は再建を前腕皮弁と腹直筋皮弁に落とし込んでいる。だから拡大切除の硬性再建は遊離骨や橈骨前腕皮弁を使うんだけど、基本的には腹直筋皮弁での軟部組織での充填だ。それに対して山本先生の buttress 理論は硬性再建の指標で、眼球位置の維持、鼻翼や頬、上口唇の後退を防ぐことを目指してるんだ。
新：同じ分類でも、再建の方向性が違うのかぁ。
古：分類の目的や意味するところを読み解かないと役立たないってことだ。だから Jewer の論文はちゃんと読んでおけ。この論文の導入部分[3]は魅力的だぞ。
新：というと？
古：旧約聖書の伝道の書第3章からの引用だ。「全ての人が食べたり飲んだり労働の恩恵を享受することは、神の賜物だ」で始まるんだ。つまり、それこそが下顎再建の目的で、そのための分類ということなんだろう。

3　**論文の導入部分**
前章の脚注で触れたエピグラフ。その分野の先人の格言を引用するエピグラフはしばしば見られるが、聖書の引用とは大胆かつ効果的。

今：なんだかステキ。

新：外科医は神ではないけどね。

古：そう、外科医は万能の神ではない。だからJewerはそれに続いて、「外科医は患者の限られた人生のために機能と整容性を最大限に保ち、その人生への復帰を遅らせないよう入院期間を最小限にする責任がある」、と心構えを書いている。下顎再建が五里霧中の時代だった論文としては、最高のつかみだと思わないか？

今：論文って、こんなのもアリなんですね。新庄先生がどんな導入を書くのか楽しみぃ〜。

新：ますます書けないじゃん…。

参考文献

- Urken ML: Oromandibular reconstruction using microvascular composite free flaps. Report of 71 cases and a new classification scheme for bony, soft-tissue, and neurologic defects. Arch Otolaryngol Head Neck Surg 117: 733-744, 1991
- 橋川和信ほか：がん切除後下顎骨区域欠損の新しい分類法「CAT 分類」―第１報　その概念と分類の実際―．頭頸部癌 34: 412-418, 2008
- Cordeiro PG, et al: A classification system and algorithm for reconstruction of maxillectomy and midfacial defects. Plast Reconstr Surg 105: 2331-2346, 2000
- Yamamoto Y, et al: Role of buttress reconstruction in zygomaticomaxillary skeletal defects. Plast Reconstr Surg 101: 943-950, 1998

Spiro と Cordeiro、そして Hidalgo

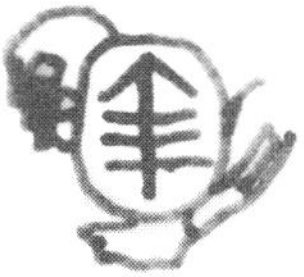

上顎欠損の分類もいろいろあるぞ。1997 年の Spiro の分類では、眼窩底まで切除されたら全摘、眼窩底が残って歯槽突起が切除されたら亜全摘、口蓋のみの切除であれば部分切除と明解だ。眼窩底の再建が必要なのか、充填だけか、閉鎖だけかと、再建にも直結している。Spiro と同じ Sloan Kettering の Cordeiro は、Spiro 分類の全摘を眼窩内容と口蓋の切除の有無で 3 つに分けた。再建は腹直筋皮弁と（橈骨）前腕皮弁、それと肋骨や腸骨の遊離移植だけで、腓骨皮弁を使っていないのが不思議だ。

というのも、Cordeiro は Sloan Kettering で Hidalgo と同僚だったんだよ。上顎分類の論文の前前に、Cordeiro は Hidalgo と共著で下顎再建 150 例の報告をしているんだ。そのうち 135 例が腓骨皮弁だから、腓骨皮弁にも精通していたはずなんだけどね。ちなみに、その下顎再建の論文では HCL 分類を使っている。再建のアルゴリズムでは、広範な骨欠損で複数の骨切りが必要な場合は、他皮弁を併用してでも腓骨皮弁の適応としている。どうしてそれを上顎に応用しなかったんだろうな。眼窩底以外の硬性再建は、重視されていなかったのかもね。

参考文献

- Spiro RH, et al: Maxillectomy and its classification. Head Neck 19: 309-314, 1997
- Cordeiro PG, et al: A classification system and algorithm for reconstruction of maxillectomy and midfacial defects. Plast Reconstr Surg 105: 2331-2346, 2000
- Cordeiro PG, et al: Reconstruction of the mandible with osseous free flaps: a 10-year experience with 150 consecutive patients. Plast Reconstr Surg 104: 1314-1320, 1999

中顔面骨折の
buttress 理論を再建に

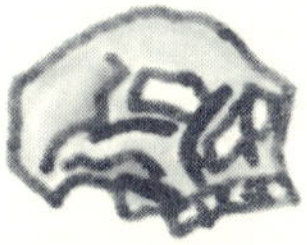

Spiro や Cordeiro の上顎欠損の分類の場合、再建は軟部組織が主体なんだけど、それだと鼻や頬の陥凹は避けられない。そこで山本先生の buttress 理論だ。これは硬性再建の分類ともいえるな。1980 年代に Manson や Gruss らによって提唱された中顔面骨折の buttress 理論は、上顎構造を 3 つの壁で表したもので、陥没変形などを防ぐための整復の指標だ。山本先生はこの理論を再建に利用したんだ。上顎歯槽突起から梨状口に沿って前頭突起に至る壁を nasomaxillary buttress（NMB）、上顎骨前頭突起から眼窩下縁を通って前頭骨の頬骨突起や頬骨弓への壁を zygomaticomaxillary buttress（ZMB）、歯槽突起から蝶形骨翼状突起の橋渡しを pterygomaxillary buttress（PMB）として、それぞれの壁を再建することで鼻の落ち込みや眼球の下垂、頬の陥凹を防ぐことができるんだ。

山本先生の論文では、再建には胸背動脈系の皮弁と肩甲骨や肋骨を移植してるんだけど、チタンメッシュでの眼窩底再建は瘻孔を引き起こすと否定的だ。中山先生の腓骨皮弁による上顎再建の論文とこの山本先生の論文は、遊離骨皮弁による上顎の立体的硬性再建の始まりだな。それが日本発だと思うと誇らしいね。

参考文献

- Yamamoto Y, et al: Role of buttress reconstruction in zygomaticomaxillary skeletal defects. Plast Reconstr Surg 101: 943-950, 1998
- Nakayama B, et al: New reconstruction for total maxillectomy defect with a fibula osteocutaneous free flap. Br J Plast Surg 47: 247-249, 1994

一般に上顎欠損は、
切除術式に準じて
分類することが多く
Upper Maxillec-
-tomy.
extend-
Total
Max.
Subtotal
Max.
Limited.
Max.
移植組織や骨切りの
有無など再建術式の
違いを反映すると
いうけれど、
結局は
外科医個人の判断
なので、価値は疑問。
下顎は
解剖学的な部位で
分類する
ことが多い。
切除術式
としては
下顎区域
切除術で
一括され
ちゃうしね。
C
L
C
H
C
A
T
T
A
理想的な分類は、
がんの病期分類かな。
Stage T N
I 1 0
II 2 0
III 3 0.1
IV 4 0.1.2
P.Denoix 初版 1968
単純にもかかわらず、
下顎分類は
たくさんあって
まさに戦国時代。
病期に応じて予後が
異なるように、
すでに8版まで
改訂されている。
目的がはっきりした
分類である。
5year.

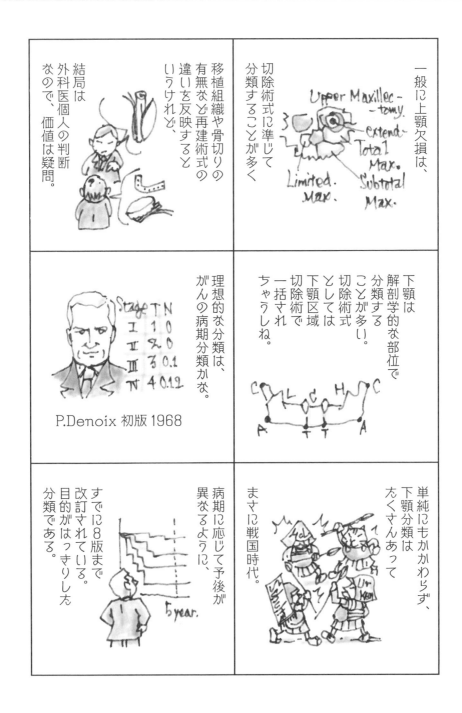

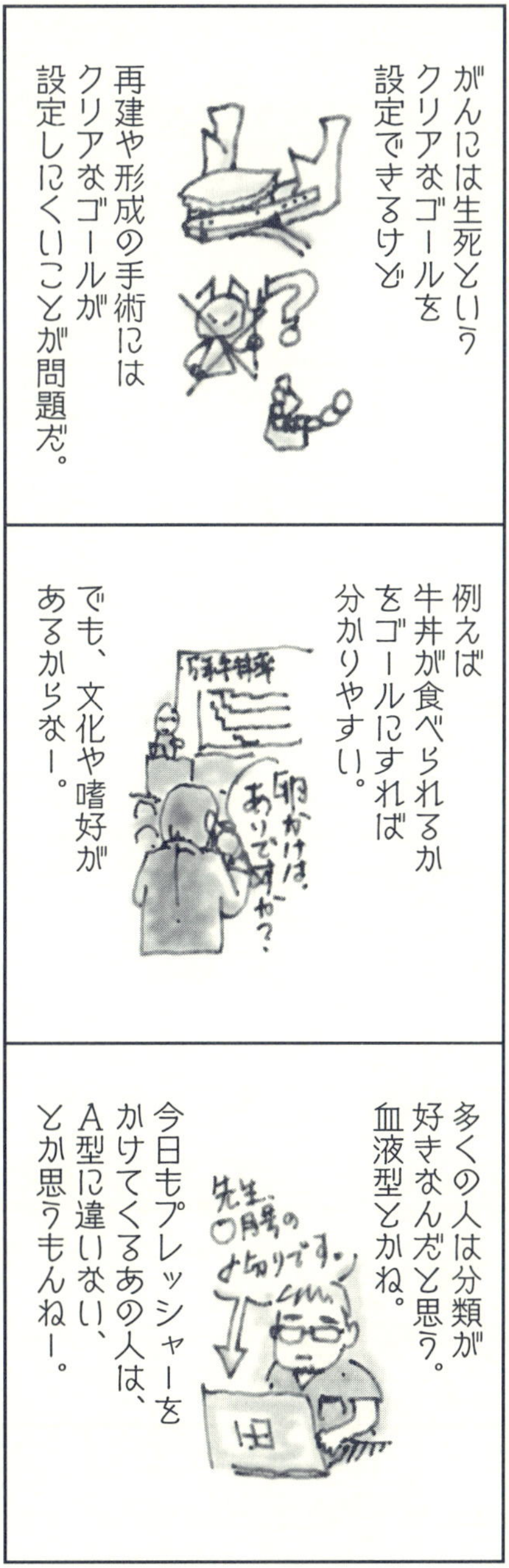
がんには生死という
クリアなゴールを
設定できるけど
再建や形成の手術には
クリアなゴールが
設定しにくいことが問題だ。
例えば
牛丼が食べられるか
をゴールにすれば
分かりやすい。
卵かけは、ありですか?
でも、文化や嗜好が
あるからなー。
多くの人は分類が
好きなんだと思う。
血液型とかね。
先生、○月号の〆切りです。
今日もプレッシャーを
かけてくるあの人は、
A型に違いない、
とか思うもんねー。

さるすべる
—形成外画—

快適な職場づくり

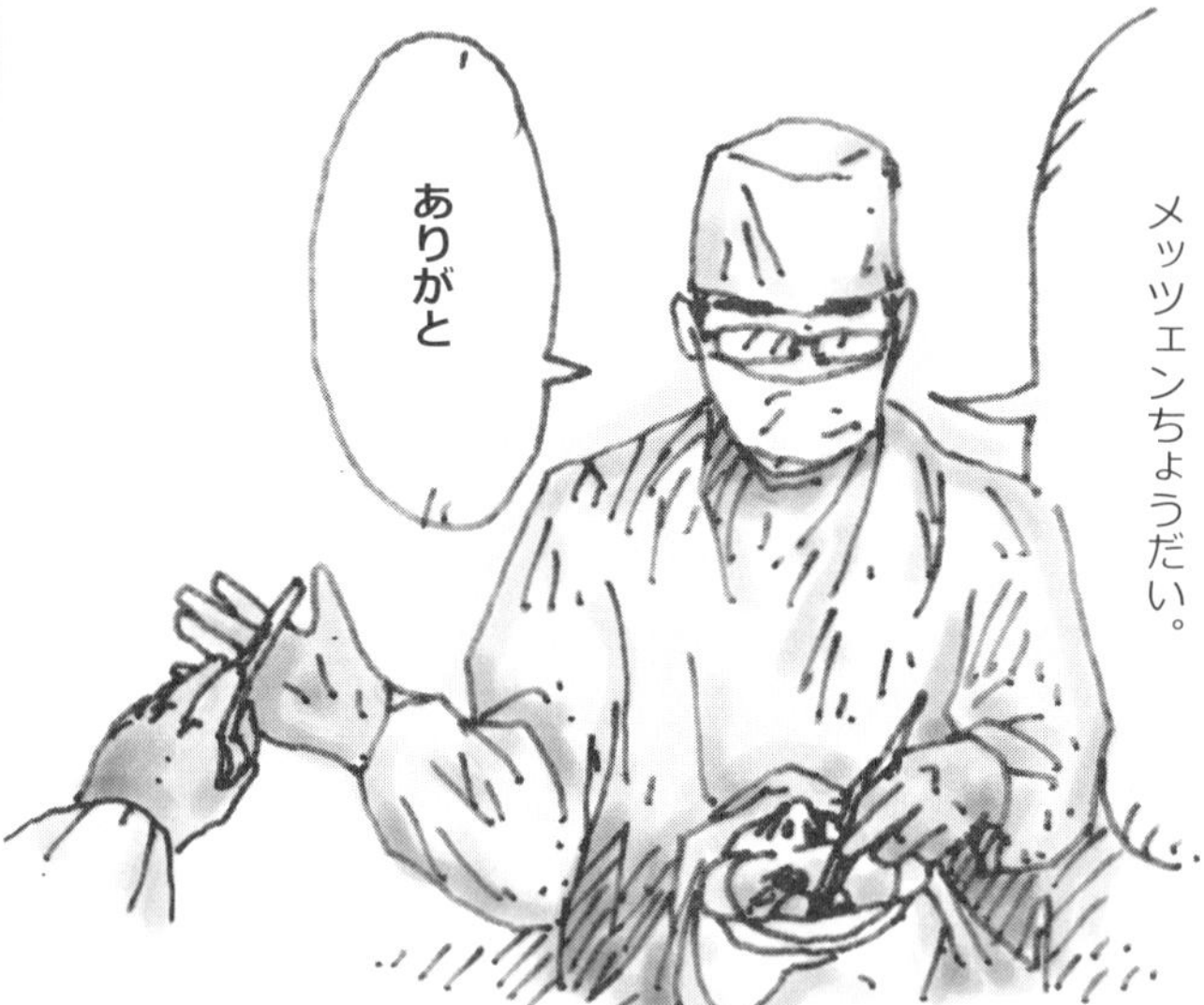

言われて嬉しい言葉、
まずは率先して言うようにしてみる。

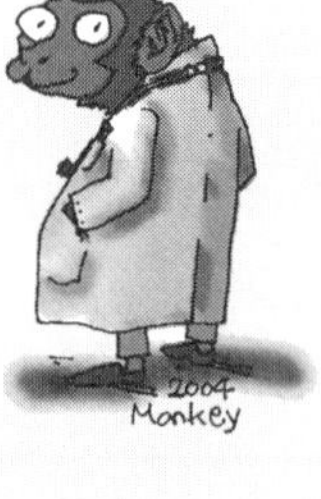

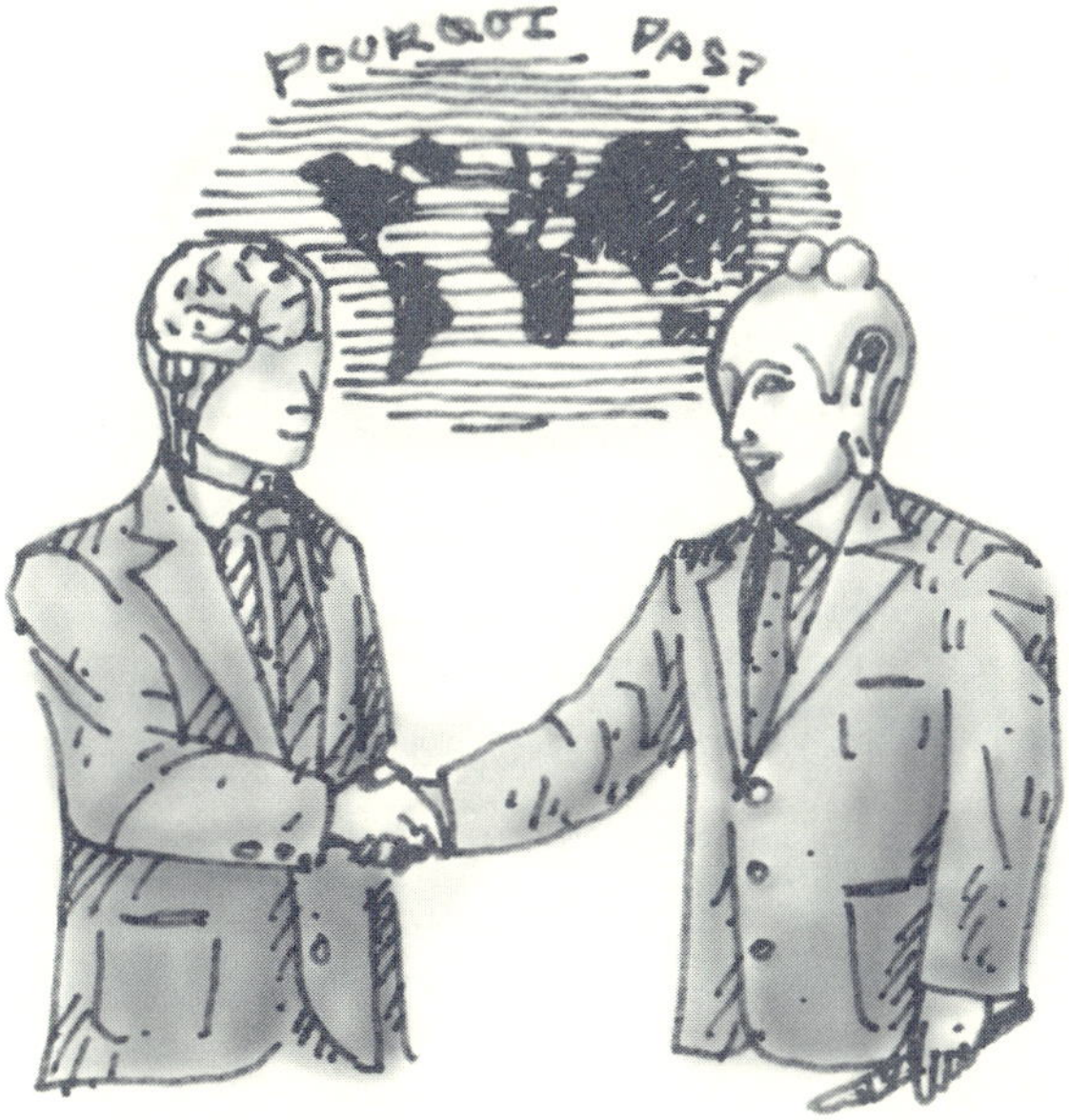

Paul Tessier が見た世界

未知の世界でリスクの高い手術を開発するには、解剖での徹底的なシミュレーションと、その分野のエキスパートの協力を得ることが不可欠です。責任を背負う協力者を得るには、周到な準備と情熱が必要だったようです。

お題

Paul Tessier が見た世界
超える！

Tessier P, Guiot G, Derome P:
Orbital hypertelorism. II. Definite treatment of orbital hypertelorism（OR.H.）by craniofacial or by extracranial osteotomies.
Scand J Plast Reconstr Surg 7: 39-58, 1973

SUMMARY

眼窩隔離症に対して眼窩全体を近づけるための頭蓋内経路の骨切りを解説する。髄膜炎のリスクを避ける安全で効果的な方法であり、眼窩とともに眼球も移動する useful orbit という概念と骨欠損に対する骨移植に基づく。眼窩周囲と頭蓋骨膜の剥離によって眼球や眼球運動、眼瞼機能、涙腺、嗅神経に障害を来さない。あらゆる骨変位、形成異常、欠損に対して一期的修正が考慮される。眼窩天蓋へのアプローチは頭蓋ルートが最も容易で安全である。成長が終了する前の骨に対する整形外科的なタブーは見直す必要がある。

時代背景

- 眼窩隔離症の治療の最初の報告は 1950 年で、眼窩自体の骨切りはなく、軟部組織の修正だった。
- 1960 年代、Converse や Tessier は鼻骨を含む正中骨の切除、眼窩内側壁の骨切りによる内側移動、鼻梁の骨移植を行っていたが、症状の改善は不十分だった。

講演会の壇上に古谷は立っていた。師匠の時代から現在に至るまでの治療の変遷をプレゼンする古谷だが、フロアでは新庄がゆらゆらと舟を漕いでいた。

新：お疲れさまでした。今の技術って、過去のいろんな積み重ねの上にあるんですね。

古：そりゃそうだ。だけど、現状の課題を解決するのはお前たちの仕事だからな。居眠りしてる場合じゃないぞ。

新：ばれたか。

古：先人の業績には敬意を払うが、批判の目も必要だ。近代形成外科の父と言われたGillies[1]も例外ではないぞ。

今：あのGillies先生？どういうことですか？

古：1943年、Gilliesが14歳のクルーゾン症候群の女性に対して、世界で初めてLe Fort Ⅲの骨切り[2]をやった話は覚えてるか？

新：上顎全体を前方にずらす大手術ですよね。

古：ロンドンにいたGilliesの手術を見学するために、パリからたびたび訪れていた若い医師がいたんだ。

1 Gillies

顔面骨の骨切りと移動を1950年に報告（Br J Plast Surg 3: 123-127）。鼻骨上顎縫合および前頭上顎縫合から眼窩底、前頭頬骨縫合、頬骨弓を通って、深部は翼状上顎間隙、口蓋へと続く骨切りを行った。論文に記載はないが、Le Fort Ⅲの骨折パターンと同様の骨切りだった。顔貌の劇的な改善と謳っているが、後戻りやリスクの大きさからその後、封印した。

2 Le Fort Ⅲの骨切り

Rene Le Fortは1869年生まれのフランス人外科医。1901年、死体を高所から落としたり鈍器で殴打したりして、中顔面骨骨折のパターンを3つに分類した。現代では考えられない非人道的な実験だが、その恩恵をわれわれは享受している。

新：わざわざパリから？　パリでクルーゾンとなると…Tessier[3]ですか？

古：ご名答。この経験がTessierのキャリアのきっかけになったのは間違いない。1960年代、Tessierは眼窩隔離症の患者に対して、眼窩内側壁のみ移動する手術をやったんだけど、結果良好とはいかなかった。既存の方法の限界を感じていたんだな。その辺のことは1972年の論文に書かれている。

今：その後はどうしたんですか？

古：骨切りを眼窩のもっと奥でやって、眼窩全体を移動するしかないと思い至ったんだ。で、解剖体で骨切りを試みようとパリの大学を訪れた。

新：今度はロンドンじゃないから近いですね。

古：ところが、パリ出身ではない彼は入室を断られてしまったんだ。そこで出身大学のナントまで夜な夜な通うことになったそうだ。500マイルの距離だぞ。２時30分発の電車でパリに戻って仕事をする生活だったらしい。そこで眼窩隔離症、ひいてはクラニオ手術には頭蓋内アプローチが必要であるという結論に至ったんだ。

今：頭蓋外からだと眼窩の奥まで届かないですよね。

3　Tessier
頭蓋顎顔面外科の巨匠として知られるが、論文では頭蓋変形の患者を繰り返しmonsterと記している。この表現を手術の求道者たる彼の姿と重ねることは難しい。取るに足りない問題なのだろうかと筆者は戸惑う。

古：それともう一つ、移動した骨をワイヤーで固定するGilliesの方法では後戻りによる再発は避けられないことに気づくんだ。Gillies自身もLe Fort Ⅲの骨切りはリスクが大きく「二度とやらない」といっていたそうだ。

今：それじゃぁ、どうしたんですか？

古：Tessierはワイヤーで固定するんじゃなくて骨移植をすることで後戻りしないんじゃないかと考えた。

新：執念ですね。

古：しかし臨床で頭蓋内アプローチをやるには、脳外科医の協力が必要だ。

今：それって、プルクワ・パ、の話ですよね？

古：あれっ、よく知ってるな。1963年、Tessierに協力を求められた脳外科医Guiot[4]の返事が"Pourquoi pas ?"つまり"Why not ?"だな。二人はそこから1年以上かけて解剖でシミュレーションを繰り返して、不可能と思われた手術を成功させたんだ。

今：脳外科と形成外科の壁がなくなった瞬間ですね。

古：この言葉はTessierが初代会長を務めた国際頭蓋顎顔面外科学会の

4　脳外科医Guiot

Tessierがこの物語の舞台となったFoch病院を去った後も、Guiotは病院に残って主に下垂体の研究を続けた。二人の共著論文は6編だが、Guiotは下垂体に関する脳外科領域の論文を300近く発表して引退した。

ロゴに使われて、クラニオの世界のモットーにもなっている。

新：カッコよすぎます。

古：かくして Tessier は transcranial monobloc frontofacail advance-ment という手術概念を生み出して、骨切りや骨移植のための多くの手術器具も開発することになるんだ。

今：Tessier の才能と努力は Gillies を超え、脳外科と形成外科の垣根も超えたんですね。

古：そのとおり。まったく新しい世界を見たんだ。だけど、新たな技術が台頭するという進化の過程では Tessier も例外じゃない。1979 年に Meulen は Medial fasciotomy[5] と題して、顔面骨を中央で分割する手術を考案して、これが facial bipartition という新たな世界へとつながった。クラニオでも骨延長が行われるようになったしな。

新：Ilizarov のやつですね。顔面骨への応用は、確か McCarthy ですよね。

古：Ilizarov 法は軟骨内骨化の四肢骨に使われた技術だけど、McCarthy は膜性骨化で骨が作られる下顎骨に応用したんだ。そこから Molina の中顔面や菅原先生の頭蓋骨の延長へとつながる。

5　Medial fasciotomy

Meulen が顔面正中裂に伴う眼窩隔離症に対して行った（Br J Plast Surg 32: 339: 342, 1979）。Tessier の方法が眼窩周囲の骨切りによる移動だったのに対して、frontal bar の下で眼窩と上顎を分割して、左右から回転させて眼窩間距離を短縮するこの方法は、keel-shaped deformity と表現される歯槽部の変形や二分化した鼻の修正も行うことができた。この手術が後に facial bipartition という概念につながる。

今：骨を移動してワイヤーで固定してた時代から骨移植が足されて、最後は骨延長で骨移植が必要なくなったってことですよね。

古：骨延長では解決できない問題もあるけどな。

新：え～っと、ということは形成外科的な顔面骨の骨切りに始まって、脳外科の頭蓋内アプローチを取り入れて壁を越え、次は整形外科の大発明も応用してさらに高い壁も越えちゃったんですね。

古：おっ、ドヤ顔になってるぞ。ま、君たちは偉大な先人たちが辿った道程の先端に立っているってことだ。俺たちを超えて未来に船出するのは、船を漕ぐのが上手な新庄船長だからな。

新：先生もドヤ顔で皮肉らないでくださいよ。でも、僕たち先生を超えちゃっていいんですか？

古：もちろ…いや、Pourquoi pas？

参考文献

- Tessier P: Orbital hypertelorism. I. Successive ssurgical attempts. Material and Methods. Causes and mechanisms. Scand J Plast Reconstr Surg 6: 135-155, 1972（コラム参照）
- Sugawara Y, et al: Gradual cranial vault expansion for the treatment of craniofacial synostosis: a preliminary report. Ann Plast Surg 40: 554-565, 1998
- Marchac D, et al: Midface surgery from Tessier to distraction. Childs Nerv Syst 15: 681-694, 1999

既存の方法の限界からの脱却

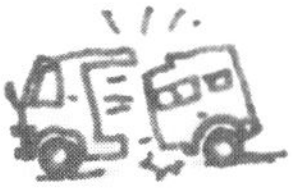

頭蓋縫合早期癒合症なんかに伴う眼窩間距離の延長に対して、orbital hypertelorism という言葉が初めて使われたのは 1924 年だ。当時は治療法がなく、本格的な手術の報告は 1950 年ということだ。ただ、内眼角と眉毛、鼻根の矯正だけだったから、眼窩距離は短くならないよな。

1960 年、Tessier は高度の眼窩隔離症の患者を前に、それまでの方法では十分な効果が得られないと考え、手術を行えなかった。1962 年、Converse らは眼窩間の骨を鼻骨とともに切除して、眼窩の内側を含む上顎の骨切りをやって、眼窩と鼻梁、涙器系を一塊に内側にずらしてワイヤーで固定した。それでも、眼窩の一部しか移動しないから眼球自体を動かすことはできなかった。Tessier も軽度の眼窩隔離症の患者に追試をやったんだけど、この方法は彼に言わせると「失敗する運命にあった」ということだ。原因は眼窩自体が移動していないことと、ワイヤー固定の後戻りだ。

そこから Guiot の協力も得て、眼窩全体を骨切りして眼球も移動する useful orbit という概念につながったんだな。実際に手術をやったのは 5 年後の 1965 年だったそうだ。

参考文献

- Tessier P: Orbital hypertelorism. I. Successive ssurgical attempts. Material and Methods. Causes and mechanisms. Scand J Plast Reconstr Surg 6: 135-155, 1972

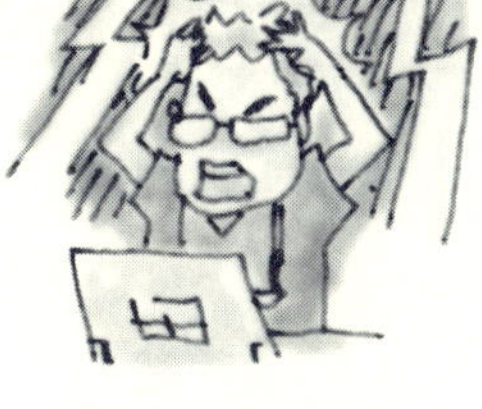

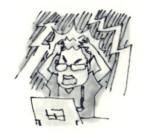

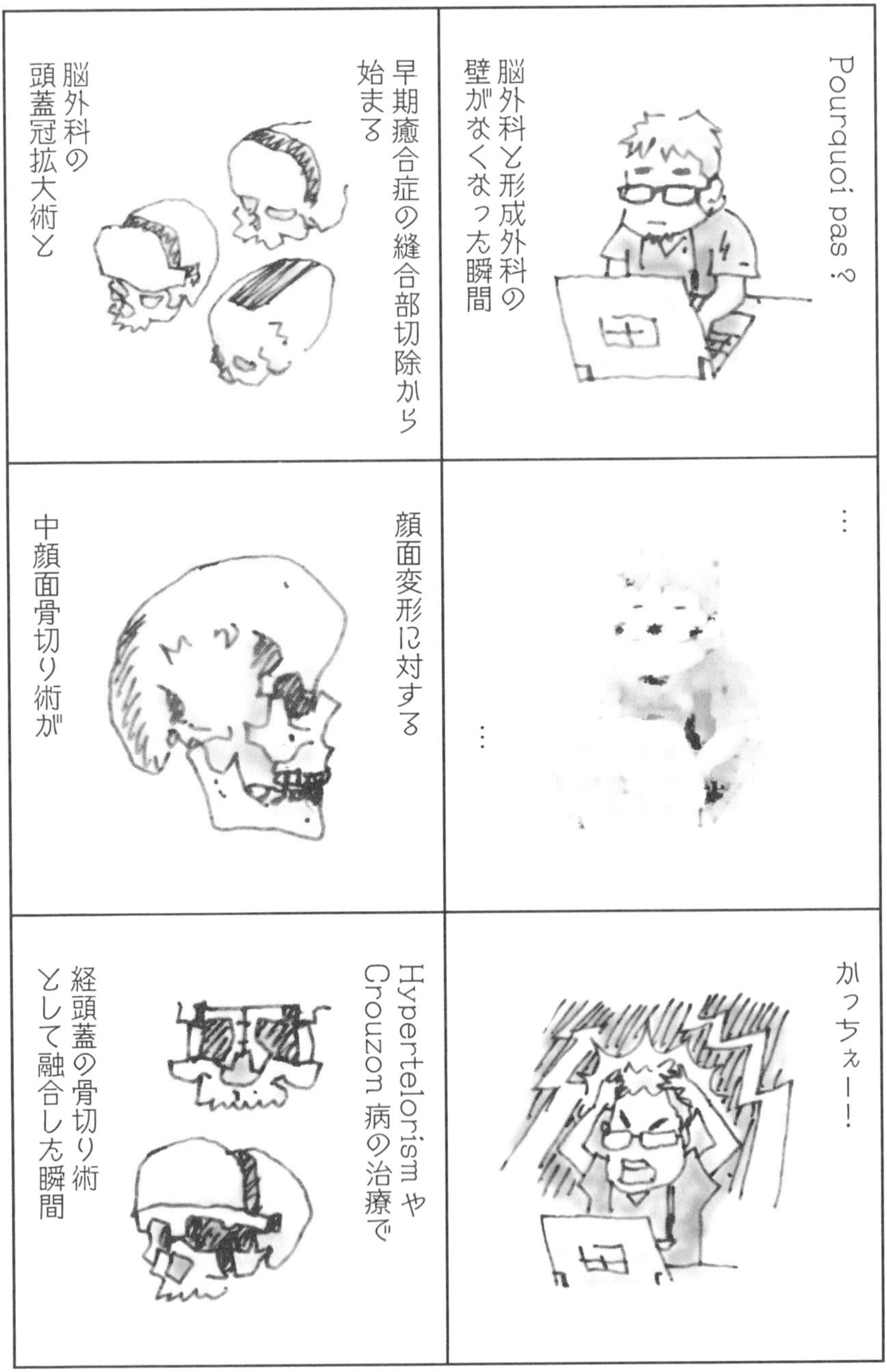
Pourquoi pas ?
脳外科と形成外科の壁がなくなった瞬間
…
…
かっちぇーー！
早期癒合症の縫合部切除から始まる
脳外科の頭蓋冠拡大術と
顔面変形に対する
中顔面骨切り術が
Hypertelorism や Crouzon 病の治療で
経頭蓋の骨切り術として融合した瞬間

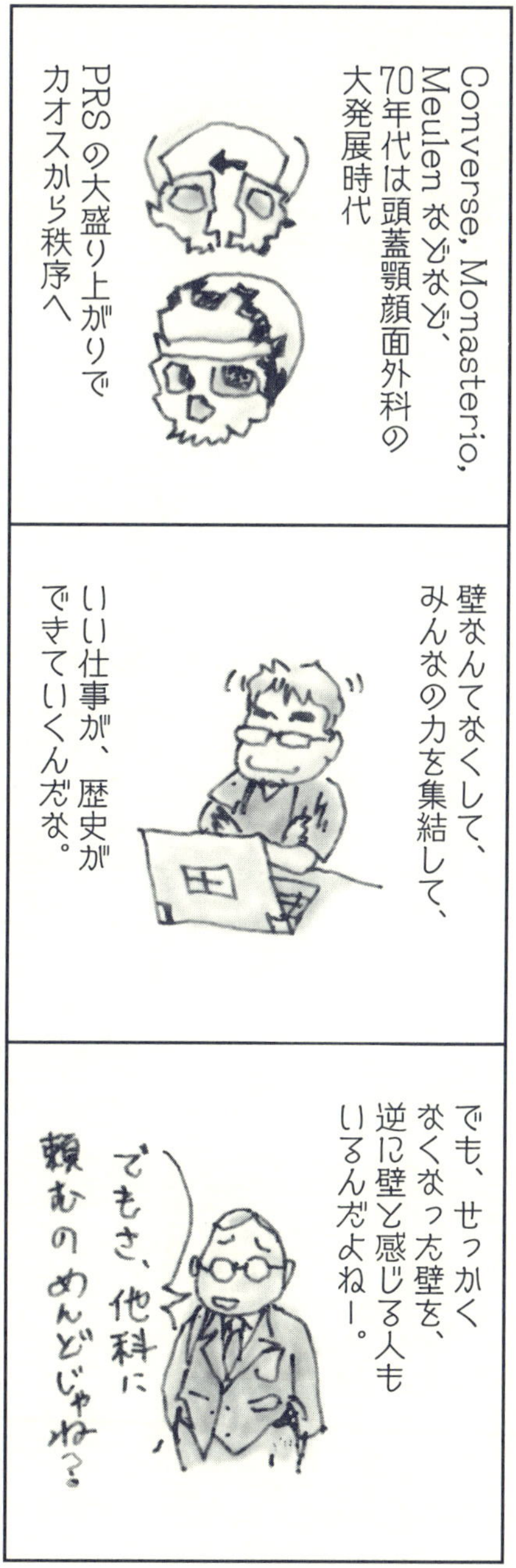
Converse, Momasterio,
Meulem などなど、
70年代は頭蓋顎顔面外科の
大発展時代
PRSの大盛り上がりで
カオスから秩序へ
壁なんてなくして、
みんなの力を集結して、
いい仕事が、歴史が
できていくんだな。
でも、せっかく
なくなった壁を、
逆に壁と感じる人も
いるんだよねー。
でもさ、他科に
頼むのめんどじゃね?

さるすべる
－形成外画－

残念

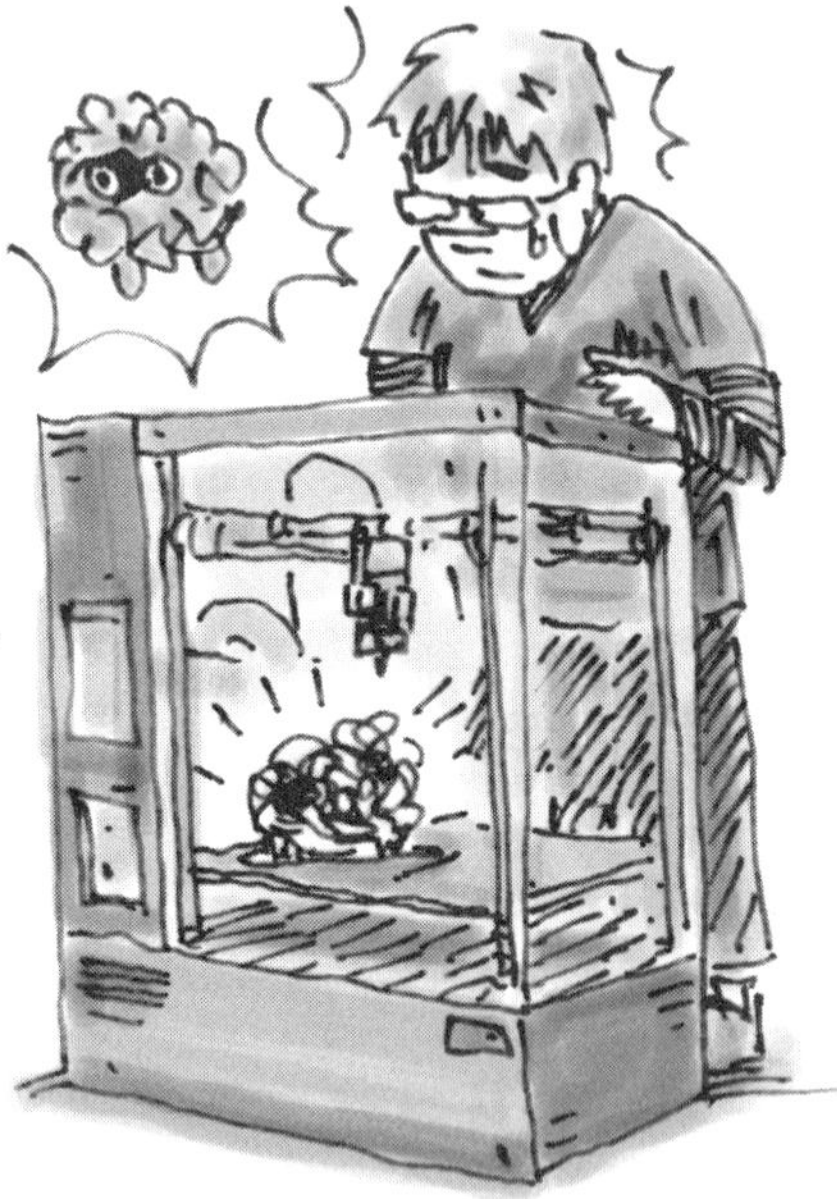

知る人ぞ知る、出勤して、
3D プリンターに横たわるモンジャラの
悲しいことよ。

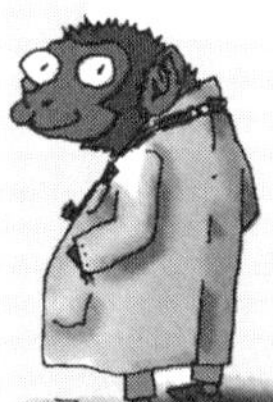

19

島状皮弁

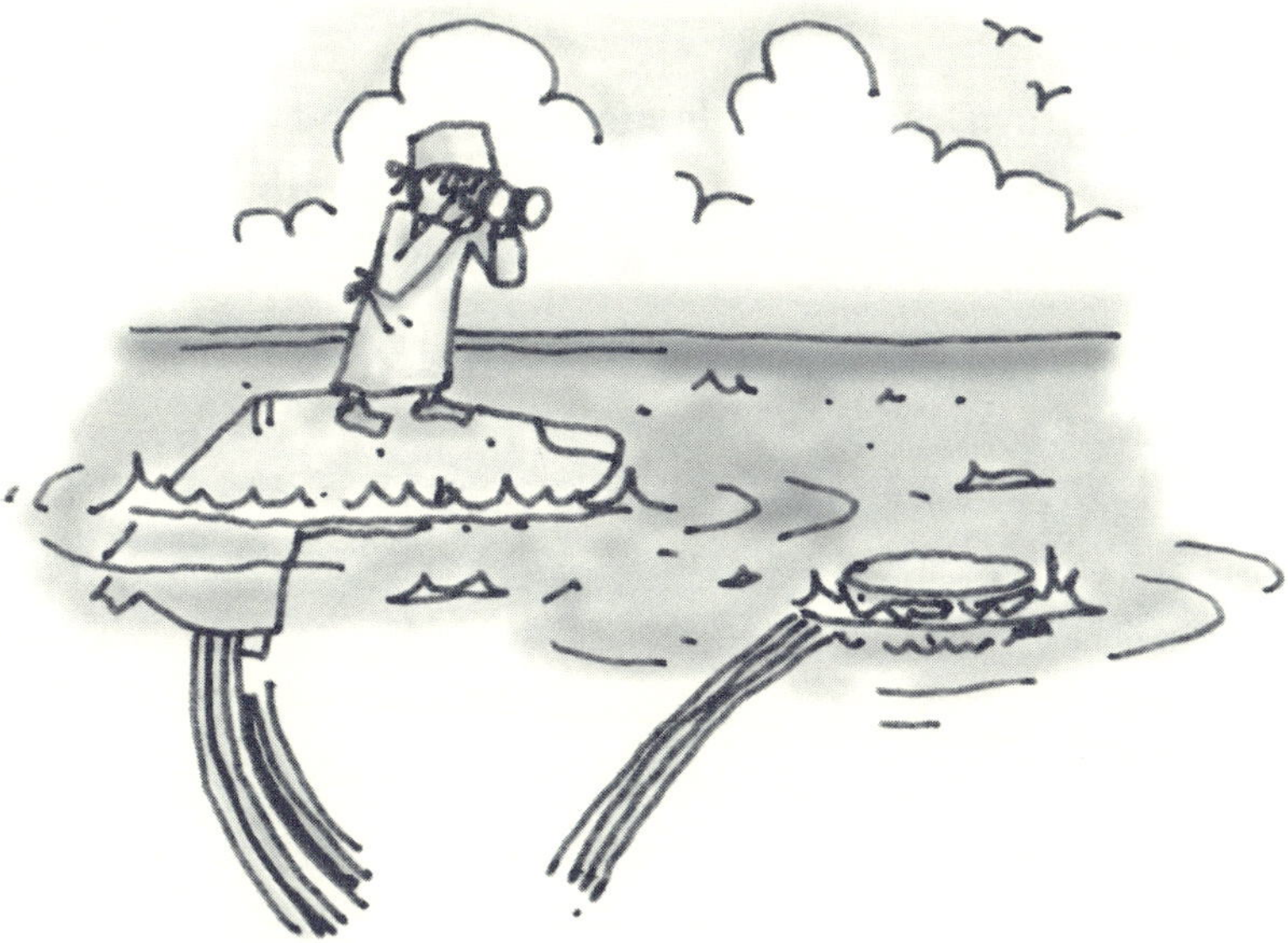

母指化術と神経血管柄付島状皮弁

大脳皮質運動野に占める手の局在は広く、多くの筋肉による協調運動があることを示します。手は知覚も敏感で、軟らかさや温かみを感じとる感覚器としての役割もあります。そんな手指の再建の歴史を覗いてみると、キーワードは島状皮弁でした。

お題

母指化術と神経血管柄付島状皮弁
大きな島から小さな島へ

Littler JW:
The neurovascular pedicle method of digital transposition for reconstruction of the thumb.
Plast Reconstr Surg 12: 303-319, 1953

SUMMARY
他指移植による母指再建は、これまでの母指再建の多くの問題を解決するもので、機能性と整容性の良好な結果が際立つ。片側の指動脈と伴走静脈で指の血流は維持され、片側神経血管束を利用することで隣接指移植の自由度は増し、第 1 指間を再建するための皮膚も得られる。母指に比べて機能的役割が少ない他指を利用するのは有用である。Esser が報告した血管柄付島状皮弁を基に、指移植における神経血管束の理論は確立された。示指移植による母指一期再建では、知覚、安定性、独立性の 3 要素が重要になる。複雑な手技を 4 症例の解剖学的なイラストで解説する。

時代背景

- MP 関節より遠位での切断では、断端形成で痛みのない安定した指尖を再建していた。
- 中手骨での切断では、第 1 指間を割って、短いながら機能する母指を再建していた。

当直の新庄は、古谷の指導のもと指尖切断の再建手術を行った。医局に戻るころには夜の帳が下りていた。

古：お疲れさん。指尖部切断は、昔は骨を短縮する断端形成術か腹壁皮弁で骨を覆うしかなかったけど、今はいろんな方法があるからな。

今：腹壁皮弁じゃ、ぶよぶよの指先になって使いにくいですよね。短く丸めて使いやすい指にした方が、労働者でもすぐに復帰できますもんね。

古：昔は見た目より実を取るしかなかったんだな。爪の変形も避けられなかったし。そこに島状皮弁が登場して、指を短縮せずに実を取ることができるようになったんだ。

新：今日やった切断端の島状皮弁ですね。

古：オリジナルは知ってるか？

新：え〜っと…。

古：1935年にTanquilli-Leali[1]が掌側の三角形の島状皮弁を末梢に前進させたのが始まりだ。これを側面から移動させたのが1944年のKutler。どちらも皮下組織茎だけど、1976年にSegmüllerがKutler法[2]

1 Tanquilli-Leali

掌側三角皮弁は、当初わが国や英語圏では1970年のAtasoyの論文が嚆矢と認識されていた。Tanquilli-Lealiの報告がドイツ語圏の論文だった故か。指動脈末端のアーチから分枝する複数の血管に栄養される指腹部の厚い皮膚と脂肪組織からなる三角皮弁を欠損部に移動する前進皮弁。指尖断端面の前後径より三角弁の高さが長いことが条件。

の茎を神経血管柄のみとして移動しやすくした。これが今日やった Kutler 変法[2]だ。ほかにも多くのマイナーチェンジ[3]があるぞ。児島忠雄先生の『手の皮弁手術の実際』に網羅されているから読んでみろ。

新：日本語、ありがたいです。うわっ、指尖の島状皮弁だけでもこんなにあるんだ。小さな皮島だけど、その中に指尖の再建に必要な皮膚の構造と知覚神経が揃っているんですね。

今：島状皮弁っていつからあるんですか？

古：島状皮弁という言葉は 1917 年に Esser が最初に使ったらしいが、1887 年に Gersuny が顎下の皮膚を皮下組織茎で頬粘膜に移植したのが始まりだ。血管柄付島状皮弁は 1898 年に Monks が浅側頭動脈を茎に前額の皮膚を下眼瞼に移植したのが最初だな。これらは 1965 年の Barron の論文に詳しく書いてある。彼自身の 50 例以上の皮下組織茎島状皮弁の報告は圧巻だ。

新：指の島状皮弁には前進皮弁だけじゃなくって、他の指から移植する島状皮弁もありますよね。

古：きっかけは母指化術だ。指自体が大きな島状皮弁だからな。オリジ

2　Kutler 法と Kutler 変法

原法は、切断面基部の両側面から切断面を底辺とする 2 つの三角弁を作成して末梢に移動させる VY 前進皮弁。爪甲レベルでの切断が適応だが、爪甲基部での切断では爪甲変形が生じる。変法では三角形の頂点から側正中線に沿って中枢側に皮切を伸ばし、神経血管束を剥離する。皮下茎皮弁の原法に比べ、神経血管柄付島状皮弁とすることで、移動が容易になる。

3　マイナーチェンジ

片側の側方三角皮弁を掌側に拡大する oblique triangular 法、その掌側の皮切をジグザクにして延長効果と拘縮予防を行う step advancement 法など。欠損の大きさ、切断レベル、切断方向などで使い分ける。これらは児島忠雄著『手の皮弁手術の実際』に詳しく解説されている。

ナルは1952年のBunnell[4]だけど、彼の指導を受けたLittlerは翌年に母指化術の詳細な報告をPRSに発表した。この論文がすべての始まりだったんじゃないかな。手術書さながらの詳しいイラストは、多くの手外科医が参考にしたと思うよ。指で摘まむためには、固定された皮膚と知覚が重要であることも解説されている。

今：これがPRSに載っているということは、形成外科医にとっても手外科は重要なんですね。

古：形成外科だからこそ、だ。1956年、そのLittlerは世界初の他指からの神経血管柄付島状皮弁を発表した。これは母指化術のミニマライズのような発想だな。形成外科でなきゃできないと思うよ。こうした手外科での技術の熟成が、その後の形成外科の発展につながるんだ。

新：指一本の大きな島から指先程度の小さな島へってことか。それでも皮膚の性状や知覚という条件は揃ってるし。

今：知覚が重要ではない示指や中指の尺側から知覚が重要な母指への移植ですよね。

古：そのとおり。知覚のreorientationの議論も、母指化術やこの皮弁

4　**Bunnell**

腱縫合法やatraumatic surgery、no-man's landなどのキャッチーなエピグラムでも有名な米国の手外科医（「10　母指多指症分類」参照）。

がきっかけなんじゃないかな。

新：示指と母指のどっちの知覚かっていう大脳皮質での再構築の話ですよね。

古：Littler 法は多くの形成外科医に受け継がれるんだ。指神経は温存して、皮弁に含めた背側指神経や指神経背側枝を縫合したり、背側中手動脈を茎にしたり。

今：指の背側から？

古：1979 年に Foucher が発表した方法で、第一背側中手動脈と橈骨神経浅枝を茎にした示指基節背側からの島状皮弁だ。指交差皮弁の応用だな。Kite flap ともいわれる。

新：凧みたいだからなんですね。島状皮弁っていろんなところから移植できるんだなぁ。

古：同じ指からの移植もあるぞ。

新：同じ指？ 前進皮弁じゃなくて？

古：1985 年に児島先生が発表した逆行性指動脈皮弁だ。中節の真ん中あたりにある橈側と尺側の指動脈をつなぐ横連合通枝を利用して、基節の皮弁を指尖部に翻転する方法だ。背側指神経や指神経背側枝を含めることで知覚皮弁となる。

新：血行があみだくじみたいだ。こんなに小さな皮弁に指尖再建に必要な機能が全部詰まっているんですね。

今：まさに形成外科、その後に隣の指どころか足趾の移植もやっちゃうぐらいですからね。

古：そういうこと。さ、もう遅いから俺たちは帰るぞ。

今：新庄先生は当直がんばってね。

新：大丈夫。小さな当直室だけど、Wi-Fiやテレビ、電子レンジにエアコンと必要なものはぜんぶ揃ってるんで。

参考文献

- 児島忠雄：手の皮弁手術の実際．克誠堂出版，東京，1997（コラム参照）
- Barron JN, et al: Subcutaenous pedicle flaps. Br J Plast Surg 18: 51-78, 1965（コラム参照）
- Littler JW: Neurovascular pedicle transfer of tissue in reconstructive surgery of the hand. J Bone Joint Surg Am 38A: 917-923, 1956
- Bunnell S: Digit transfer by neurovascular pedicle. J Bone Joint Surg Am 34A: 772-774, 1952

皮下茎皮弁と島状皮弁のはじまり

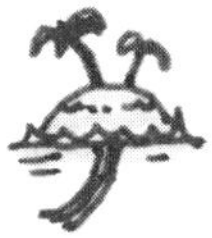

島状皮弁の歴史を知るには Barron の論文を読むといい。Subcutaneous pedicle flaps がタイトルだが、皮下茎皮弁ということは皮膚の連続性がないわけだから、島状皮弁ということになる。

最初の皮下茎島状皮弁の報告は、1887 年のウィーンの Gersuny だ。頬粘膜癌の切除後に顎下部の三角皮弁を皮下組織茎で翻転して頬に移植した。皮弁の切り離しを必要としない一期再建の始まりだな。Submaxillary artery と記された顔面動脈を結紮しているから、ランダム血行の皮弁だ。1893 年、Dunham は頬の皮膚腫瘍切除後の欠損に対して、浅側頭動脈を含む皮膚茎で前額皮弁を移植した。1898 年、Monks はこの方法の茎を浅側頭動脈のみとして下眼瞼の一期再建をやった。真の島状皮弁である血管柄付島状皮弁の誕生だ。1917、Esser は顔面外傷に浅側頭動脈や顔面動脈を茎にした多くの皮弁を移植して、これらを島状皮弁と名付けた。

その後、Bunnel の母指化術や Littler の神経血管柄付島状皮弁と、島状皮弁の舞台は顔面から手に広がるわけだ。小さな欠損でも整容性や機能性のためには近隣の皮膚が最適である、という共通の需要があるからな。

参考文献

- Barron JN, et al: Subcutaenous pedicle flaps. Br J Plast Surg 18: 51-78, 1965

指再建の重要性と多様性

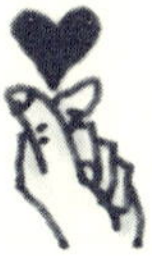

人が生活するうえで、指はとても大事な臓器だ。摘まむ機能はもちろん、手や指の動きで感情や意思を表現するのは世界共通だ。だけど怪我もしやすい。小さな外傷でも瘢痕拘縮が問題になることもある。顔と並ぶ露出部だけに整容性も無視できない。形成外科や手外科の先人たちは、この小さな土俵で多くの工夫をしてきたんだ。

手の皮弁の歴史は、1863 年に Wood が行った浅腹壁動脈を含む腹壁皮弁に始まるとされる。この流れは、Gillies や Shaw の筒状皮弁、McGregor の鼠径皮弁と続く。手の中での皮弁としては、1926 の Gatewood の母指球皮弁が始まりで歴史は浅いんだ。それに続くのが、Tanquilli-Leali や Kutler の三角形の島状前進皮弁、1950 年の Gurdin の指交差皮弁なんかだな。Littler の神経血管柄付島状皮弁からは、その応用として多くの島状皮弁が開発されて、その流れは足趾移植にもつながる。そのほかにも前進皮弁や回転皮弁、横転皮弁、Z 形成術などの工夫も沢山あるぞ。

時代が変わればハンドサインや労働形態も変わる。手に求めるものも変わるのかもしれないな（指ハート♡）。

参考文献

● 児島忠雄：手の皮弁手術の実際．克誠堂出版，東京，1997

さぁ、いっぱい
出てきましたよ。

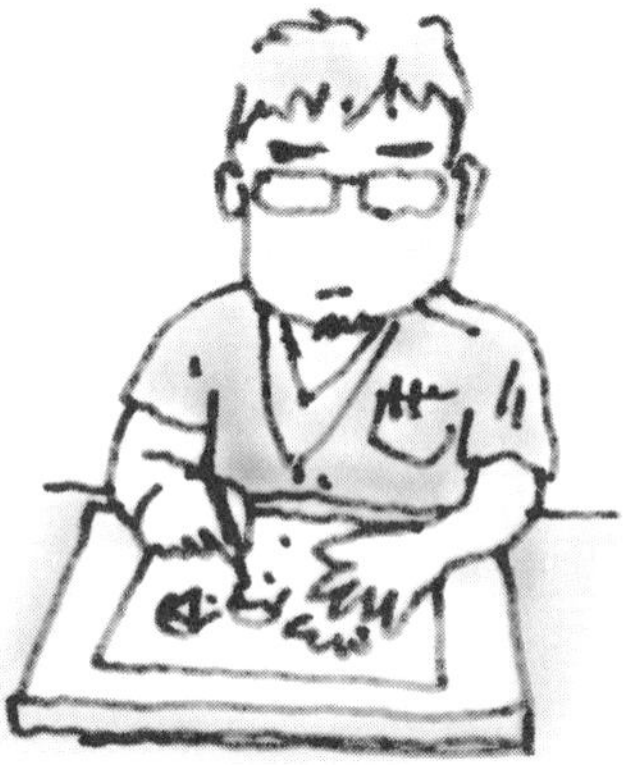

僕も
知らない
名前ばかりですが、
こういう外傷も
手術を見る機会も
減ってるんじゃ
ないかしら。

1976 Segmüller

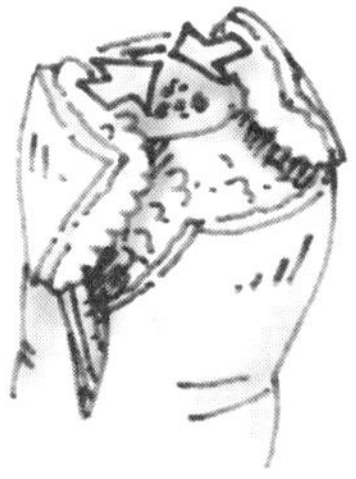

1944 Kutler

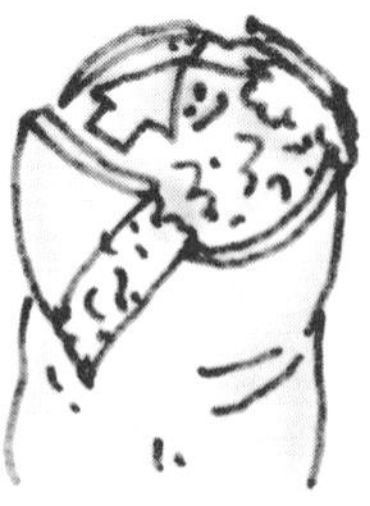

1935
Trianquilli-Leali

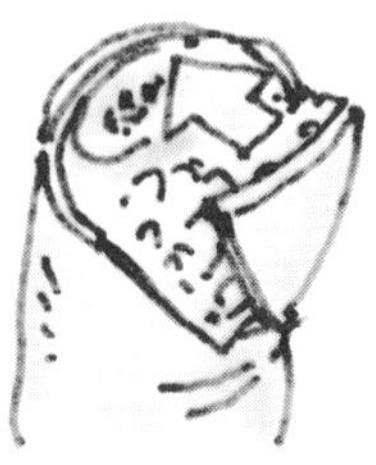

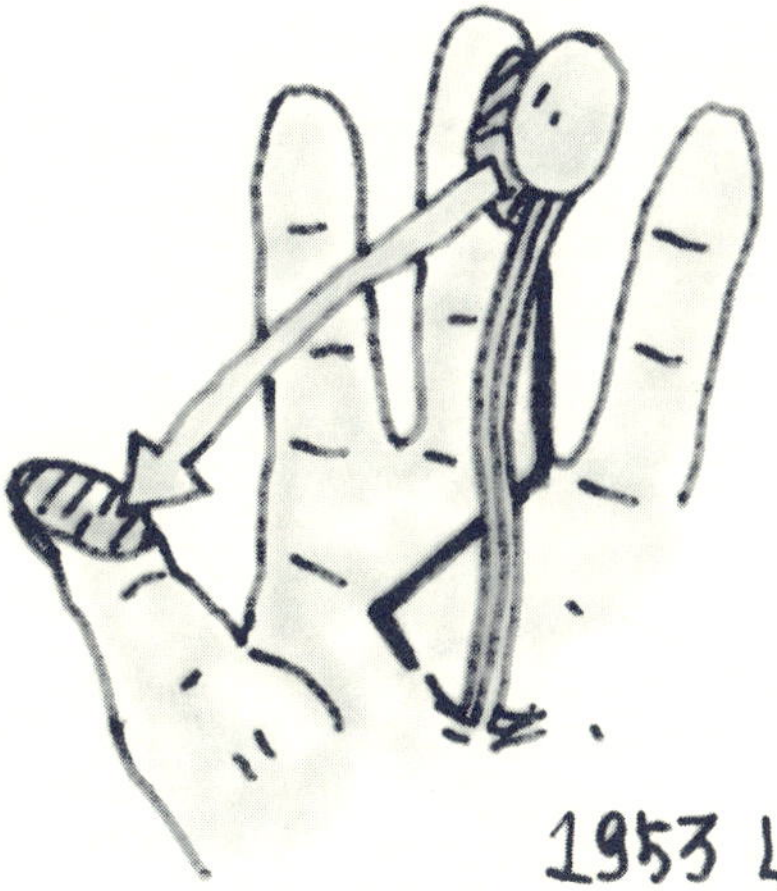

1953 Littler

1985 Kojima

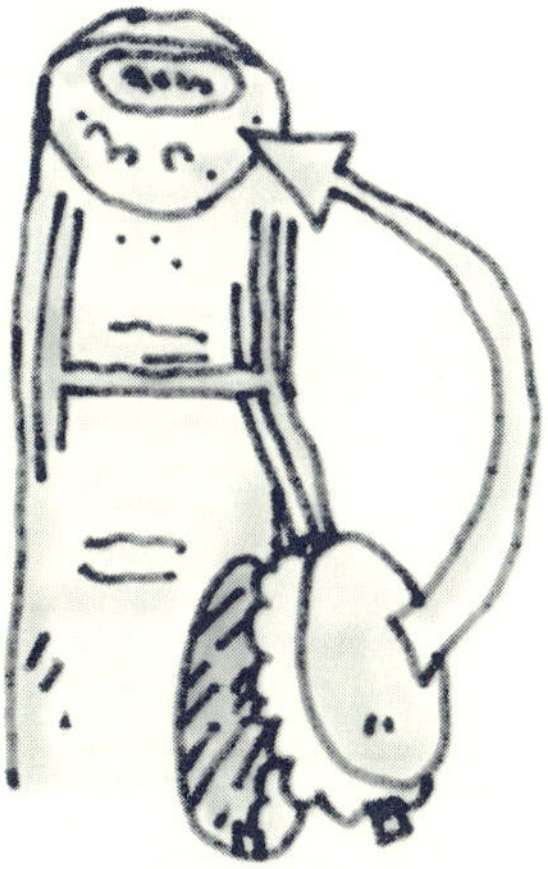

さるすべる
ー形成外画ー

外科医の感謝

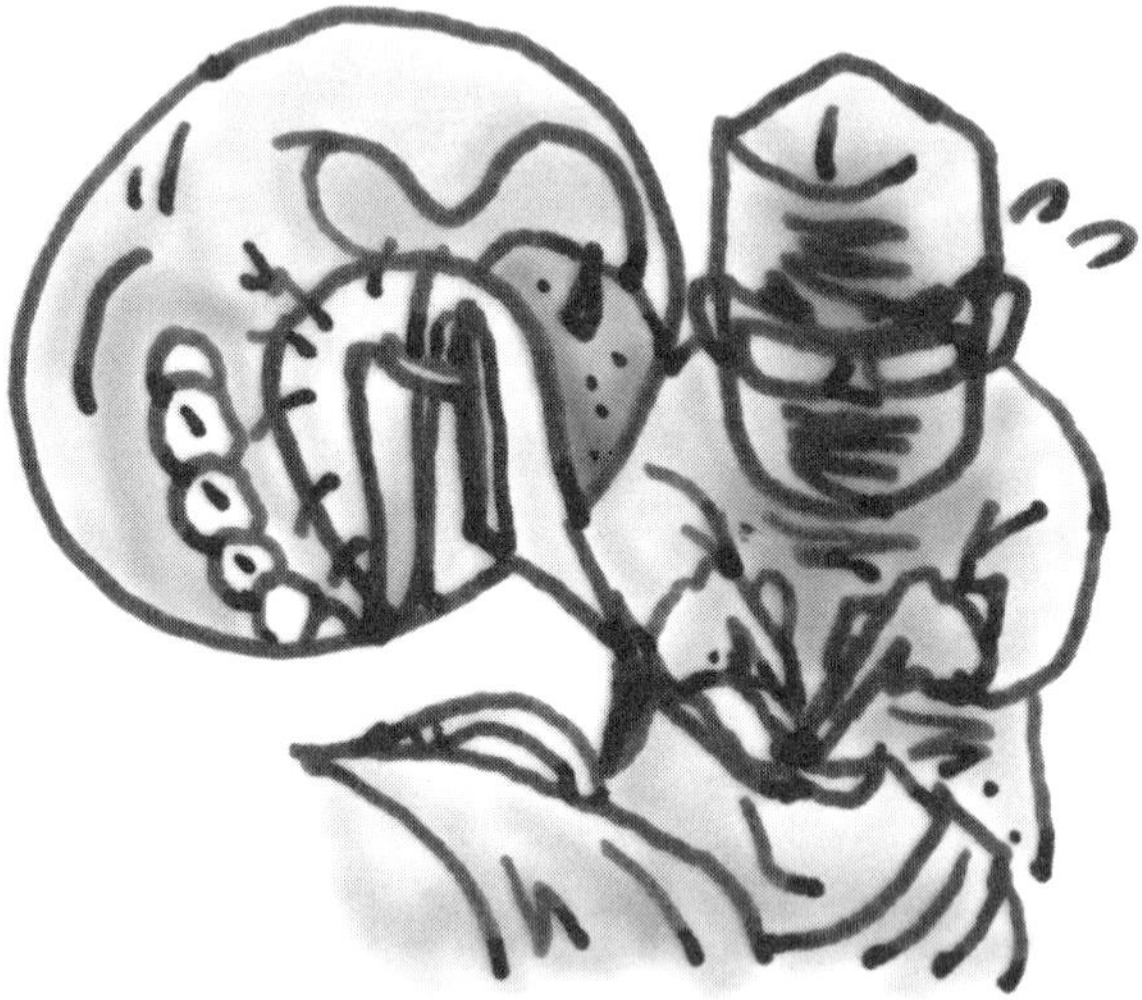

この1針で食べやすさが決まる。
そんな数時間を与えられたことに感謝。

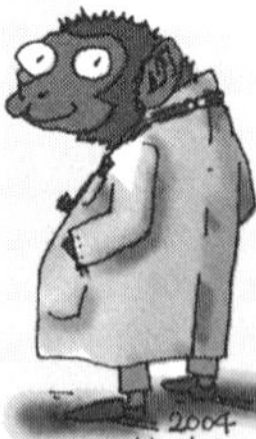

初掲：形成外科■61巻2号　2018年2月

20

前外側大腿皮弁

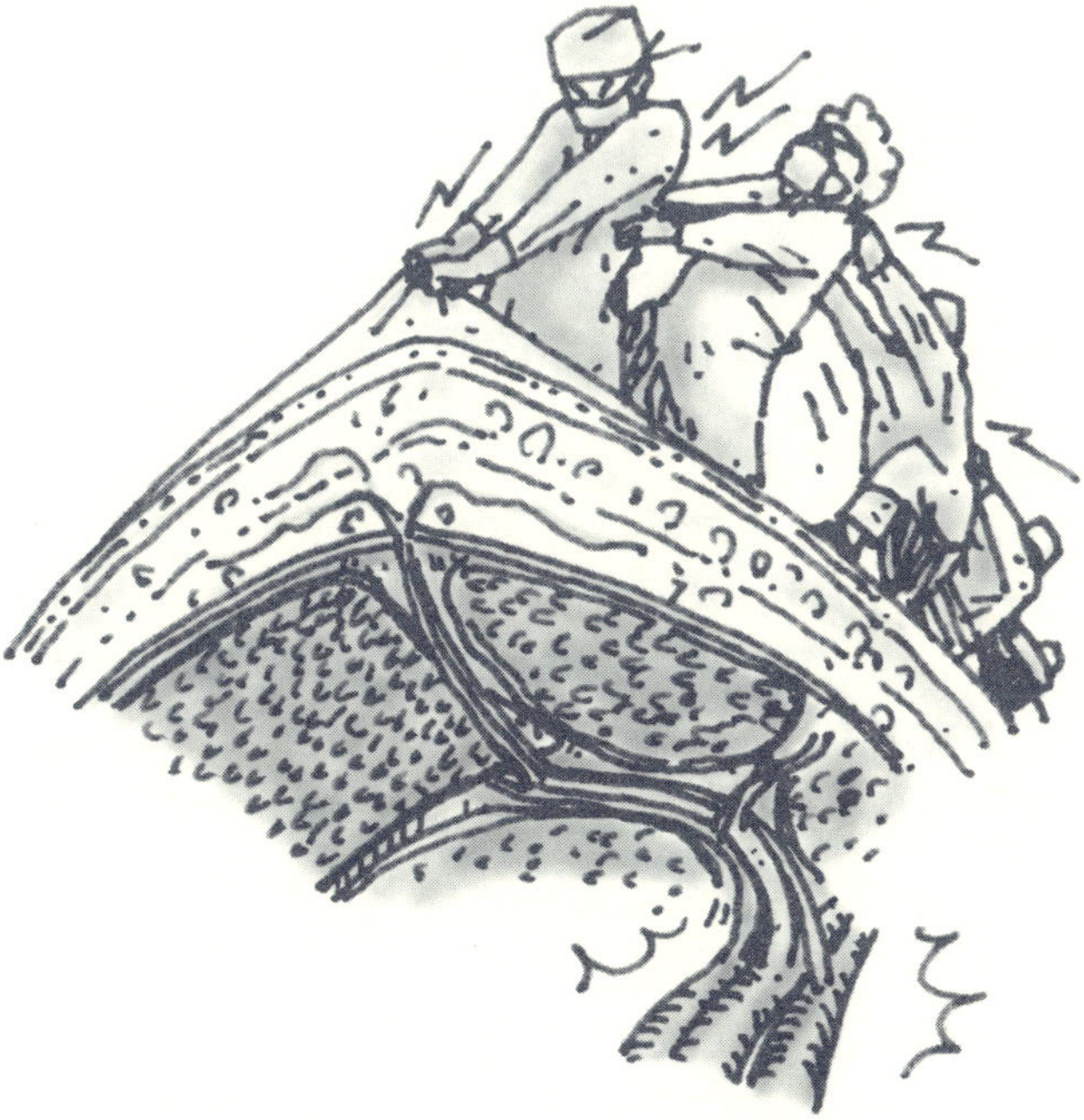

皮膚穿通枝と大血管の間には？

皮弁開発の黎明期には、深部動脈から直接皮膚につながる血管茎の皮弁が求められました。しかし大腿の皮弁は血管茎の長さと口径が不十分でした。そこで筋肉から出てくる血管を追いかけてみると、筋肉の間に理想的な血管がありました。

お題

皮膚穿通枝と大血管の間には？外側でも内側でもなく

Song YG, Chen GZ, Song YL:
The free thigh flap: a new free flap concept based on the septocutaneous artery.
Br J Plast Surg 37: 149-159, 1984

SUMMARY

この10年で遊離皮弁は広まったが、欠損状況に応じた皮弁、ドナーの変形が少なく成功率の高い皮弁が求められている。これまでの研究により、皮膚動脈は一般に細く短く吻合に適さないが、大腿部においては筋間中隔を追うと太く長い血管となり、これを茎とした皮弁が作成できることが分かった。この理論に基づいて、大腿における前外側、前内側、後面の3つの皮弁を開発した。前外側大腿皮弁は挙上が容易、血管茎が長く太い、神経を付加できる、皮弁が薄く顔面などに使いやすい、大きくさまざまな形の皮弁が可能、非露出部などの利点がある。既存の皮弁や筋皮弁に変わる皮弁となり得る。

時代背景

- 当時の遊離皮弁は、鼠径皮弁、足背皮弁、前腕皮弁などの主要動脈から直接皮膚に至る穿通枝によるものだった。
- 筋肉上の皮膚の移植には、筋肉をキャリアーとして移植する筋皮弁が必要と考えられていた。

新庄は医局のソファーに寝ころび、翌日の手術の予習をする。下腿瘢痕癌の切除と前外側大腿皮弁による再建なのだが…。

古：教科書によだれが垂れてるぞ。

新：へっ？　いつの間にか寝ちゃいました。あっ、うっ、動けない！

古：ふふっ、寝てたから足を結束バンドで縛っておいた。明日の手術、昔だったら足交差皮弁だからイメトレだ。3週間がんばれ。

新：勘弁してくださいよ～。1日だってムリです。

今：先生、悪い顔になってますよ。

古：むふふっ、いま外すから待ってろ。遊離皮弁がなかった時代の苦労を知ることも大事だ。遊離皮弁だって、当初は鼠径皮弁や足背皮弁とかの難しい皮弁だったし、大きな皮弁はもっぱら筋皮弁だったからな。

今：でも、筋皮弁だと厚すぎですよね。

古：足交差皮弁以上の結果は難しかったと思うよ。だから80年代に入ると、大きくて薄い皮弁を探すようになったんだ。やさしいやつをな。

新：そうなると前外側大腿皮弁ですよね。

古：話はそんなに簡単じゃない。鼠径皮弁やDP皮弁のような直接皮膚に血管が入る皮弁と違って、筋肉上の皮膚は筋肉を介して栄養されると考えられていたからな。

今：あっ、広背筋皮弁の話の時に出てきたMcCraw先生の話ですね。

古：それに、1981年にはMathesとNahai[1]が筋弁や筋皮弁の血流パターンを分類しているんだけど、筋肉を貫く穿通枝による皮弁に関しては、当時は考察されていないんだ。

今：だから、筋皮弁には筋肉というキャリアーが必要だと思われていたんですね。

古：風穴を開けたのは1983年のBaekの論文だ。「The medial and lateral thigh flaps」と銘打って世界初の大腿の穿通枝皮弁を発表したんだ。

今：Anterolateralじゃないんですね。

古：それはまだだな。Baekのmedial thigh flapは大腿三角の頂点付近で大腿動脈から直接分岐する穿通枝が血管茎だ。この皮弁は今でも有茎で鼠径や会陰の再建に使うことがあるぞ。一方、lateral thigh flapは外側広筋と大腿二頭筋の間から出る大腿深動脈からの穿通枝を利用した。ただ、これらの皮弁の血管茎は大血管から直接分岐す

1　MathesとNahai

筋肉の血管解剖から血流パターンを5つに分類し、筋弁や筋皮弁の発展に寄与した（PRS 67: 177-187, 1981）。これに基づき、type Ⅰの大腿筋膜張筋皮弁（Ann Plast Surg 1: 372-379, 1978）などを開発。1979年に出版された共著『Clinical atlas of muscle and musculocutaneous flap』は、7年後のMcCrawによるオールカラーの『Atlas of Muscle and Musculocutaneous Flaps』と双璧をなす（「2 広背筋皮弁」参照）。

る細い穿通枝だったから、普及しなかったんだろうな。

新：そこでいよいよ前外側ですね！　外側でも内側でもなくて。

古：開発したのは北京のSongだ。1984年の論文の末尾には、Baekの内側大腿皮弁をやったけど血管が細くて失敗した、とちょろっと書いてある。しかし彼らは、Baekが示した大血管から直接分岐する穿通枝が細いのに対して、大腿直筋の内外側から出る穿通枝は筋間中隔で太い血管につながることを知っていた。そこで外側大腿回旋動脈下行枝という筋間中隔の太い血管を茎としたanterolateral thigh flapとanteromedial thigh flapを開発したんだ。さらに大腿深動脈から後面に分岐する穿通枝を利用した皮弁をposterior thigh flapとして記載しているんだけど、これが後の大腿深動脈穿通枝皮弁へとつながることになる。

今：Song先生、筋間中隔に埋もれていたお宝を見つけちゃったんですね。

古：まさにお宝だな。皮弁と大血管の間に大腿回旋動脈下行枝が介在することで、挙上が容易、大きくて薄い皮弁、長くて太い血管茎、皮神経の付加が可能、しかも非露出部という利点だらけのALTが誕

2　Fu-Chan Wei

台湾Chan-Gang memorial hospitalのFu-Chan Weiは、2002年に672ものALT flapを発表した（PRS 109: 2219-2226）。頭頸部484皮弁、上肢58皮弁、下腿121皮弁、体幹9皮弁で、皮弁壊死は1.79%だった。穿通枝の87%は筋皮枝で、13%が筋間中隔皮枝だった。皮弁の厚みとサイズの利点を挙げて、ほとんどすべての欠損に対して、他の皮弁に取って代わるだろうと述べている。

生したんだ。

新：薄い皮弁としては最高ですね。欠点はないんですか？

古：毛深いと使いにくいな。あとは大腿内側や鼠径皮弁、前腕皮弁なんかに比べると皮膚が若干硬いということぐらいかな。症例によるけど。

新：それじゃあ、一気に広まったんですね。

古：ところが、そうでもないんだ。筋肉上の皮膚が細い穿通枝で栄養されるという穿通枝皮弁の概念が理解されなかったんじゃないかな。血管走行のバリエーションも多いし。

今：確かに、ひねくれた走行パターンとかありますよね。私がやるときに限って…。

古：Fu-Chan Wei[2]たちの膨大な臨床例が普及の後押しになったんだけど、木保先生や青先生が外側大腿回旋動脈下行枝と穿通枝の走行パターンの解析をしたのも大きいな。難易度が下がったからね。

今：確か、キメラ移植[3]っていうのもありますよね。

古：そう。光嶋先生は外側大腿回旋動脈下行枝の特徴を利用して、キメラ移植という画期的なアイデアを確立したんだ。

3　キメラ移植

外側大腿回旋動脈は、上行枝や横行枝・下行枝に加え太い筋枝を有する、下行枝は複数の皮膚穿通枝を出した後の末梢端も吻合可能、などの特徴がある。光嶋先生はこの構造を利用してALTに腸骨皮弁などを連結させて、三次元的な頭頸部再建に利用した（PRS 92: 411-421, 1993）。キメラとは生物学的には同一個体内に異なる遺伝情報をもつことを指すが、この場合はオリジナルのギリシャ神話の怪獣キマイラ（ヤギの胴体にライオンの頭と蛇の尾をもつ）からの命名か。

新：ALT、すげえな。よーし、俄然やる気が出てきたぞ。

古：だったら、いつまでもクッションに埋もれてないで起きろよ。お前は隙間に挟まるお宝か？

新：だから結束バンドを外してくださいって～。

参考文献

- Baek SM: Two new cutaneous free flaps: The medial and lateral thigh flaps. Plast Reconstr Surg 71: 354-363, 1983
- Wei FC, et al: Have we found an ideal soft tissue flap? An experience with 672 anterolateral thigh flaps. Plast Reconstr Surg 109: 2219-2226, 2002
- Kimata Y, et al: Anatomic variations and technical problems of the anterolateral thigh flap: a report of 74 cases. Plast Reconstr Surg 102: 1517-1523, 1998

足を跨いだ遠隔皮弁

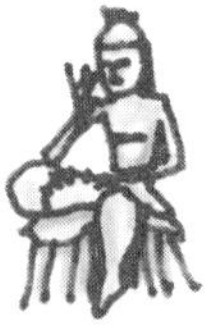

古来、下腿潰瘍は厄介な病態だったんだ。なにしろ血流障害でも外傷でも感染症でも生じるし、有効な治療がなかったらな。18 世紀には産業革命の影響もあって外傷が増えたし、19 世紀からは火器による戦争で外傷は重症化して、下腿潰瘍の治療はいよいよ待ったなしになった。植皮をすればいい？　植皮が一般的に行われたのは意外と遅くて 19 世紀後半だし、分層植皮となると 20 世紀中ごろだからね。だから 19 世紀までは、難治性下腿潰瘍は切断するしかなかったんじゃないのかな。

そこに登場したのが cross leg flap だ。1853 年、米国の外科医 Hamilton は、塵芥車に轢かれて潰瘍化した男性の下腿に手術を行った。健側のふくらはぎの皮膚を筋膜上で剥離して、2 週間の delay の後に患部を被覆した。右脚と左足関節をバンドで固定して、2 週間後に切り離した。部分壊死はあったようだけど、皮弁の採取部ともども保存的に瘢痕治癒したそうだ。その後は植皮や遊離皮弁に取って代わられたけど、状況次第ではお世話になることもあるかもな。

参考文献

- Hamiltom FH: Elkoplasty, or anaplasty applied to the treatment of old ulcers. Buffalo Med J Mon Rev Med Surg Sci 10 : 433-438, 1854

乳房再建の選択肢は大腿にもあった

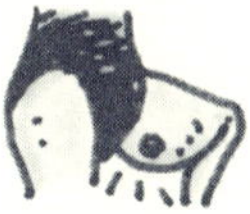

1994 年に DIEP flap による乳房再建を発表した Allen は、お腹に脂肪がなければお尻か内ももだな、と考えた。で、翌 1995 年に上殿動脈穿通枝皮弁による乳房再建を発表するんだけど、これの原型は 1975 年の藤野先生の遊離大殿筋皮弁だ。一方、内ももの皮弁としては薄筋皮弁しかなかった。

そんな背景があった 2001 年、Angrigiani が大腿深動脈からの穿通枝を利用した皮弁を発表した。大内転筋からの皮膚穿通枝による adductor flap と銘打って、有茎や遊離で下肢や頸部の熱傷瘢痕なんかの治療に使ったんだ。さらに遡ると、1984 年の Song の論文でも posterior thigh flap として大腿深動脈穿通枝皮弁に触れている。4 本の穿通枝のうち 3 番目が太くて適しているとし、2 例の臨床応用があると記している。ただし、Angrigiani はこの論文を引用せずに自らをオリジナルとしている。

いずれにしろ、この皮弁を穿通枝皮弁の申し子ともいえる Allen が放っておくわけがない。27 例の乳房再建をやって profunda artery perforator flap と命名した。その論文では Song と Angrigiani を嚆矢として引用している。この PAP flap は、今では DIEP や LD に次ぐ乳房再建のドナーだな。

参考文献

- Allen RJ, et al: Breast reconstruction with the profunda artery perforator flap. Plast Reconstr Surg 129: 16e-23e, 2012
- Angrigiani C, et al: The adductor flap: A new method for transferring posterior and medial thigh skin. Plast Reconstr Surg 107: 1725-1731, 2001

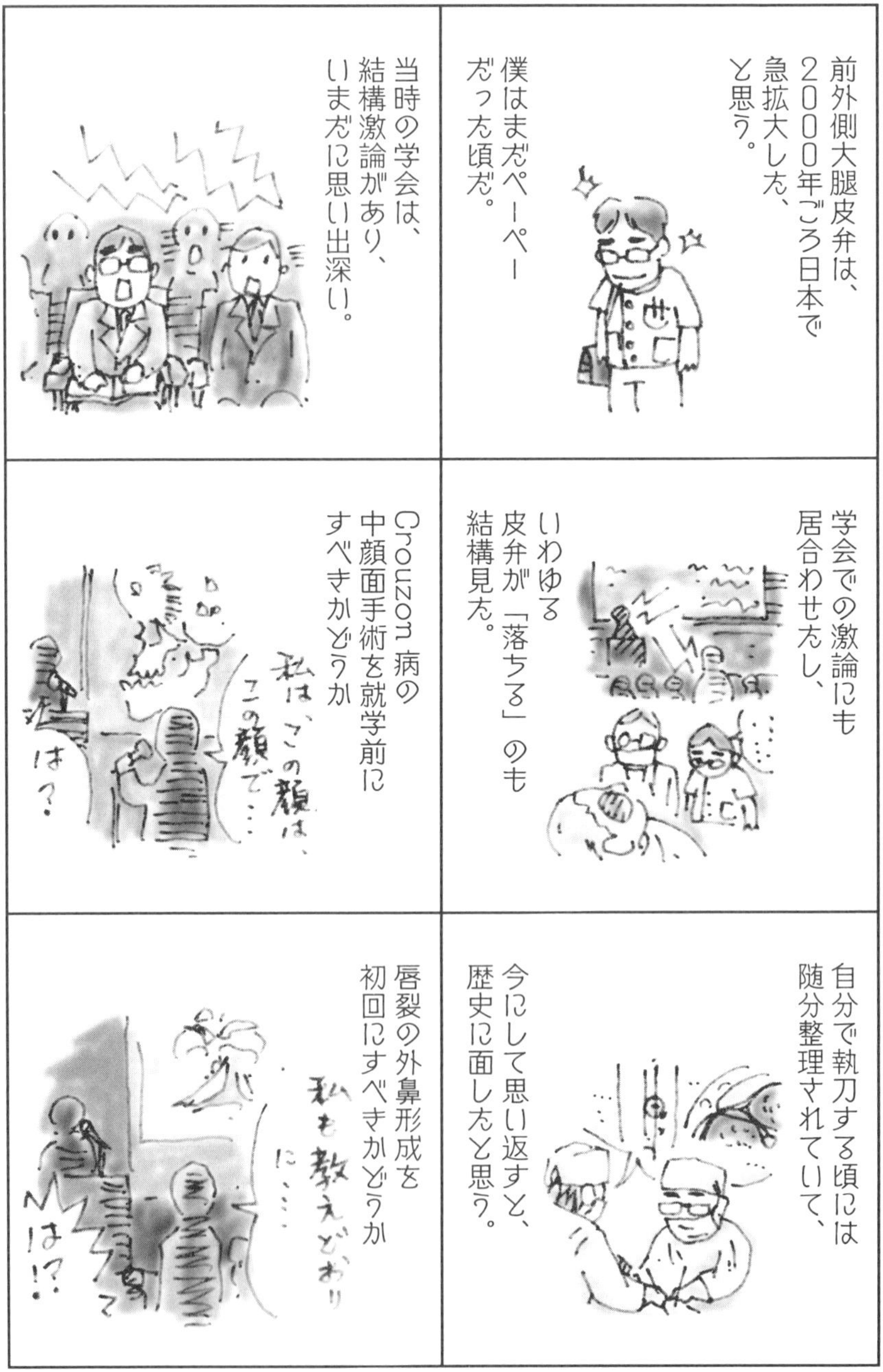
前外側大腿皮弁は、
2000年ごろ日本で
急拡大した、
と思う。
僕はまだぺーぺー
だった頃だ。
当時の学会は、
結構激論があり、
いまだに思い出深い。
学会での激論にも
居合わせたし、
いわゆる
皮弁が「落ちる」のも
結構見た。
Crouzon病の
中顔面手術を就学前に
すべきかどうか
私は、この顔は、
この顔で…
は？
自分で執刀する頃には
随分整理されていて、
今にして思い返すと、
歴史に面したと思う。
唇裂の外鼻形成を
初回にすべきかどうか
私も教えどおり
に…
は!?

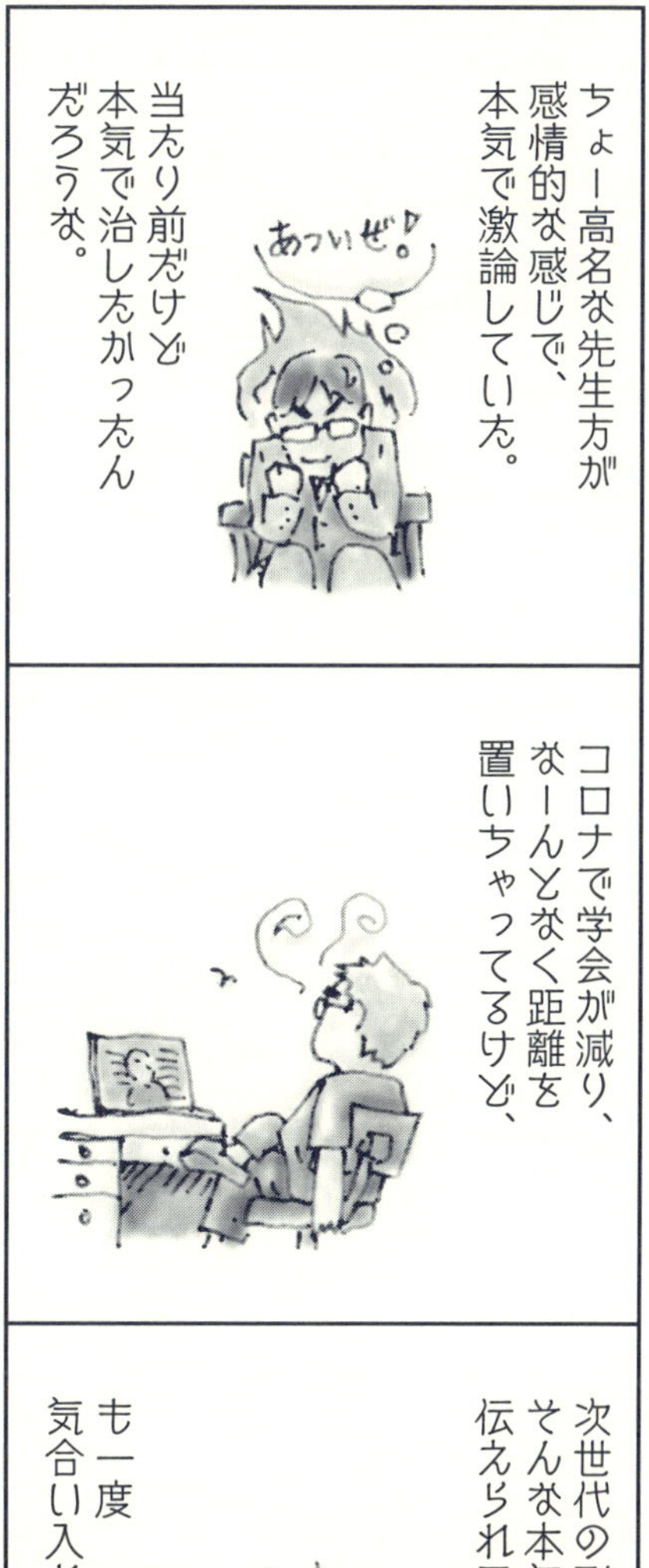

ちょー高名な先生方が
感情的な感じで、
本気で激論していた。
あついぜ！
当たり前だけど
本気で治したかったん
だろうな。
コロナで学会が減り、
なーんとなく距離を
置いちゃってるけど、
次世代の形成外科医に
そんな本気さを
伝えられるように
も一度
気合い入れなきゃなー

さるすべる
－形成外画－

顔と口元

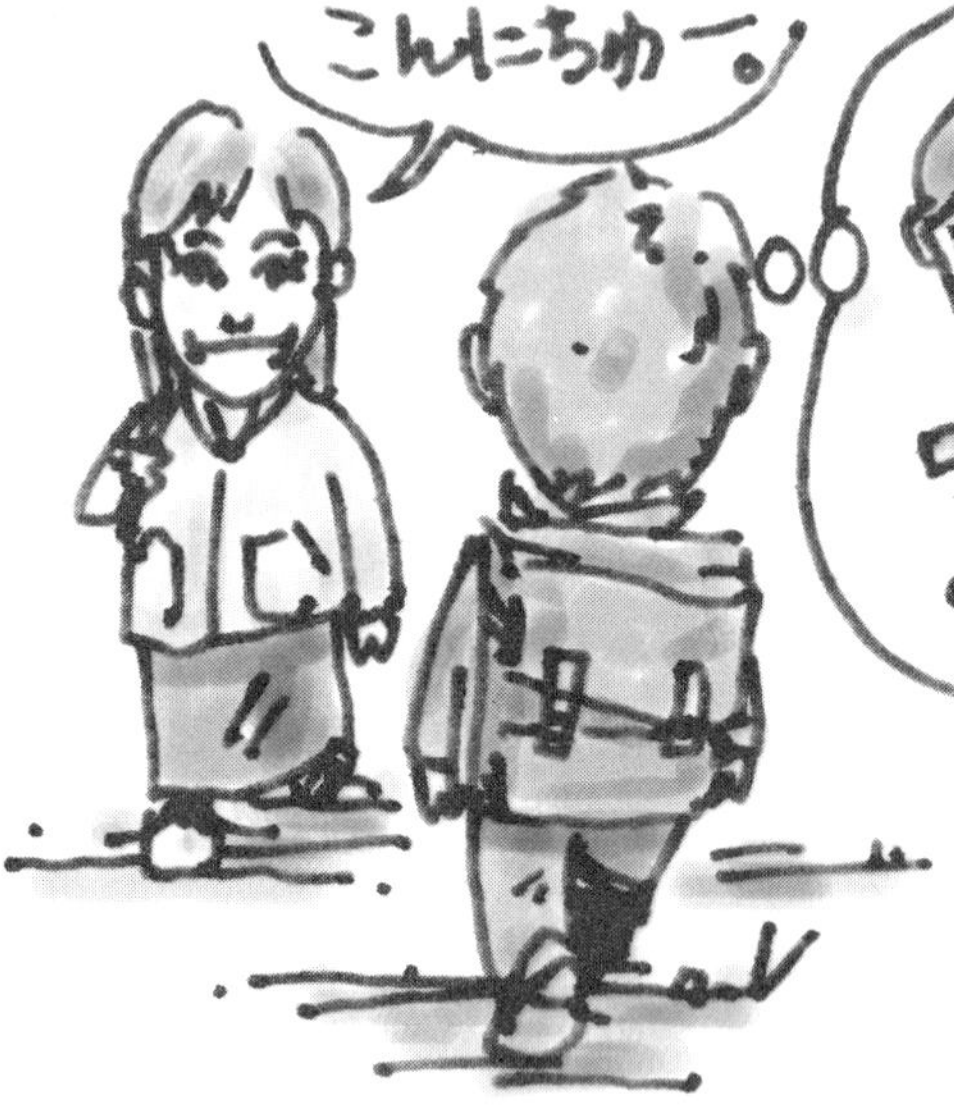

マスク社会明けで気付いたこと。
「口元って濃い。」
口腔再建、がんばろうっと。

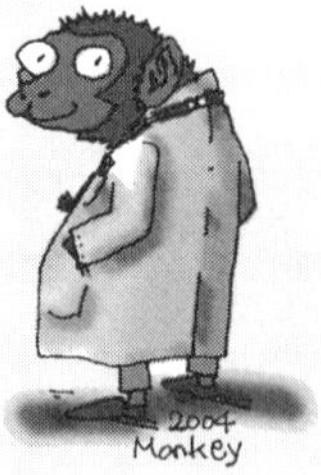

21

舌再建

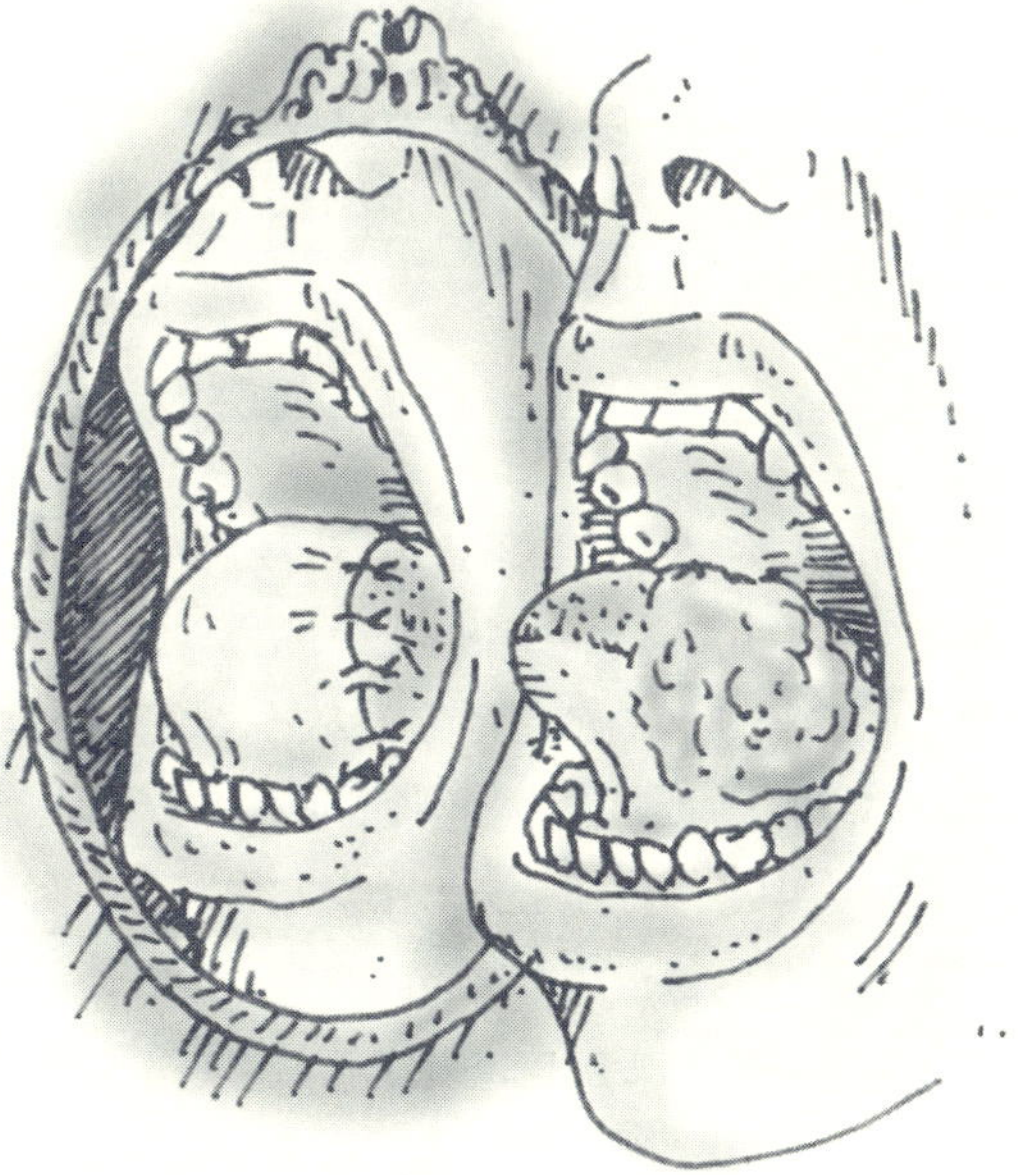

皮弁変遷は癌治療の映し鏡

進行癌に対する拡大切除が標準治療となるためには、有効性と安全性の科学的根拠とともに再現性も求められます。それには確実な創閉鎖と機能再建が不可欠です。切除と再建、ニワトリと卵のような関係ですが、足並みを揃えるように発展しました。

お題

皮弁変遷は癌治療の映し鏡
日本初の腹直筋皮弁による舌再建

中塚貴志，波利井清紀，小野勇ほか：
遊離腹直筋皮弁を用いた頭頸部癌切除後の再建.
日形会誌 **6: 964-972, 1986**

SUMMARY

DP 皮弁や大胸筋皮弁での口腔再建で問題となっていた瘻孔は、前腕皮弁などの遊離皮弁の導入で減少した。一方、腹直筋皮弁の遊離移植の報告は少なく頭頸部への応用はほとんどない。1984 年より行っている遊離腹直筋皮弁による頭頸部再建を報告する。

臍周囲の穿通枝を中心に皮島をデザインするが、外側は前腋窩線まで、内側は対側腹直筋外側縁までとする。皮膚への穿通枝を含めて必要な筋体を付着させ、内外側の筋体は残すことで腹部の機能はある程度温存できる。29 例（舌 21 例）中、壊死は 1 例のみだった。体位変換不要、血管茎が長く太い、筋体量で容量を調節できるなどの利点がある。

時代背景

- 1960 年代までの舌癌の手術は、縫縮できる程度の切除しかできなかった。
- 1960 年代は前額皮弁や DP 皮弁、1970 年代後半には広背筋皮弁や大胸筋皮弁などによる再建が始まり、広範囲の欠損の再建が可能となった。

将来の進路に悩む新庄と今田。乳癌の治療や乳房再建に興味を持つ今田に対して、新庄は顎顔面や頭頸部再建、手外科と絞り込めないでいる。

新：いろいろできる形成外科医になりたいんですよ。乳房も舌も再建できる腹直筋皮弁みたいに。

古：意味分からん。が、腹直筋皮弁は確かに便利だ。1977年のMathesの有茎移植に始まり…。

今：乳房再建では1979年のHolmström先生の遊離移植が最初でしたよね。

古：おっ、そのとおり。その後の乳房再建は有茎がしばらく続くんだけどな。Holmströmに続く遊離の報告は1980年のPenningtonの頬や鎖骨部への移植だ。Taylor[1]も1980年に遊離移植をやってるし、血管解剖からangiosomeの概念を確立したけど、舌再建の報告はないんだ。

新：腹直筋皮弁の舌再建、最初は誰なんですか?

古：その前に、まずは舌癌手術と再建の変遷だ。再建と切除は表裏一体、皮弁の開発が舌癌の手術の進化を支えていたわけだからな。実際、

1 Taylor

1975年の論文（PRS 56: 243-253）で、腹直筋皮弁の遊離移植の可能性を示唆し、1984年には14例の遊離移植を報告している（BJPS 37: 330-350）。全身の血管解剖を行い、血流領域（angiosome）の概念を確立したTaylorだが、頭頸部再建と乳房再建に腹直筋皮弁を使った報告がないのが意外。

皮弁再建がなかった時代は、縫縮できる範囲でしか切除できなかったからね。

今：植皮はやらなかったんですか？

古：やってたけど、結果はイマイチだったようだ。植皮が信頼を得たのは意外と遅く、1978年に発表されたMcGregorのキルティング縫合[2]からだ。１cm程度の間隔で植皮片を舌に縫合することで生着率が上がったんだ。今でも植皮をするならこの方法だな。

今：キルティングって、綿を詰めた布のキルトのことですね。

古：そうだよ。縫合した状態が似ていたからね。ただし、pull throughの欠損や広範囲の欠損は皮弁の適応だとしている。植皮だと瘻孔や拘縮が問題になるからな。

新：その頃には皮弁再建が始まってたんですね。

古：1963年、件のMcGregorが前額皮弁での口腔再建を発表している。1965年にはBakamjian[3]のＤＰ皮弁だ。縫縮しかなかった時代に登場したから、大きな切除もできるようになったということだな。ただ、前額皮弁やＤＰ皮弁は薄い皮弁だから瘻孔ができやすい欠点があった。

2　McGregorのキルティング縫合

1963年に前額皮弁による口腔再建で世界を驚かせ、1972年には鼠径皮弁を開発した。その後、それまでいい結果が得られていなかった舌切除面の植皮に挑戦し、キルティング縫合という現在でも使われている方法を考案した（Head Neck Surg 1: 47-51, 1978）。

3　Bakamjian

1965年発表のDP皮弁は最初の有軸皮弁ともいえるが、いまだ現役（「3 DP皮弁と大胸筋皮弁」参照）。

新：で、1979年のAriyanの大胸筋皮弁ですよね。

古：よく覚えてたな。有茎筋皮弁は瘻孔予防に効果的だった。1978年にはQuillen[4]が有茎広背筋皮弁での舌再建を報告している。ほかにも僧帽筋皮弁や胸鎖乳突筋弁もあるぞ。

新：えっと、今のところ有茎皮弁だけですが…。

古：そうだな。遊離皮弁の難易度がまだ高く口腔癌の切除も試行錯誤の時代、合併症が命取りになる即時再建に遊離皮弁を使うのは難しかったのかもな。でも、当時万能と思えた有茎筋皮弁にも欠点があったんだ。

今：えっ？　瘻孔ができなくなって重宝されたんじゃないんですか？

古：おそらく80年ごろの進行性の舌癌の治療成績はかなり悪かったから、拡大切除と再建というリスクが高い手術は一般的じゃなかったんだろう。再建したのは口腔底や舌半切程度の切除が多かったんじゃないかな。

今：それじゃあ、有茎筋皮弁だと邪魔ですね。

古：1983年、そのタイミングでSoutar[5]が前腕皮弁での口腔再建を報告した。口腔内でも扱いやすいし血流豊富で瘻孔もできにくいから、

5　Soutar

口腔底や舌半切程度の再建にDP皮弁や大胸筋皮弁が使われていた時代に、遊離前腕皮弁での再建を発表した。薄くしなやかで採取が容易、血流が豊富で瘻孔が生じにくく知覚皮弁や骨皮弁とすることも可能な前腕皮弁は、一世を風靡した（「12　前腕皮弁」参照）。

4　Quillen

1977年、下顎歯肉癌切除後の皮膚から口腔内の全層欠損に有茎広背筋皮弁を移植している（「3　DP皮弁と大胸筋皮弁」参照）。

今でも小欠損には使われる。

新：切除の状況に合わせて、新しい皮弁ができたんですね。

新：腹直筋皮弁は？　その頃は遊離移植も始まってたから、そろそろ舌にも使ったんじゃ？

古：そう、機が熟したのは皮弁だけじゃないからな。舌癌の治療成績も向上して、今度は広範切除をどうやって安全に再建できるかが問題になった…半分想像だけど。

新：そこに遊離腹直筋皮弁だ！

今：最初はＤＰ皮弁とかで瘻孔が問題になって、有茎筋皮弁で解決できたけど取り回しが難しかった。そこに薄くて血流のいい前腕皮弁、そして拡大切除のために遊離腹直筋皮弁っていう流れなんですね。

古：どの論文にも、その当時の問題点を解決する利点が書かれているのがおもしろい。腹直筋皮弁の利点は舌広範切除の再建ができる、体位変換なしに同時進行が可能、遊離移植のための血管茎が安定しているってことだ。

新：それって、誰の論文です？

古：当時国立がんセンターにいらした中塚先生と波利井先生だ。1986

年の日形会誌に、1984年にやった舌再建の手術が詳しく記載されている。俺が知る限り、それ以前の論文はないからこれが世界初だろう。しかも今でいうmuscle sparing flapで、欠損に合わせて筋肉の採取量を調節してるのがスゴイ。

今：えっ？　今の手術のまんまじゃないですか！

古：中塚先生は1994年のPRSに腹直筋皮弁による頭頸部再建200例の解析も報告している。日本がこの分野に残した業績は大きい。

新：形成外科ってすごいっすね。ますます何を専門にするか迷うなぁ。

古：やりたいことをやればいいさ。大事なのはそこで何をするかだ。こういう論文は刺激になるよな。

参考文献

- McGregor IA: The temporal flap in intra-oral cancer: its use in repairing the post-excisional defect. Br J Plast Surg 16: 318–335, 1963（コラム参照）
- Nakatsuka T, et al: Versatility of a free inferior rectus abdominis flap for head and neck reconstruction: Analysis of 200 cases. Plast Reconstr Surg 93: 762–769, 1994

世界2例目の遊離腹直筋皮弁はtrue perforator flapだった？

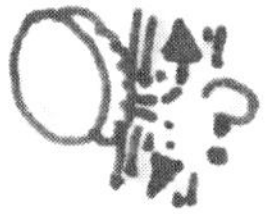

1980年、PenningtonはHolmströmに次ぐ世界2番目の遊離腹直筋皮弁の論文を発表した。紙面の半分を占める女性の顔写真で始まる論文で、進行性顔面萎縮症の左頬に移植したとある。術中写真はないけど、簡単な手術記載には腹直筋皮弁ではなく脂肪弁で、しかも0.5 mmの穿通枝を浅側頭動脈に吻合したと書いてある。ということは、これはtrue perforator flapではないか。もっとも、動脈血流が疑わしかったがそのまま創を閉じたとあるので、free flapとして成功したかは疑わしいけど。

なぜ、血管茎が細く短いこの方法をやったのか？この手術が行われたのは1978年の12月、つまりPenningtonは1979年のHolmströmの論文を読んでいない。そして、当時腹直筋皮弁といえば上方茎の有茎移植だ。想像だけど、穿通枝が深下腹壁動脈の枝であるという認識がなかったんじゃないのかな。その後、深下腹壁動脈の血行領域を調べて、次の症例は通常の腹直筋皮弁を移植している。PenningtonがHolmströmの業績に触れるのは、1979年5月の国際形成外科学会だけど、その前に深下腹壁動脈の情報を聞きつけたのかもな。想像だけど。

参考文献

- Pennington DG: The rectus abdominis myocutaneous free flap. Br J Plast Surg 33: 277-282, 1980

初めての動脈皮弁による口腔再建

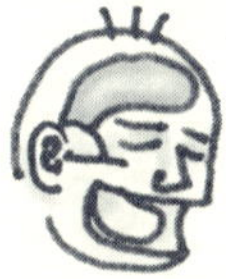

口腔内って広範囲の欠損でも意外と縫合閉鎖できちゃう。舌や頬粘膜は可動性で自由度が高いからな。だけど無理くり縫ってしまうと、口が開きにくくなったり舌が動かなくなったりするから、患者さんは苦労するわけだ。1960 年代ぐらいの外科医は、口腔癌の切除が積極的になりつつあるのに、閉鎖に関しては手持ちのカードが縫縮しかないわけだからジレンマがあっただろうな。

1963 年、そんな状況で登場したのが McGregor の前額皮弁による再建だ。患側の額に作成した皮弁を翻転して、頬骨弓尾側の横切開から口腔内に移動するんだ。皮弁茎は浅側頭動脈を含む皮膚茎で、これは 3 週間後に切り離す。額の上縁が下顎の下縁に届くから、どんな欠損にも対応できる。正中を越える皮弁が必要な時は delay をすればいい。合併症は顔面神経麻痺と耳下腺漏、いずれも剥離操作で解決できるとしている。

McGregor は論文の最後に、この方法が口腔癌切除の可能性を少しは広げてくれるだろうと書いている。まさにそのとおり。再建においても、DP 皮弁を生む土壌になったのは間違いないな。

参考文献

- McGregor IA: The temporal flap in intra-oral cancer: its use in repairing the post-excisional defect. Br J Plast Surg 16: 318–335, 1963

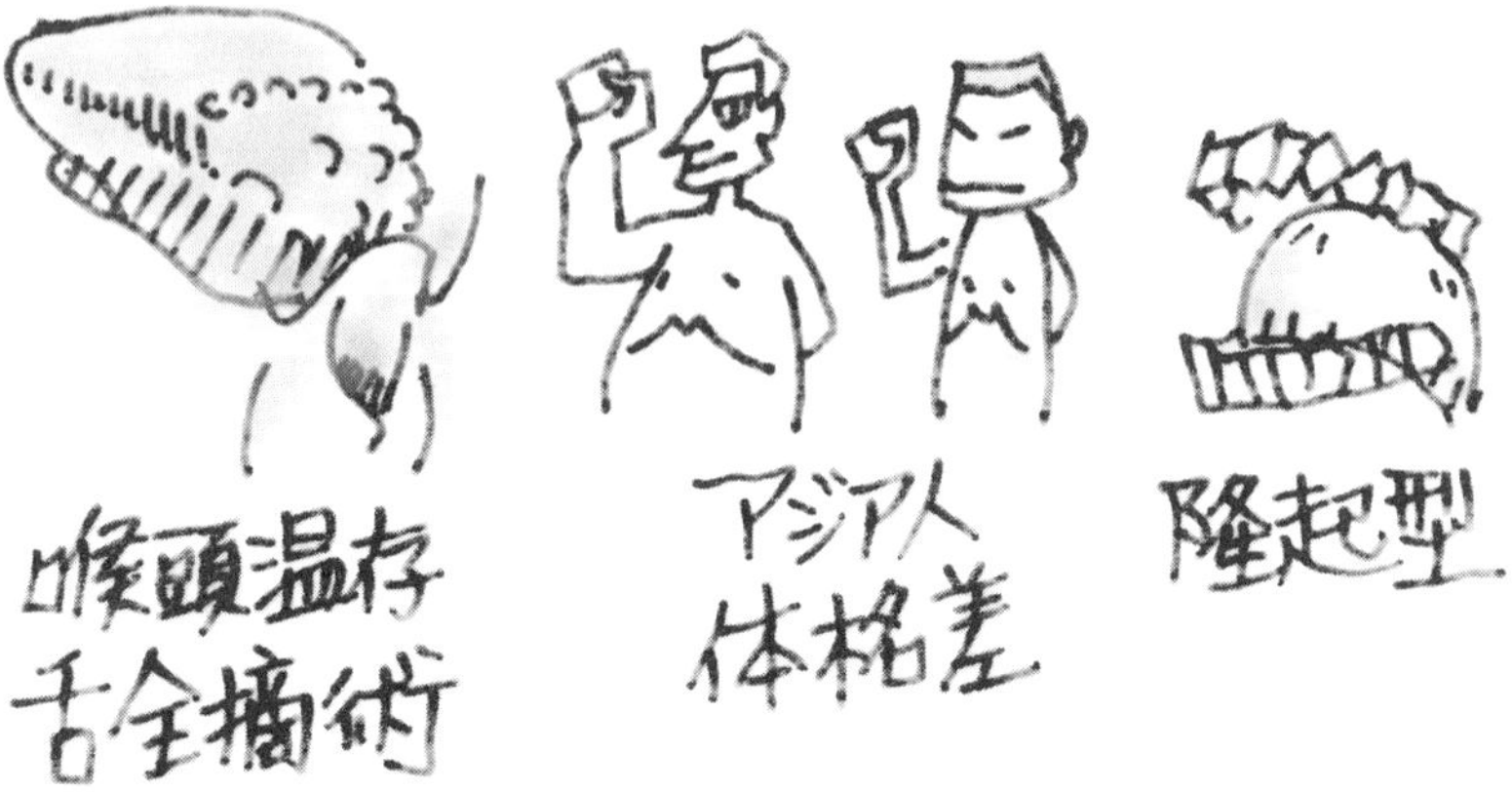

腹直筋皮弁による舌全／亜全摘の再建って、
おそらく上みたいな条件がそろって定着できたんだと思う。
20年前はまだ、全摘するなら喉摘って外科医いたし、
ドイツでは腹直筋皮弁なんてほとんど使わなかったし、
木股先生の隆起型がいいってのがあって
ボリュームの必要性が出たんじゃないかしら。

舌全／亜全摘再建の歴史。
こういうの、面白いよね。

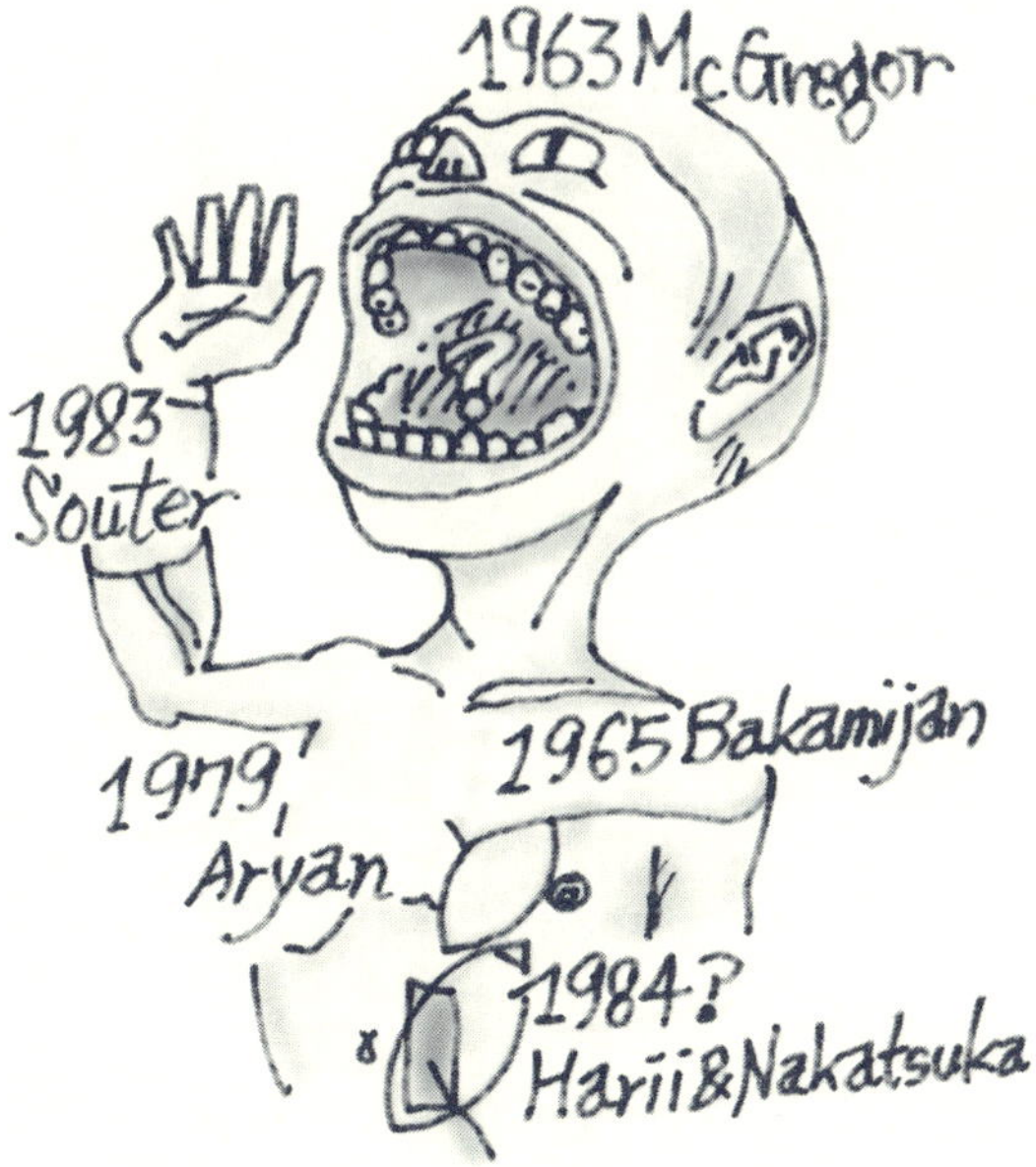

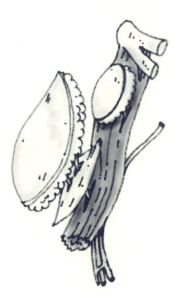

腹直筋皮弁って、
確かに万能！
複数皮島も、
穿通枝のみも
できるし、
神経付き筋、
肋軟骨、
筋膜も付着できる！

さるすべる
—形成外画—

それしかない

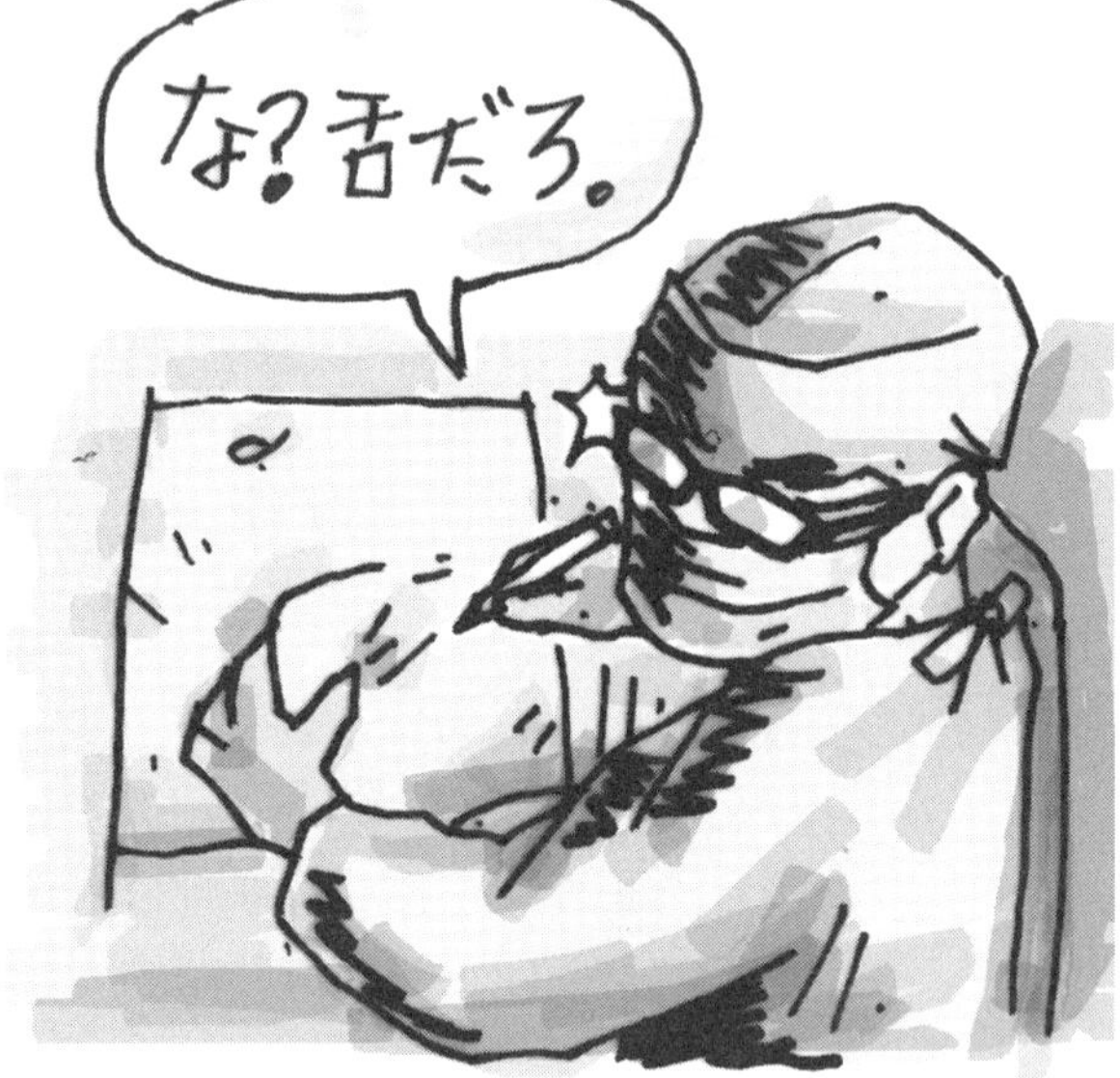

理屈で説明できないが、
剥離する層だったり、皮弁のデザインだったり、
それしかない時がある。

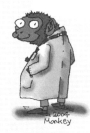

初掲：形成外科■61巻3号　2018年3月

22 空腸移植

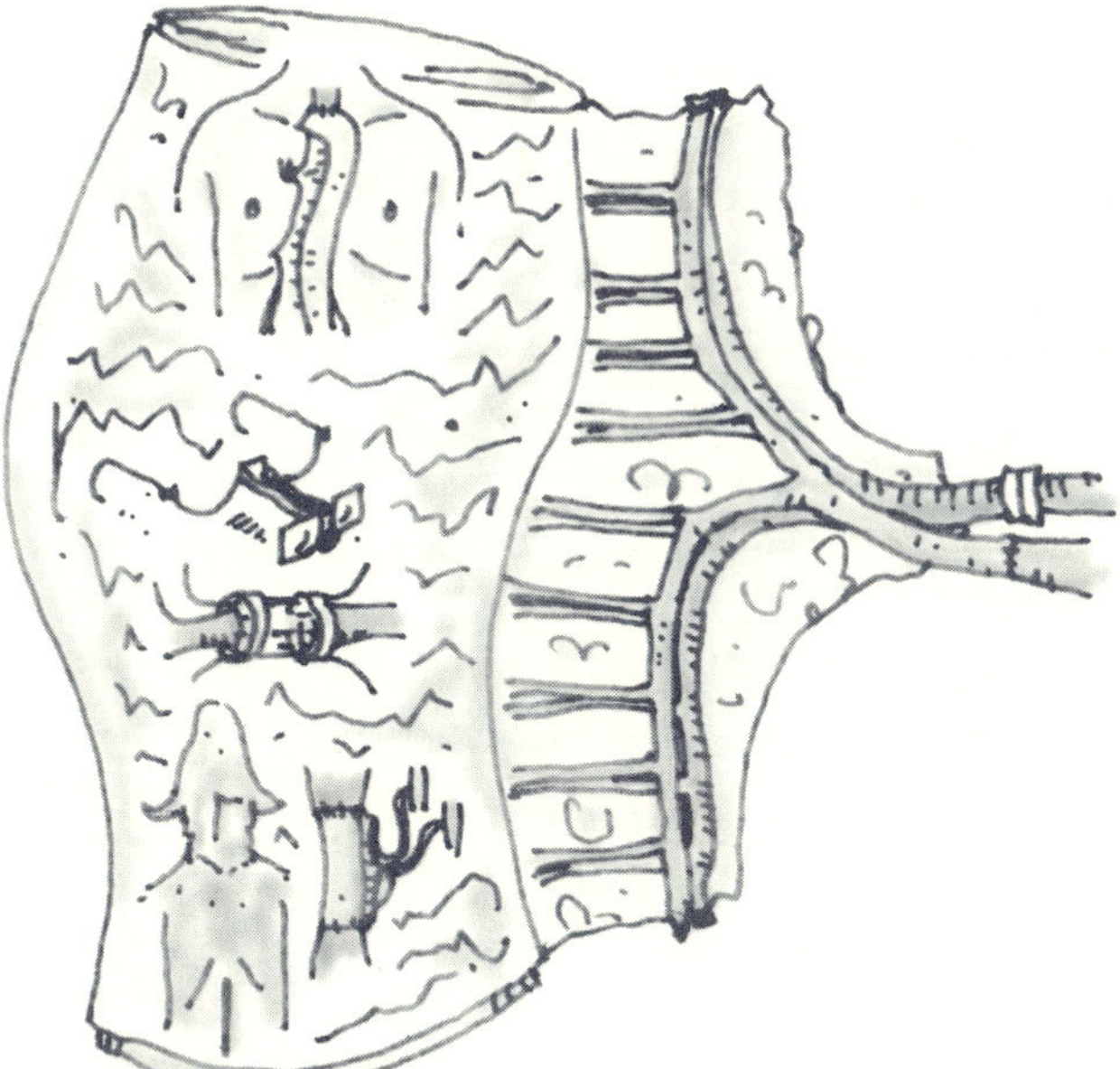

積年の夢へのチャレンジ

20世紀中ごろまで、下咽頭や食道の再建は局所皮弁や植皮でやるしかなく、術後は瘻孔や狭窄で食事もままなりませんでした。そんな時代、咽頭や食道の欠損を同じ消化管である腸管でつなぐという夢みたいな手術を実現した医師たちがいました。

お題

積年の夢へのチャレンジ
レジェンドたちの偉業

Seidenberg B, Rosenak SS, Hurwitt ES, et al: Immediate reconstruction of the cervical esophagus by a revascularized isolated jejunal segment.
Ann Surg 149: 162–171, 1959

SUMMARY

下咽頭、頸部食道癌の切除手術では、二次的に植皮などを駆使して再建を行っていたが、術後の狭窄や瘻孔が問題となる。切除手術が難しいからといって放射線治療を行っても、根治性や合併症の点で良い結果が得られない。この問題を解決するために、空腸移植による一次再建を目的に、犬を用いて実験研究を行った。頸部食道を切除後に 2.5 インチの空腸を移植した。前顔面静脈との静脈吻合にはリングプロテーゼを使用し、上甲状腺動脈との動脈吻合は 7-0 絹糸による連続縫合を行った。4 匹で長期生存が得られた。1957 年、63 歳男性にこの手術を施行したが、脳血管障害により 7 日目に死亡した。剖検では血管吻合部は開存し、小腸は生着していた。

時代背景

- 当時はいったん咽頭瘻と食道瘻を作成して、局所皮弁と植皮の多段階手術でつないでいた。
- この論文の 6 年後に、DP 皮弁による頸部食道や下咽頭の再建が発表された。

食堂でライス大盛の定食をかっこむ新庄の横で、ダイエット中の今田は低脂肪高タンパクのヨーグルトをスプーンですくう。

古：そんなんで足りるのか？

今：先生たちとご飯食べてたら、やばくって。

古：ダイエットもいいけど、手術をこなす体力は付けとかないと。今日は遊離空腸移植で下咽頭再建だろ。

今：はい。患者さんが食べられるように、ちゃんと再建しないとですね。

古：今でこそ下咽頭癌の術後は普通に食べられるようになったけど、昔は苦労したんだぞ。

新：昔って、ＤＰ皮弁や空腸移植の前ですか？

古：1950年代まではステントに巻いた植皮や局所皮弁で筒を作っていたんだけど、何回もの手術を要した割に狭窄や漏れで経口摂取には程遠かった。そうなると、手術療法は敬遠されて放射線に頼らざるを得ない。結果、患者は治癒しないし、嚥下障害や誤嚥性肺炎に悩まされることになる。

今：咽頭と食道をつなぐのは簡単なことじゃなかったんですね。

古：胸部食道の再建であれば、Roux法[1]による有茎空腸移植が20世紀初頭から行われていたし、空腸動静脈を内胸動静脈に吻合する血管吻合付加も、かの有名な外科医のLongmireが1946年にやっている。

新：1946年に血管吻合？

古：双眼ルーペを使った世界初の手術らしいぞ。それでも頸部までは届かなかった。頸部食道や下咽頭の再建は外科医の長年の夢だったんだよ。

新：まずは1965年のDP皮弁ですよね？

古：はずれ。最初にチャレンジしたのはSeidenberg、1957年の遊離空腸移植だ。

新：えっ？　波利井先生の世界初の遊離皮弁は1972年ですよね。1957年に遊離移植ですか？

古：すごいよな。Seidenbergは300を超える血管吻合の実験を経てから犬の空腸移植を成功させた。そして1957年、下咽頭癌の放射線治療後の再発例に対して臨床応用をしたんだ。残念ながら患者は術後7日目に脳血管障害で亡くなるが、剖検で空腸の生着が確認されたそうだ。

1　Roux法

César Roux（1857-1934）はスイスの外科医。胃癌手術などで行うRoux-en-Y吻合を考案。Longmireの論文によると、胸骨前で空腸を挙上して頸部食道と吻合する再建を1907年に発表したとある。

今：手術顕微鏡はあったんですか？

古：ツァイスの世界初の手術顕微鏡[2]が発表されたのが1953年だけど、この論文には顕微鏡の記載はない。血管吻合に関しては、動脈は7-0絹糸、静脈は吻合用カップを使用したと記されているだけだ。ツァイスの顕微鏡を使ったかどうかは分からんが、Longmireのルーペは使ったかもな。

新：その後、空腸移植は広まったんですか？

古：とは言えないな。1965年のBakamjianのDP皮弁による咽頭再建の論文では、Seidenbergの空腸移植をisolated trialと表現している。1960年代はまだ普及していなかったようだな。

今：しばらく臨床報告はなかったんですか？

古：2例目の報告は1961年だけど、まとまった報告は1964年、当時千葉大の中山恒明先生の論文だな。遊離結腸移植21例中16例の成功を報告している。血管吻合がまだ不確実な時代に、自ら開発した吻合器を使っての業績だ。

新：中山先生って、あの有名な医療小説のモデル[3]になったといわれる食道外科の権威ですよね。

2　世界初の手術顕微鏡

カール・ツァイス社が世界初の手術用顕微鏡であるOPMI1を開発したのが1953年（「13　遊離足趾移植」参照）、Seidenbergの臨床第1例目の4年前である。Seidenbergの手術記録には顕微鏡の記載はないが、血管径は3mmで、犬の血管（1.5～2mm）より太く容易だったと記されている。

古：論文を発表した年には、国際外科学会の「世紀の外科医賞」を受賞してるしな。
今：すごーい。日本人として誇らしいですね。
新：その後は、手術顕微鏡や血管吻合の技術も普及して、ようやく遊離空腸も一般化されるんですね。
古：一般化となるともう少し先になるけどな。外科医の夢は一朝一夕には叶わないということだ。1907年のRouxの有茎空腸による食道再建に始まり、1946年のLongmireの血管吻合付加、1959年の遊離移植と進化して、そして1964年に中山先生によって確実性を得たわけだ。
今：それが1970年代に波利井先生たちが遊離皮弁を次々に開発するのにもつながって、そこから空腸移植も普及するんですね。
古：そのとおり。Seidenbergは論文の最後に予言めいたことを書いている。「血管吻合の技術は、複数回の手術を要する皮弁再建を1～2回の手術に減らせる可能性がある」とな。
新：皮弁で再建するとなると遠隔皮弁やdelayを駆使して何度も手術が必要な時代だったから、空腸を移植するように皮弁も遊離移植がで

3　医療小説のモデル

1960年代に発表された山崎豊子氏の『白い巨塔』は、大学内の派閥争いや封建的な人間関係を描いた医療小説。当時は馴染みがなかったインフォームドコンセントにも焦点を当てた。中山恒明先生は主人公の財前五郎のモデルの一人とされる。若くして食道胃接合部癌の名医であったことや、独創的な手術を行った点は中山先生に通じるが、権威主義で野心家のところは山崎氏のオリジナルである。原作だけでなくテレビドラマ化（5回！）された映像も楽しめる。

きるんじゃないかって思ったんですね。

古：かつての外科医が描いた夢を、次の世代の外科医が叶えたわけだ。で、21世紀の今日、遊離空腸移植をなんと君たちがやるわけだな。うーん、実に感慨深い。

新：変なプレッシャー与えないでくださいよ～。食欲なくなっちゃうじゃないですかぁ。

今：よしっ、食欲出てきたぞ。ダイエットなんてしてないで、手術に備えて定食にしよっと。

参考文献

- Longmire WP Jr: A modification of the Roux technique for antethoracic esophageal reconstruction. Surgery 22: 94-100, 1947（コラム参照）
- Nakayama K: Experience with free autografts of the bowel with a new venous anastomosis apparatus. Surgery 55: 796-802, 1964（コラム参照）

最初の血管吻合は レジェンド外科医

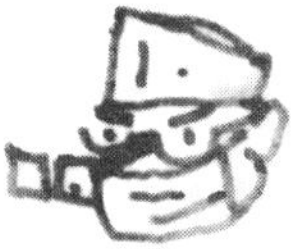

William Longmire Jr（1913–2003）は 20 世紀における外科学会のスーパースターだ。30 代でジョンズ・ホプキンス医科大学や UCLA の外科教授を歴任して、米国外科学会と米国外科協会の会長も務めた。

食道癌の手術にも積極的だったようだ。当時はルーワイ吻合で有名な Roux が 1907 年に発表した挙上空腸での再建をやってたんだけど、どこまで届くか分からずジレンマがあったようだ。当時のレビューでは 22% で空腸先端が壊死したそうだ。そこで Longmire は、空腸を鎖骨上まで届かせるために移植腸先端の血管吻合付加を考案したんだ。論文には、口側の 3 本の空腸動静脈を切断して、第 1 か第 2 空腸動静脈にブルドッグ鉗子をかけ、空腸先端の色調や蠕動運動が不十分な場合は内胸動静脈に吻合したとある。血流評価は今と同じだな。血管吻合は絹糸での連続吻合だ。その時使った Beebe 双眼ルーペは、眼鏡のフレームから 10 cm 程度離れた所にレンズが装着されたもので、倍率は 3 倍だったそうだ。ルーペを使った手術も血管吻合も、この手術が世界初とされている。繰り返すが、1946 年のことだぞ！

参考文献

- Longmire WP Jr: A modification of the Roux technique for antethoracic esophageal reconstruction. Surgery 22: 94–100, 1947

日本が誇る
メスを持った哲学者

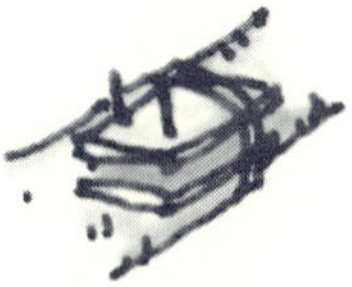

中山恒明先生（1910–2005）は誰もが知る世界的外科医なんだけど、俺が惹かれるのは中山先生の哲学だ。千葉大教授を経て東京女子医大に日本初の消化器病センターを設立した先生は、内科と外科の垣根を越えた多科連携診療を実践した。当時としては画期的なことだな。そして数々の新しい検査法や手術を開発した。その実績の根底には、医療の中心にいるのはあくまでも患者であるという哲学が貫かれている。そんな中山先生には、多くの名言がある。

「大切なのは技術や薬剤ではなく医師の心」「哲学のない医者は尊敬も信頼もされない」と患者に向き合う心を説き、「専門家の常識ほど学問の進歩を阻害するものはない」「砂糖が甘いかは舐めてみないと分からない」と、既存の常識ではなく目の前のデータを信じることを教えた。また、「ものを持ったら落とすことを考える」「不可能を可能にする科学はない」と、過信や偏重に警告を鳴らした。そして、「Beginning is half the success, not giving up on the way is complete success」という最後までやり抜く信条で、血管吻合器の開発と遊離結腸移植による食道再建という金字塔を打ち立てたんだろうな。

参考文献

- Nakayama K, et al: Experience with free autografts of the bowel with a new venous anastomosis apparatus. Surgery 55: 796–802, 1964
- 中山恒明記念館における資料など

ちょっとエラそうに
思ったことを3つ。
ハズキルーペ
手離せません。
まず1つめは、
空腸再建そのもの。
血管2本、空腸の
口・肛門側の4つの輪
をつないで閉じるだけ
の手術だが、
ほんと、ちょっとした
トラブルが大惨事に。
とにかくすべての基本を
しっかり守らなきゃ
いけない手術だ。
2つめはサルベージも
含めて、本文にもある
空腸以外で作る時、
なかなかうまくいかなくて疲
弊はするけど、
不謹慎かもしれないが
計画的に仕上げるのは
とても
形成外科らしくて
エキサイティングだ。

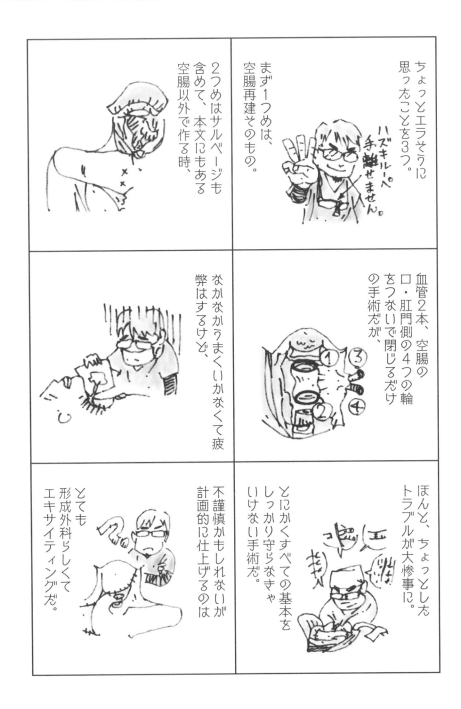

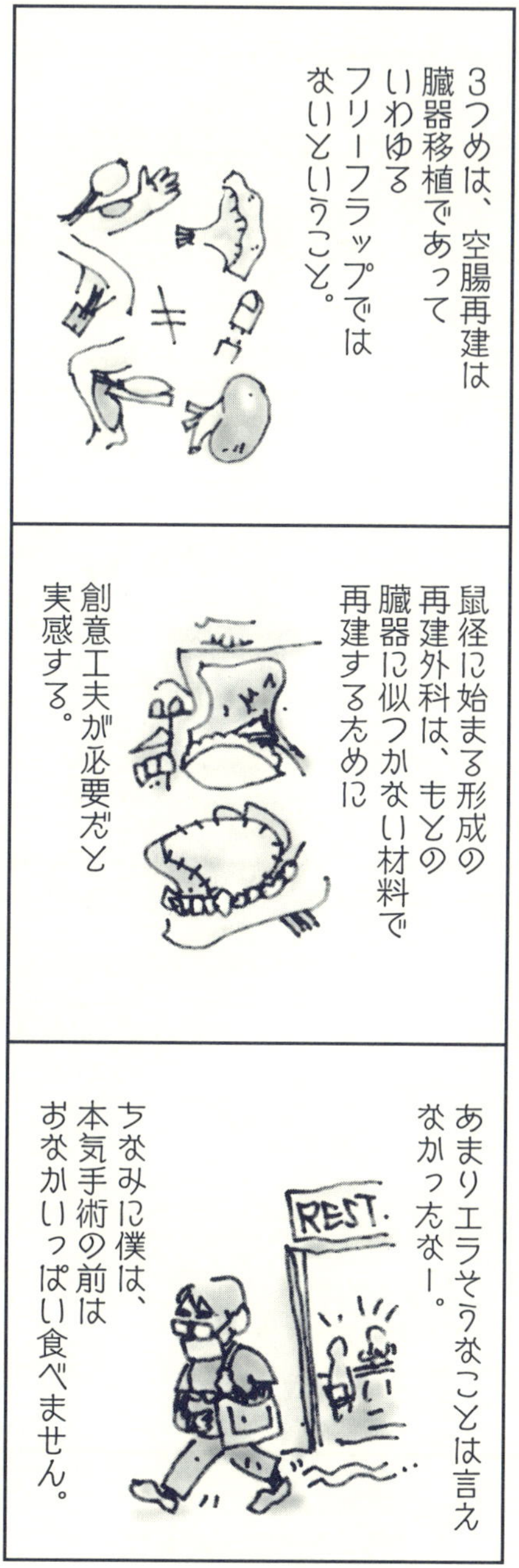
3つめは、空腸再建は
臓器移植であって
いわゆる
フリーフラップでは
ないということ。
鼠径に始まる形成の
再建外科は、もとの
臓器に似つかない材料で
再建するために
創意工夫が必要だと
実感する。
あまりエラそうなことは言え
なかったなー。
REST.
ちなみに僕は、
本気手術の前は
おなかいっぱい食べません。

さるすべる
―形成外画―

ありえない

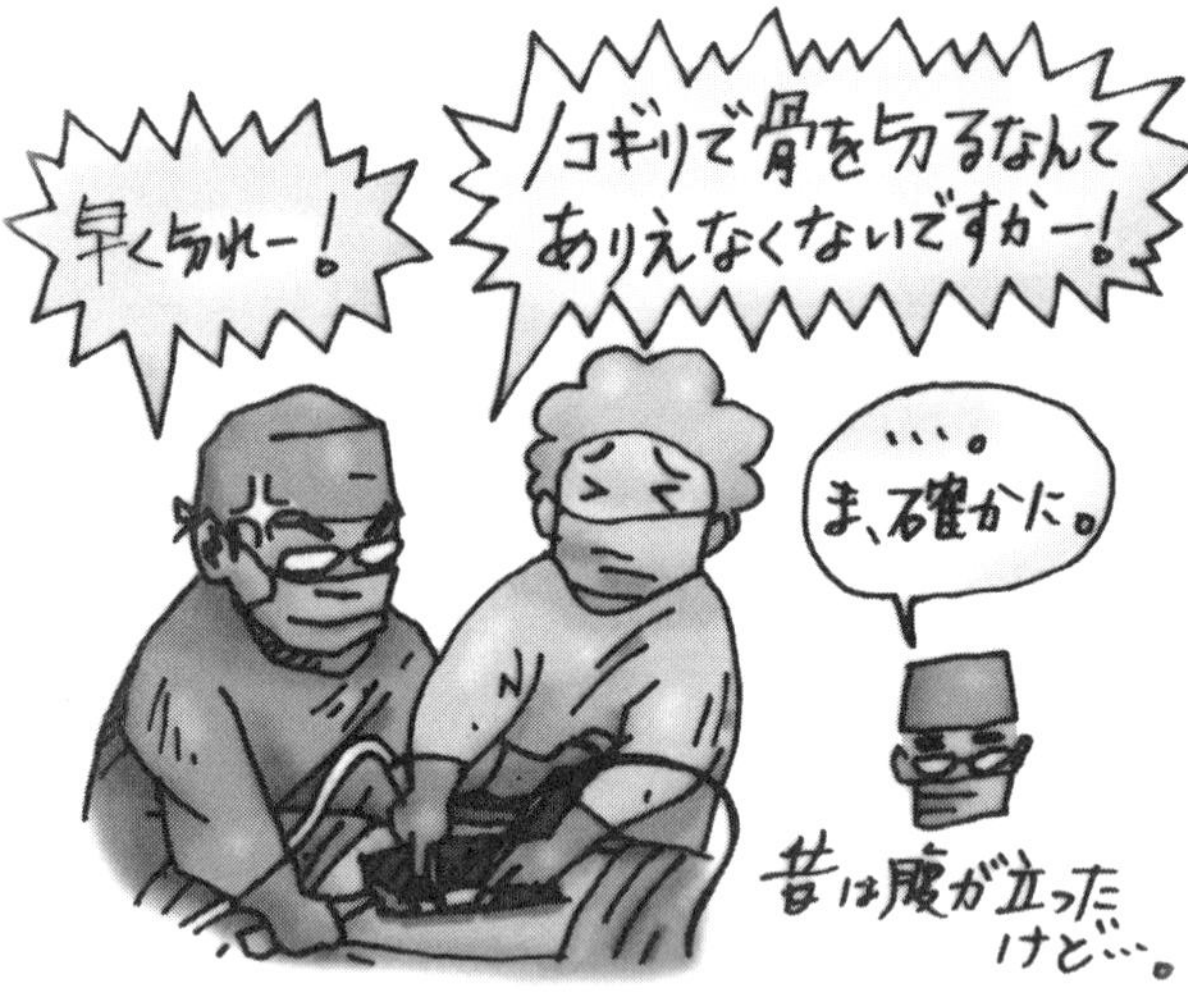
早く切れー！
ノコギリで骨を切るなんて
ありえなくないですかー！
…。ま、確かに。
昔は腹が立ったけど…。

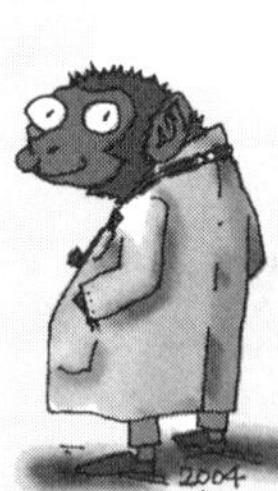
2004
Monkey

初掲：形成外科■61巻8号　2018年8月

23 顔面神経麻痺の再建

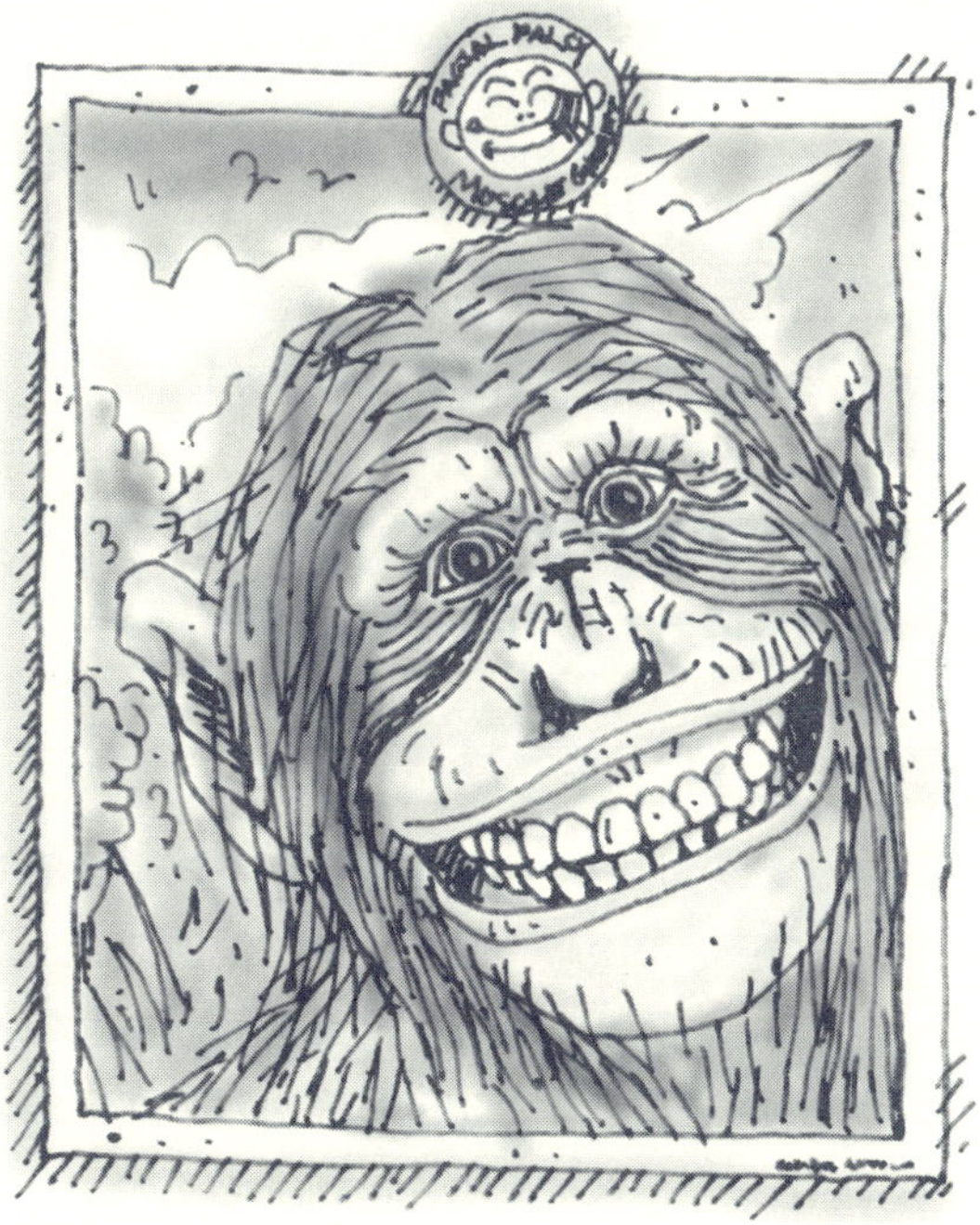

薄筋皮弁移植による表情再建

筋肉移植による機能再建も顔面神経麻痺の治療も、多くの外科医が挑戦してきましたが成功には至りませんでした。ところが、この両方を同時に成功させることができたのです。得られたのは笑顔です。

お題

薄筋皮弁移植による表情再建
笑顔をつくる

Harii K, Ohmori K, Torii S:
Free gracilis muscle transplantation, with microneurovascular anastomoses for the treatment of facial paralysis. A preliminary report.
Plast Reconstr Surg 57: 133-143, 1976

SUMMARY

筋移植は以前より試みられているが成功していない。近年では Tompson が顔面神経麻痺の患者の眼瞼に遊離筋移植を行ったが、筋体が小さく力は弱かった。Tamai が犬の血管柄付大腿直筋移植で機能再建に成功したのを参考に、薄筋移植による Bell 麻痺の治療を試みた。耳前切開で浅側頭動静脈と深側頭神経に吻合した神経血管柄付薄筋弁を、鼻唇溝切開までの皮下トンネルに通し、先端を分割して口輪筋および上下口唇に縫合した。4 か月で薄筋の収縮が始まり、8 か月で増強した。薄筋は薄く、1 本の血管で栄養され、1 本の神経に支配される。血管茎は太く採取後に支障がないなどの特徴をもち、理想的なドナーである。

時代背景

- 顔面神経麻痺の動的再建は、側頭筋移行や Tompson 法などで閉瞼機能を対象としていた。
- 口唇や口角の再建、つまり笑顔の再建は行われていなかった。

頭頸部病棟の回診を終えた新庄と今田。舌再建後の患者とのコミュニケーションに苦労したようだ。

新：がんばって話そうとしてくれるんですけど、聞き取れないと、しかめっ面になっちゃうし。

今：でも、通じるとニッコリしてくれるんです。

古：表情は時に言葉以上のコミュニケーションになるからな。しかめっ面も笑顔も世界共通言語だ。だけど、顔面神経麻痺の患者さんは表情で心情を伝えることが難しいから辛いだろうな。

今：表情で心情かぁ。マリリン・モンローは、笑顔は女の子の最高のメイクって言ってるし。

新：誰かの笑顔のために生きているって言ったのは、確かアインシュタインだっけ。

古：だから、顔面神経麻痺で表情を失った患者さんの笑顔を取り戻すために、先人は苦労してきたんだ。Z形成や皮膚切除で口角を上げたり、筋膜で吊り上げたりね。

今：静的手術ですね。

新：でも、それでは笑顔は作れないですよね。

古：静的手術は安静時の対称性が目的だからね。表情の再建となると、やっぱり動的再建が必要になる。最初の報告は、1961年のAndersenだ。側頭筋の一部を側頭筋筋膜と連続させた状態で翻転して、筋膜を上下の眼瞼の皮下に通して内嘴靭帯に固定する方法だ。

新：奥歯を噛むような動作で眼瞼が閉じるんですね。

古：これを口角に応用したのがRubin[1]だ。今でもやるよ。だけど噛み締める動きでは、自然な笑顔は難しいな。

新：となると、やっぱり筋肉移植ですね。

古：筋肉移植は1971年のThompson法[2]が最初なんだけど、短趾伸筋なんかの小さな筋肉を血管吻合なしで移植しただけだから、生着の問題もあったし効果も弱かった。その効果を疑う意見もあったしな。現実的な筋移植となると、波利井先生の神経血管柄付薄筋移植だね。

新：何年のことですか？

古：論文は1976年だけど、第1例目は1973年だ。自身の世界初の遊離皮弁のわずか1年後に、遊離筋弁で機能再建をやったってことだ。発想がぶっ飛んでるよ。

1　Rubin

1969年にAndersenの側頭筋移植を口唇と口角に応用した。さらに笑顔を分類して、タイプごとに側頭筋筋膜の固定位置を変えた。口角と上口唇が上外側に牽引されて上顎の歯が見えるモナ・リザタイプの笑顔には口唇連合で大頬骨筋に固定、上口唇の頭側牽引で犬歯付近が見える犬タイプの笑顔では上唇挙筋と鼻翼後部に、上下の歯が見える満面笑みタイプには大頬骨筋と上唇挙筋に固定する、としたのがおもしろい（PRS 53: 384-387, 1974）。

新：50年以上も前かぁ。麻痺に苦しむ患者さんを何とかしたいという思いがあったんでしょうね。
今：薄筋は薄くて頬に埋め込むには理想的ですね。
古：それだけじゃない。1本の血管茎で栄養されて1本の閉鎖神経で筋肉全体が動く。平行筋だから筋体量の調節が容易で採取部に機能障害を残さない。形状、血流、神経支配とすべての条件を満たしていると波利井先生は書いている。
新：神経はどこに縫合したんですか?
古：下顎神経の枝、側頭筋を支配する深側頭神経だ。
新：それじゃあ、Andersen の側頭筋移行と同じように奥歯を噛みしめる必要があるんですね。
古：最初はそうだろうけど、8か月時には噛まなくても動くようになったと書いてある。大脳皮質の再教育に関しては意見が分かれるところだけどな。
今：健側の顔面神経に縫う方法もありますよね?
古：顔面交差神経移植ね。1980年にO'Brienが交差神経移植の後に二期的に薄筋移植を行う方法を発表したけど、一長一短だと思うな。

2　Thompson 法

短趾伸筋などの小さな筋肉を血管吻合なしに眼瞼部に移植して、閉瞼機能を再建した(PRS 48: 11-27, 1971)。筋力が弱いが一定の効果があったとの評価だが、その機序は明確ではない。いくつかの追試が行われたが、Millerはその効果を疑った(PRS 62: 597-599, 1978)。

今：どうしてですか？　健側の顔面神経の方が自然な動きになるんじゃないですか？

古：そうなんだけど、O'Brien法は時間がかかるのが難点だな。その点、下顎神経や舌下神経に一期的に縫合する方が早く回復する。

今：悩ましいですね。時間をかけて健側の顔面神経で動かすか、患側の他の神経で動かすかって。

古：その問題を解決したのも波利井先生だ。

新：どういうことですか？

古：顔面交差神経移植をやらずに、一期的に健側の顔面神経に縫ったんだよ。

今：薄筋では難しいですよね。他の筋弁ですか？

古：広背筋を使ったんだ。波利井先生は1998年に長い胸背神経と広背筋弁で一期的に対側顔面神経に縫合[3]する方法を発表した。若い女性の症例写真が載っているんだけど、術後1年半の笑顔が自然でステキなんだ。

今：O'Brien先生の顔面交差神経移植併用の二期手術の欠点を克服しちゃったんですね。

3　一期的に対側顔面神経に縫合

O'Brienの顔面交差神経移植と神経血管柄付薄筋移植を組み合わせた方法は広まったが、約1年の期間を置いて2回の手術を要する欠点があった。1981年、Mayouは神経血管柄付短趾伸筋移植で一期再建を行ったが、O'Brienの二期的短趾伸筋移植と同様に十分な効果が得られなかった（BJPS 34: 362-367, 1981）。波利井先生は、長い神経を有し薄筋同様の効果が得られるドナーとして広背筋を選択した。顔面神経麻痺の笑顔の再建は、波利井先生に始まり、20年以上の年月を経て波利井先生によって完成形に至った。

新：でも、一期的といっても長い神経の再生には時間がかかるんじゃないですか？

古：その問題は、下顎神経や舌下神経と二重神経支配にすることで解決できる。いわゆるベビーシッター法だな。

今：薄筋移植のイノベーションから20年以上かけて、広背筋でブラッシュアップしたんですね。

古：今でもオリジナル法をやることもあるし、状況を見て適応を考えるんだな。

新：むふふっ。確か来月ありますよね？　顔面神経麻痺の再建。

今：新庄君、いやらしい笑顔になってるよ。

古：左の口角だけ上げて笑うのは、右脳全開でスケベな心情むき出しの表情、だな。

参考文献

- Andersen JG: Surgical treatment of lagophthalmos in leprosy by the Gillies temporalis transfer. Br J Plast Surg 14: 339-345, 1961（コラム参照）
- O'Brien BM, et al: Cross-facial nerve grafts and microneurovascular free muscle transfer for long established facial palsy. Br J Plast Surg 33: 202-215, 1980（コラム参照）
- Harii K, et al: One-stage transfer of the latissimus dorsi muscle for reanimation of a paralyzed face: a new alternative. Plast Reconstr Surg 102: 941-951, 1998

初めての動的再建は誰が誰のために？

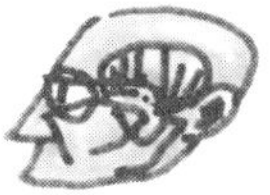

Bell 麻痺はまずは内科的治療だから、手術となると耳下腺癌切除後の麻痺の方が一般的だな。でも、1950 年当時は顔面神経を合併切除するような手術は少なく、それよりハンセン病患者の兎眼が問題になっていたようだ。らい菌による顔面神経障害で、閉瞼できなくなって角膜損傷から失明することもあったようだ。これに対する主な治療は瞼板縫合で、一部で大腿筋膜移植による眼輪筋の引き締めも行われていたらしい。

1961 年、Andersen はハンセン病患者の兎眼の治療に挑戦した。彼がやった側頭筋移行による眼瞼の動的再建は、実は Andersen の論文の 35 年も前に Gillies が考案したらしい（またしても Gillis か！）。だけど、詳しく書かれた論文がないもんだから、多くの外科医が追試しようとしたけどうまくいかなかった。Andersen は、側頭筋の中央部分をスリット状に使って、筋膜を下から上に翻転して筋体と折り返すように延長したんだ。これで側頭筋の血流と神経支配を維持したまま、側頭筋筋膜を眼瞼の皮下を通して内嘴靭帯まで届かせることができた。この方法が Gillies のオリジナル法と同じなんじゃないかと、Andersen は推察している。

参考文献

- Andersen JG: Surgical treatment of lagophthalmos in leprosy by the Gillies temporalis transfer. Br J Plast Surg 14: 339-345, 1961

より自然な笑顔のために

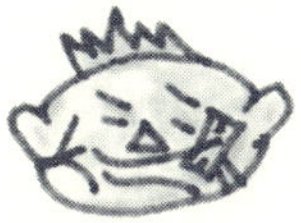

顔面交差神経移植を最初にやったのは1971年のSmithだ。上口唇経由で健側頬枝から患側頬枝へ移植した。1973年、Andelは健側の縫合後に軸索の成長を待ってから患側を縫合する、という方法で成果を高めた。だけど、長期例では表情筋が萎縮するから神経移植では治せない。Tompson法では眼瞼しか対象とならないし、効果も疑わしい。そこに神経血管柄付筋移植の登場だ。

波利井先生の薄筋移植は陳旧性麻痺の救世主となったけど、深側頭神経を使ったから歯を噛む不自然さが残る。となると健側顔面神経への縫合が必要になるよな。O'Brienは、1977年に交差神経移植と短趾伸筋移植を組み合わせたんだけど、筋力が弱く効果はイマイチだった。そこで1980年、O'Brienは波利井先生の論文を参考に、短趾伸筋を薄筋に変更した。短趾伸筋と比べて運動神経の神経束が多く、筋体量も十分あったから、結果は大幅に改善した。しかも薄筋を分割して、眉毛や眼瞼の上顔面のパーツは頬骨枝からの交差神経移植と縫合して、口角や口唇の下顔面には頬枝から移植した神経に縫合したんだ。片側口角で笑うことやウィンクはできないけどな。

参考文献

- O'Brien BM, et al: Cross-facial nerve grafts and microneurovascular free muscle transfer for long established facial palsy. Br J Plast Surg 33: 202-215, 1980

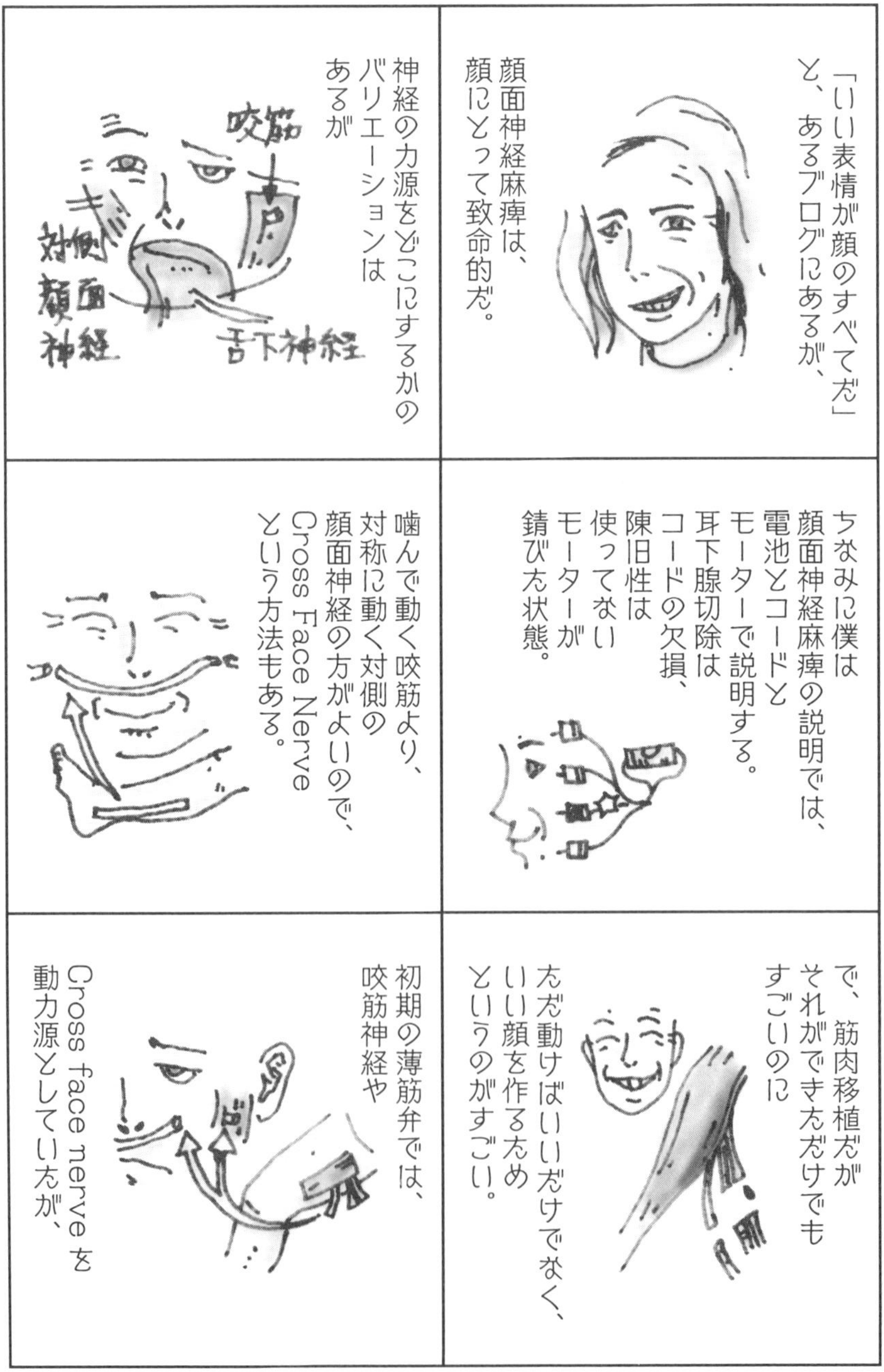
「いい表情が顔のすべてだ」
と、あるブログにあるが、
顔面神経麻痺は、
顔にとって致命的だ。
咬筋
対側顔面神経
舌下神経
神経の力源をどこにするかの
バリエーションは
あるが
ちなみに僕は
顔面神経麻痺の説明では、
電池とコードと
モーターで説明する。
耳下腺切除は
コードの欠損、
陳旧性は
使ってない
モーターが
錆びた状態。
噛んで動く咬筋より、
対称に動く対側の
顔面神経の方がよいので、
Cross Face Nerve
という方法もある。
で、筋肉移植だが
それができただけでも
すごいのに
ただ動けばいいだけでなく、
いい顔を作るため
というのがすごい。
初期の薄筋弁では、
咬筋神経や
Cross face nerveを
動力源としていたが、

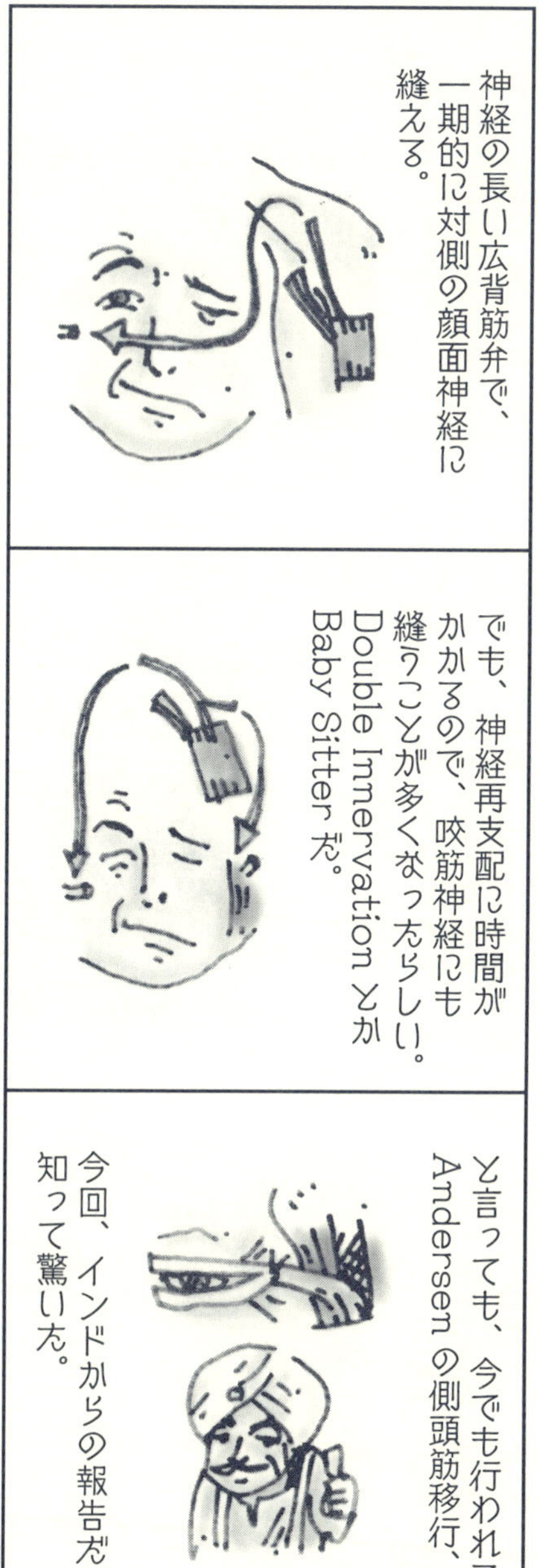
神経の長い広背筋弁で、
一期的に対側の顔面神経に
縫える。
でも、神経再支配に時間が
かかるので、咬筋神経にも
縫うことが多くなったらしい。
Double Innervation とか
Baby Sitter だ。
と言っても、今でも行われる
Andersen の側頭筋移行、
今回、インドからの報告だと
知って驚いた。

さるすべる
―形成外画―

ギャップ

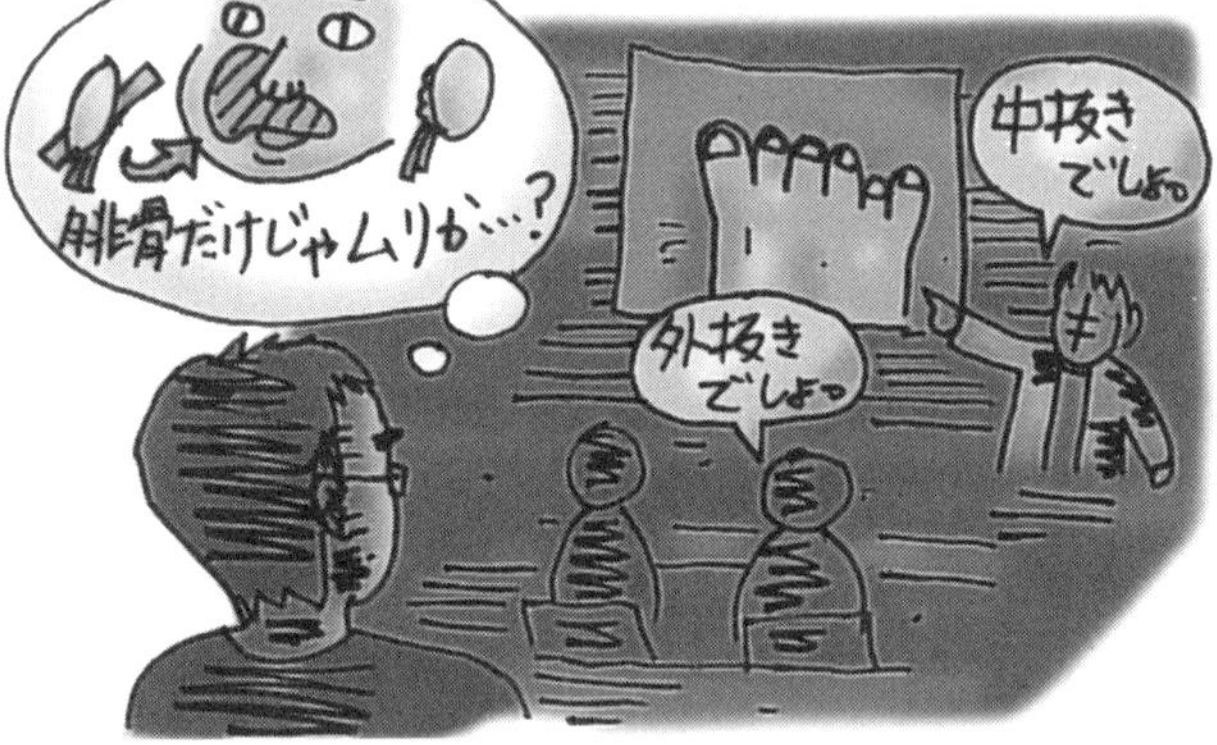
腓骨だけじゃムリか…?
中抜きでしょ。
外抜きでしょ。

形成外科には、いろんな仕事がある
時々、ギャップがおかしくなる時がある。

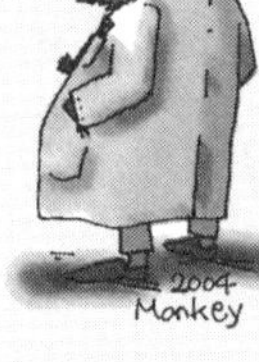
2004
Monkey

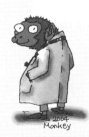

初掲：形成外科■61巻4号　2018年4月

24

遊離植皮術

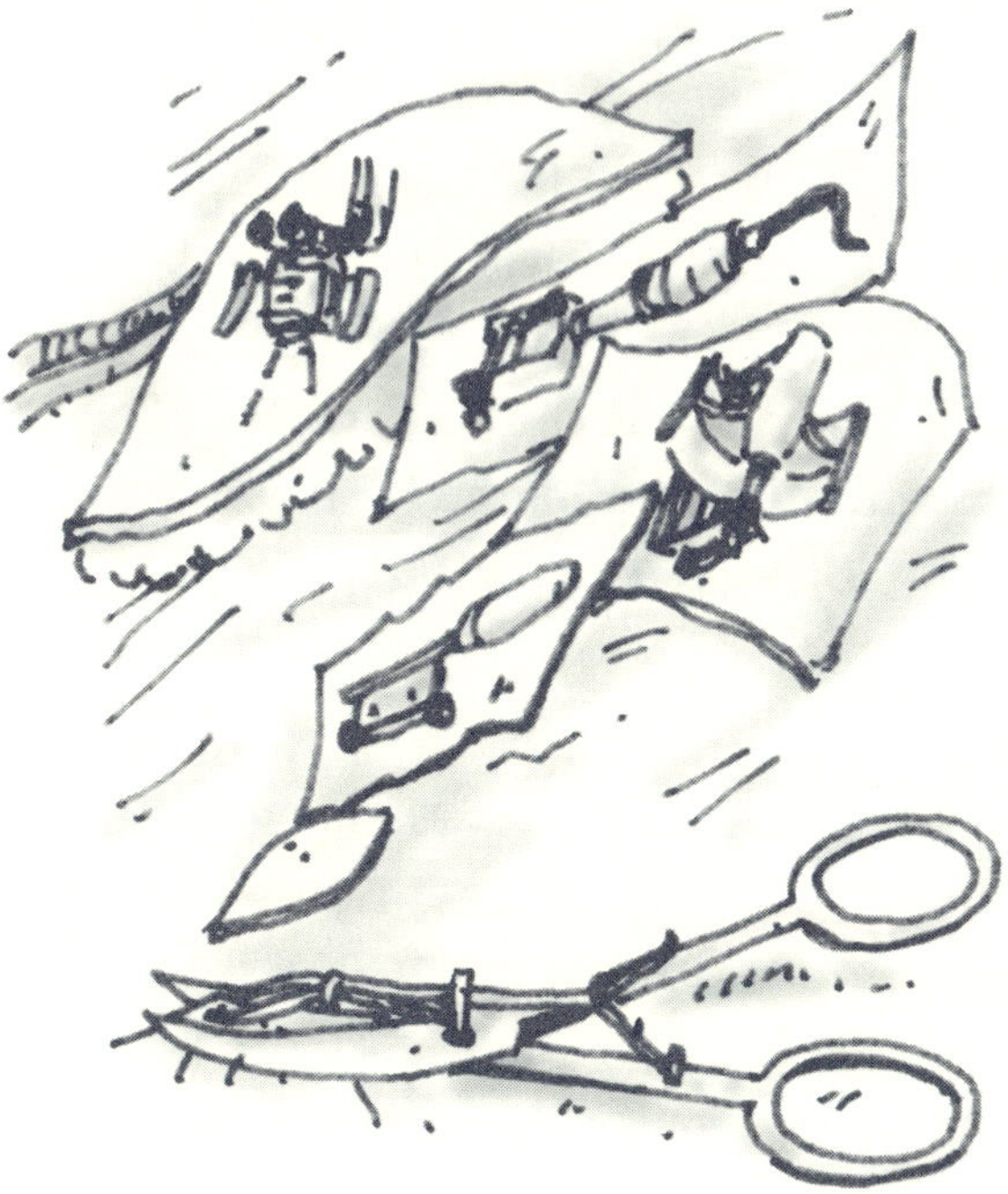

もっと自由に

造鼻術の時代から、組織移植といえば有茎移植でした。植皮の概念がなかった時代、皮膚欠損は時間をかけて瘢痕治癒で治していたようです。皮膚が簡単に移植できるのなら、有茎ではなく自由に移植できるのなら、そんな思いが「遊離」植皮につながりました。

お題

もっと自由に
茎からの解放

Reverdin JL: THE CLASSIC REPPINT: Greffe épidermique–expérience faite dans le service de M. le Docteur Guyon, à l'hôpital Necker. Bull Imp Soc de chir de Paris 10: 511-515, 1869 (Translated from the French by Ivy RH, Plast Reconstr Surg 41: 79-81, 1968)

SUMMARY

肉芽創は創縁から治癒するが、例外的に創の中央に表皮が形成される。この現象を解明するために、肘の裂傷患者に実験を行った。対側の腕から採取した 1 mm 大の表皮を肉芽の上に置いて包帯を巻いた。7 日目には小片から表皮が広がり、14 日で著しく拡大していた。

パリ外科学会の考察。Télat：この現象は移植した表皮片に起因する。Deprés：これは真皮浅層とマルピーギ層（基底層と顆粒層）が含まれていることの証明だ。Guyon：論文のタイトルが混乱を招くが、マルピーギ層を含む表皮に関係していることを指摘している。Leon le Fort：採取部は丹毒の危険に曝される。表皮が生着しても拘縮を起こすとする意見を支持する。

時代背景

●皮膚移植はすべて有茎で行われ、遊離移植は不可能と思われていた。

●試みられた遊離皮膚移植は、主に同種移植や異種移植だった。

これまで古谷から紹介された古い論文を見返す今田と新庄。セピア色に変色した雑誌や擦れたコピーをめくりながら、論文の背景にある物語を顧みる。

今：この1976年のPRS、Millard先生の筒状皮弁の乳房再建と藤野先生の初めての遊離皮弁での乳房再建が一緒に載ってるんだよね。

新：こっちの1982年のPRSは、Radovanのエキスパンダーと HartrampfのTRAM frapだよ。

今：新しい皮弁や技術が生まれた背景の話も面白かったなぁ。

新：GilliesやMillard、波利井先生は何度も登場したよね。McGregor、Taylor、O'Brienとかも。

古：その共通点は何だ？

今：共通点？　新しい手術、ということですか？

古：その新しいことを若いうちにやったということだよ。目の前の患者さんを何とかしたいという思い、それまでの概念や思い込みを覆す柔軟な発想、大御所の批判も論破する理論、どれも若い時の情熱と思考によるものだと思うよ。

新：確かに。みんな偉い先生だけど、論文の物語は若いころに始まってるんですもんね。
古：初めての植皮もそうだった。
今：そういえば植皮の話はまだでしたね。
新：局所皮弁は紀元前からあったし、イタリア式の遠隔皮弁での造鼻術も確か15世紀ですよね。植皮はどうだったんです?
古：古くからいろんな方法が試されていて、古代インド式遊離植皮[1]といわれる怪しげなものもある。だけど一般的には、初めての植皮は1869年といわれていて、意外と遅いんだ。
今：どうしてそれまでできなかったんですか?
古：『植皮の歴史』の中での倉田先生の推察によると、それまで鼻や指なんかの再接着の成功例がなかったから皮膚移植も不可能と思われていたのと、皮膚移植は主に同種移植や異種移植が行われていて失敗してたから、ということだ。
新：複合組織移植ができないなら皮膚移植もできないっていう思い込み、ですね。
今：皮膚だけなら自分のものでなくてもいいって考えたのかなぁ。

1　古代インド式遊離植皮

インドでは鼻削ぎの刑の再建として前額皮弁を用いたインド式造鼻術以外に、不思議な遊離植皮も行われていたという。尻が赤く腫れあがるぐらい靴で叩き、その皮膚を皮下脂肪と一緒に鼻に移植したらしい。19世紀、成功例を紹介するインドからの手紙で世間に知れるところとなり、20世紀中ごろまで多くの追試とさまざまな考察が行われた。しかし成功例は少なく、真偽は定かではない。

古：で、初めて成功させたのは弱冠27歳のスイス人、Reverdinだ。後にKocherとともにスイスを代表する医師となるんだけど、当時は何者でもない。

今：若いからこその柔軟な発想があったんですね。

古：表題は表皮移植なんだけど、実際には真皮の一部も含む小さなpinch graftだ。論文中に記されているパリ外科学会の重鎮の意見は賛否両論で、皮膚採取部が丹毒になりかねないし成功しても拘縮は避けられない、と否定的な意見も多かったようだ。

新：わっ、大御所の批判だ。

古：まぁ、そう言うな。新しいものを正しい方向に導く批判は、先人の務めでもあるからな。その憂いを断つ結果を出せばいいってこと。

新：Reverdinはどうやって大御所を納得させたんですか？

古：当時の外科医たちが植皮を認めたのは、その数年後にドイツ人の病理学教授で皮膚癌の大家だったThiersch[2]が、Reverdinの功績を称えてThiersch式薄層植皮を発表したのが大きかったんじゃないかな。

今：大御所の一人が太鼓判を押したんですね。

2　**Thiersch**

Carl Thiersch. 19世紀のドイツの外科医、病理医。1874年、切断予定の下肢を使った全層植皮の論文を発表。切断前に数回にわたり全層植皮を行い、切断直後に動脈から色素を注入して植皮片を観察した。移植後18時間では植皮片に色素を認めたが血管吻合は見られず、移植後数日で植皮片と肉芽間に血管吻合を認め、3～4週で通常の血管構造になることを発見した。さらに1886年、Thierschは肉芽周囲の上皮化した皮膚から採皮する薄層植皮を発表し、Thiersch植皮として一世を風靡した。

古：その後、植皮はデルマトームの開発[3]とともに発展する。Padgett式は1939年、Reese式は1946年だ。そういえば手動のデルマトーム、最近使ってないな。無骨な手術器械って感じで好きなんだけどな。

今：自動のデルマトームはいつできたんですか？

古：それは、太平洋戦争の話になる。アメリカの若き軍医だったBrownは、フィリピンの日本軍捕虜収容所に捕らえられていた。そこでも軍医として働いていたBrownは、植皮刀で採皮することを原始的に感じ、バリカンのように簡単に採取できないかと考えた。母国に戻ったBrownは、その発想から1948年に電動デルマトームを開発したんだ。

新：これも若い医師の柔軟な発想ですね。

古：植皮の進化は道具だけじゃないぞ。金沢医大の塚田貞夫先生は、1980年に全層植皮の利点をさらに高めた含皮下血管網全層植皮を開発した。論文は塚田先生が40代後半の時のものだけど、お若いころからの研究の成果だと思うよ。

今：柔らかくて質感のいい植皮ですよね。

3　デルマトームの開発

Padgett デルマトーム発表の2年前の1937年、外科医で画家でもある藤本忠雄先生が世界初のデルマトームを開発した。2つのローラーで皮膚を伸ばし、カンナのように動かすことでローラー間の刃で採皮するものである。その後8年間兵役のため臨床例を発表できないでいた。20年後に「世界最初に発表した Dermatome に就いて」（医科器械学雑誌 27: 4-5, 1957）と題した論文を発表し、後に世界に紹介された（Story of a Japanese dermatome. PRS 32: 459-463, 1963）。

4　もっと自由な時代

先人たちが紡いできた歴史、それでも解決できない壁、それを超えたいという思いや柔軟な発想、というところに新しい手術が生まれる。私たちはその流れの最先端にいるが、未来はもっと自由に広がるに違いない。

古：植皮の可能性を追求したんだな。当初、植皮は"free skin graft"といわれてたんだけど、freeとは有茎に対する〝遊離〟というだけじゃなく、茎という足枷から解放された〝自由〟という意味もあったんじゃないかな。今やfree flapの時代だけど、それでも血管吻合という足枷がある。君たち次第でもっと自由な時代が来るかもな。

今：自由を求め続けた歴史が、古い論文の中に刻まれているんですね。私たちもがんばらないと。

新：僕たちが自由な発想で新しいことを始めても、意地悪な批判はしないでくださいよ！

古：ふふっ、それも俺の役目だ。楽しみだな。

参考文献

- 倉田喜一郎：遊離植皮の歴史は再接着から始まる．植皮の歴史，173-259，克誠堂出版，1986
- Padgett EC: Classics in plastic and reconstructive surgery: Calibrated intermediate skin grafts（1939）. Plast Reconstr Surg 39: 195-209, 1967（コラム参照）
- Tsukada S: Transfer of free skin grafts with a preserved subcutaneous vascular network. Ann Plast Surg 4: 500-506, 1980

Padgett-Hood デルマトーム

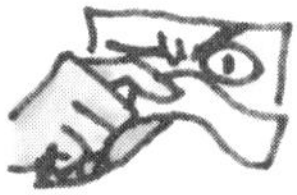

Reverdin の遊離植皮は、Thiersch の薄層植皮、Krause の全層植皮と発展するんだけど、前者は拘縮が問題で後者は生着が難しかった。1924 年、Blair と Brown は 2 つの問題を解決する真皮中間層での植皮を考案して、split skin graft と名付けたんだ。

分層植皮が広まると、今度は採皮刀が問題となる。当初はメスを使ってたんだけど、1929 年に Blair がナイフ形の採皮刀を開発した。これは改良を重ねて現在のフリーハンドデルマトームにつながる。だけど凹凸面から広い植皮片を正確な厚さで採皮するのは難しい。そこで米国の外科医 Earl Padgett は、皮膚を平面に張り付けて採皮刀で切り出せば厚さ調整が正確にできると考え、カンサス大学の同僚の工学技士 Hood と Padgett-Hood デルマトームを開発したんだ。1939 年の論文では、Thiersch 植皮と Krause 植皮の中間の層の植皮を intermediate skin graft と名付け、そのうち薄め（0.012 ～ 0.020 inch）の植皮は生着を優先して肉芽面などに、厚め（0.022 ～ 0.030 inch）の植皮は整容性や拘縮予防を考慮して関節部や顔面に使用した。

Padgett の論文の翌月、英仏はドイツに宣戦布告し、第二次世界大戦が勃発する。1942 年のペニシリンの実用化も相まって、Padgett 式デルマトームは多くの兵士を救うことになる。

参考文献

- Padgett EC: Classics in plastic and reconstructive surgery: Calibrated intermediate skin grafts（1939）. Plast Reconstr Surg 39: 195-209, 1967

同種移植や異種移植

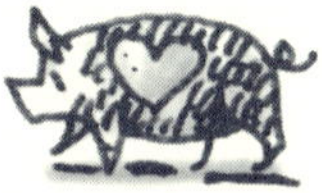

驚くことに、19 世紀には皮弁の異種移植に関する胡乱な論文が少なからずある。今でこそ信じがたいけど、移植免疫の概念がなかった当時は真剣にやってたんだろうな。

ところが、Reverdin もこの論文の 10 年後に同種あるいは異種からも植皮は可能とする論文を発表したんだ。Reverdin はすでに名声を得ていたから、世間は信用したらしい。同種移植ならともかく異種移植とはびっくりだけど、局所麻酔がなかった当時(19 世紀末はコカインを使用、合成麻酔薬は 20 世紀から)、他人のために全身麻酔あるいは無麻酔で皮膚片を提供するより、異種移植に頼ったことは想像に難くないな。犬や猫、豚だけじゃなくカエルもドナーになったそうだ。

かつて人類は、神話や伝承に登場する半人半獣のように、失ったものや劣っている部分を動物の組織で補うという夢を持っていた。そして今や、ゲノム修正技術を使って臓器移植用の豚を創り出している。そう考えると、19 世紀に行われていた同種、異種の皮膚移植は、移植免疫の発見につながったわけだし、正しい進化の過程ということになるんだろうな。

参考文献

- 倉田喜一郎：おぞましい zoograft も人類の飽くなき理想探究の現われである. 植皮の歴史, 200–205, 克誠堂出版, 1986

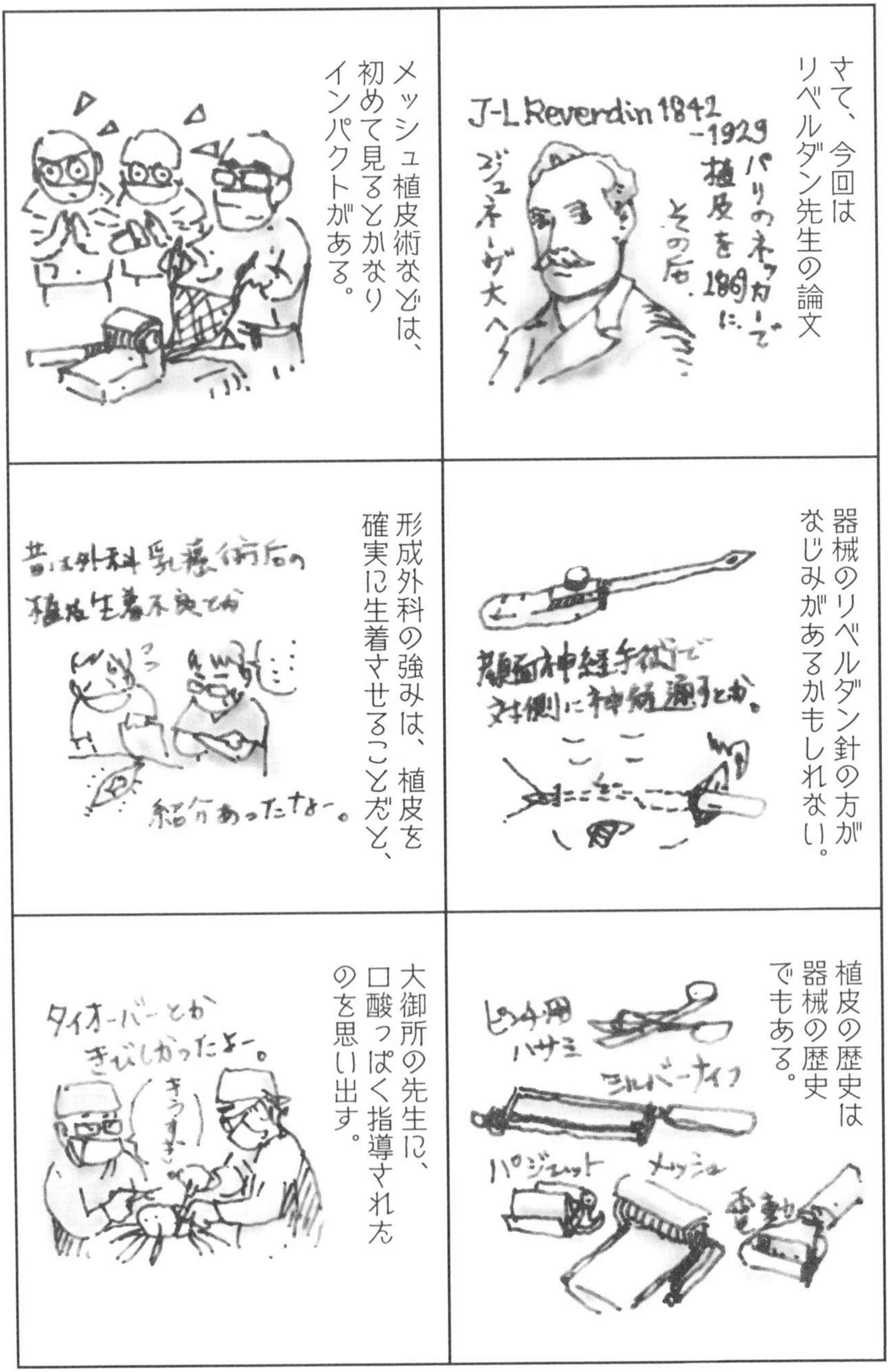
さて、今回は
リベルダン先生の論文
J-L Reverdin 1842 -1929
パリのネッカーで植皮を1869に。
その后、ジュネーヴ大へ
メッシュ植皮術などは、
初めて見るとかなり
インパクトがある。
器械のリベルダン針の方が
なじみがあるかもしれない。
顔面神経手術で対側に神経通すとか。
形成外科の強みは、植皮を
確実に生着させることだと、
昔は外科乳癌術后の
紹介あったなー。
植皮の歴史は
器械の歴史
でもある。
ピンチ用ハサミ
シルバーナイフ
パジェット
メッシュ
電動
大御所の先生に、
口酸っぱく指導された
のを思い出す。
タイオーバーとかきびしかったよー。

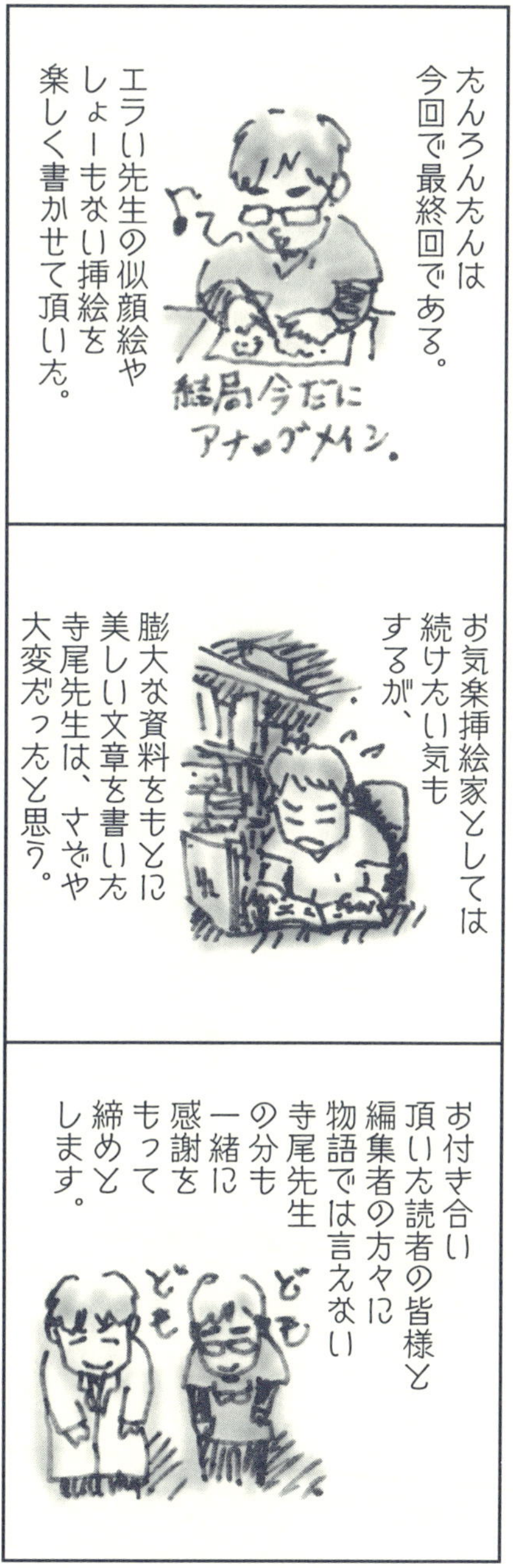
たんろんたんは今回で最終回である。

エラい先生の似顔絵やしょーもない挿絵を楽しく書かせて頂いた。

結局今だにアナログメイン。

お気楽挿絵家としては続けたい気もするが、
膨大な資料をもとに美しい文章を書いた寺尾先生は、さぞや大変だったと思う。

お付き合い頂いた読者の皆様と編集者の方々に物語では言えない寺尾先生の分も一緒に感謝をもって締めとします。

ども
ども

さるすべる
－形成外画－

いつの日か

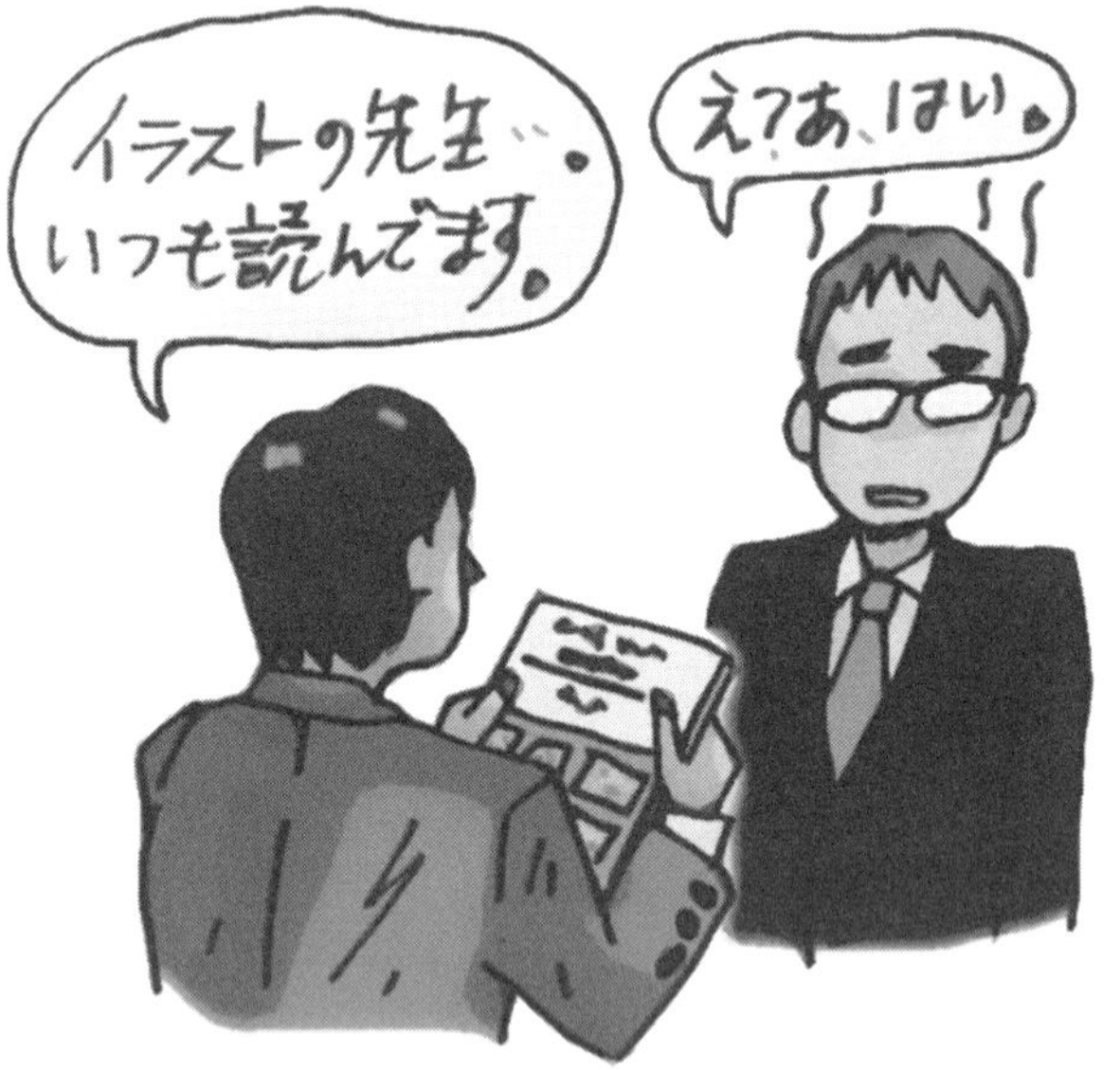
イラストの先生…。
いつも読んでます。
えっ？あ、はい。

いつか、外科医として評価されたいと思っている。

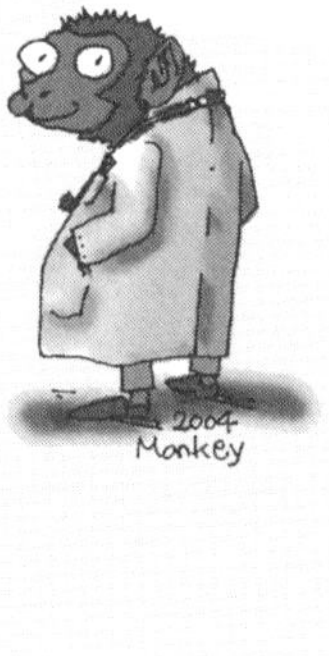
2004
Monkey

初掲：形成外科■61巻6号　2018年6月

エピローグ

夕方の医局、手術を終えた古谷たちは冷めたコーヒーを啜る。

「どの手術も始まりのエピソードを知っているとおもしろいんだよね」と新庄が言うと、「確かに。先駆者からバトンを渡されたようで感慨深いです」と今田も相槌を打つ。

「朝に淹れたコーヒーの香りは夕方には褪せてしまうけど、新しく生まれた技術や概念はその後成熟して深まるものだ」と古谷はいつものしたり顔。「そのバトンは君たちの後輩に繋げないとな」

「来週から新しい研修医が来るんですよね。俺がうんちくを披露してやる」と新庄は鼻息が荒い。

「過去のうんちくもいいけど、学ぶべきは現状に満足せずにより良い方法を見つけることだ。それにはだな…」

「分かってます！　患者さんに向き合え、ですよね」と今田。

「その通り。うんちくはほどほどにしないと後輩に嫌われるぞ」と言うと古谷は立ち上がった。「よし、とっておきのコーヒーを淹れてやろう。このコピルアクっていうインドネシア産の豆、知ってるか？　これはだな、ジャコウネコの腹の中で…」

おわりに

最後までお読み下さりありがとうございました。論文探訪、お楽しみいただけましたでしょうか。

幸い私の手元には、師匠が残した古い医学雑誌や医学書がたくさんあります。暇な時に目的もなくページをめくっていると、意外な発見に驚いたり感動したり、そんな思いがこの企画の始まりでした。

この本で取り上げた論文の手技には、現在ではアップデートされて使われなくなったものもあります。しかし、論文が書かれた当時の著者の熱量は今でも色褪せません。そこに思いを巡らせるのは、とても楽しい作業でした。

皆さまの臨床に少しでもお役に立てば…いや、そんなんじゃなくても、楽しい暇つぶしになれば幸甚です。最後に、雑誌連載から単行本化までお世話になった克誠堂の大澤王子さんと金田ひろみさんに深謝します。尻を叩かれ、何とか間に合いました。そして今回も、楽しかった！

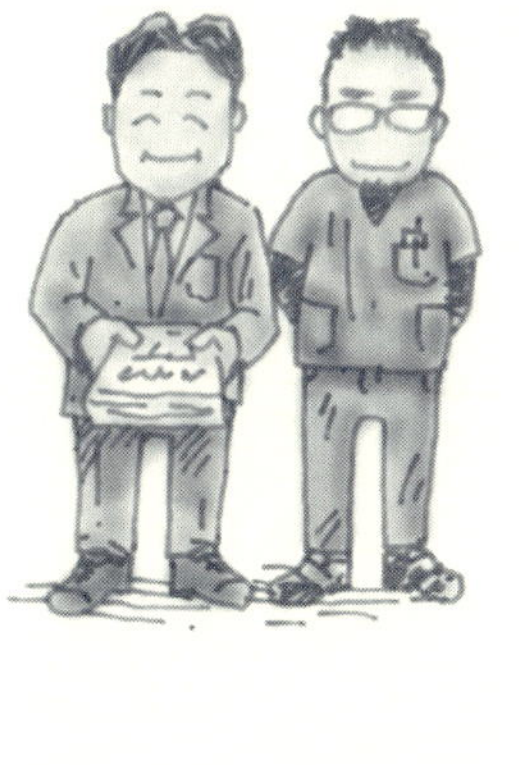

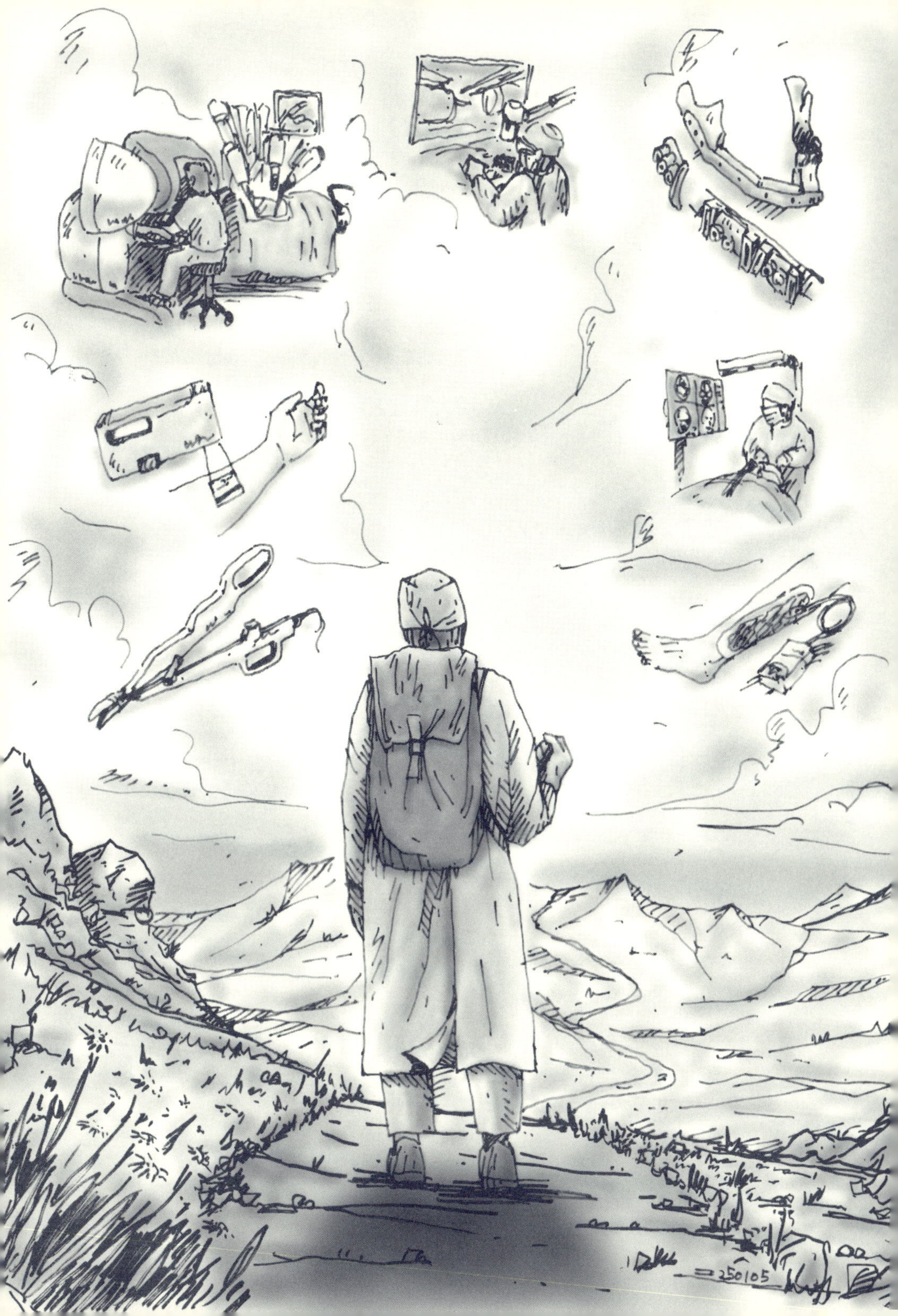
250105

【著者紹介】

寺尾 保信（てらお・やすのぶ）

がん・感染症センター都立駒込病院形成再建外科

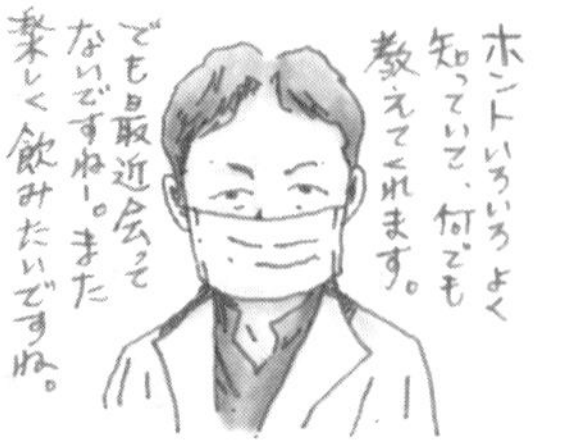

ホントいろいろよく
知っていて、何でも
教えてくれます。
でも最近会って
ないですね〜。また
楽しく飲みたいですね。

妄想好きな再建外科医。長崎大学で再建外科を知り、東京慈恵会医科大学で形成外科の基礎を学び、駒込病院で再建外科のパイオニアである坂東正士先生に師事する。主に手術室に棲息し、臓器、部位、時間を問わず再建手術に明け暮れている。

単著に『再建外科承ります』（毎日新聞社、2011 年）。本書では小説部分を担当。

去川 俊二（さるかわ・しゅんじ）

埼玉医科大学国際医療センター形成外科

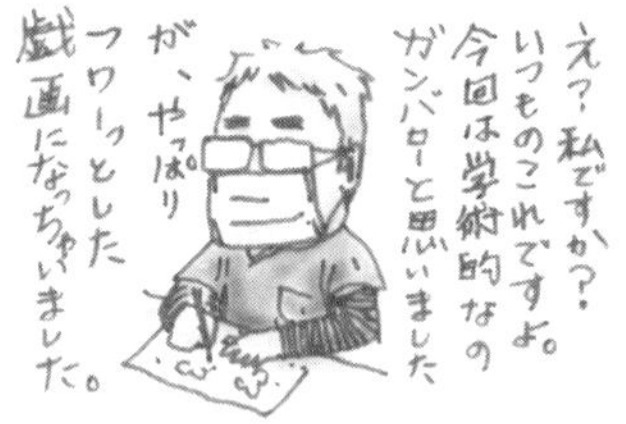

え？私ですか？
いつものこれですよ。
今回は学術的なの
ガンバローと思いました
が、やっぱり
フワーっとした
戯画になっちゃいました。

落書き好きな口腔顎顔面再建外科医。形成外科専攻当初は頭蓋顎顔面外科医を目指していたが、東京大学、国立がんセンターを経て頭頸部再建に目覚め、自治医科大学で突っ走り、大自然に囲まれた埼玉西部で新たな野望を抱いている。

著書に『インストラクション　フラップハーベスト―すぐに使える皮弁挙上の技』（克誠堂出版、2014 年）ほか多数。本書では戯画部分を担当。

短編小説で綴る論文探訪【形成外科】
たんろんたん

2025年3月1日　第1版第1刷発行
定　価　4,620円（本体4,200円＋税10%）

著　者　寺尾 保信，去川 俊二
発行者　今井　良
発行所　克誠堂出版株式会社
〒113-0033　東京都文京区本郷3-23-5-202
電話　03-3811-0995　　振替　00180-0-196804
URL　http://www.kokuseido.co.jp

印刷・製本：三美印刷株式会社
デザイン・レイアウト：さとうかずみ

ISBN 978-4-7719-0603-7 C3047　¥4200E

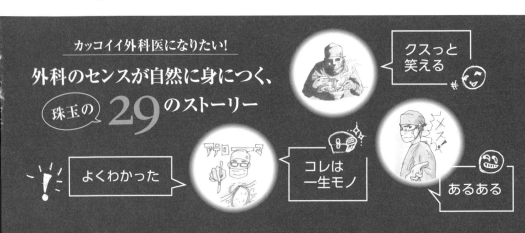

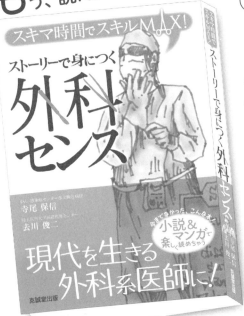

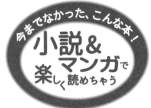